Ursula Grohs / Heike Kossdorff

UNUMWERFBAR

Ursula Grohs
Heike Kossdorff

UNUMWERFBAR

In 6 Wochen
wieder im Gleichgewicht

ecowin

Ursula Grohs / Heike Kossdorff
Unumwerfbar
In 6 Wochen wieder im Gleichgewicht

FSC
Mix
Produktgruppe aus vorbildlich bewirtschafteten Wäldern
und anderen kontrollierten Herkünften

Zert.-Nr. SGS-COC-004295
www.fsc.org
© 1996 Forest Stewardship Council

Das für dieses Buch verwendete FSC-zertifizierte Papier
EOS lieferte Salzer, St. Pölten

Umschlagidee und -gestaltung: **kratkys.net**

1. Auflage

Coverfoto mit freundlicher Genehmigung der
Firma TOLO TOYS Deutschland GmbH TOLO®
Lektorat: Dr. Arnold Klaffenböck
Gesamtherstellung: www.theiss.at
Gesetzt aus der Sabon
Printed in Austria
ISBN 978-3-7110-0007-1

1 2 3 4 5 6 7 8 / 13 12 11

www.ecowin.at

Inhaltsverzeichnis

Erste Hilfe

Das Telefon klingelt und Sie schaffen es einfach nicht, den Hörer abzuheben? Ihr nächster Kunde sitzt im Wartebereich und Sie können sich nicht vorstellen, wie Sie ihm auch nur „Guten Tag" sagen sollen? Auf Ihrem Weg nach Hause ist eine Straßenumleitung und Sie haben das Gefühl, die 250 Meter mehr einfach nicht bewältigen zu können?

Sie fühlen sich erschöpft, gereizt, innerlich leer und können nur mehr schwer einschlafen? Und gelingt es Ihnen doch, dann wachen Sie nachts auf und grübeln?

All das sind Anzeichen für ein Burnout. Aber egal, wie ausgelaugt Sie sich gerade fühlen, befolgen Sie die nachstehend beschriebenen Schritte und Sie werden sich rasch erholen. Auch wenn Sie meinen, dass Sie gerade nicht die Zeit oder die Nerven haben, sich durch ein Buch zu ackern – keine Sorge, Sie müssen nur die nächsten sieben Seiten lesen und es geht Ihnen gleich besser – versprochen!

Wenn Sie sich ausgelaugt fühlen und Schlaf nicht mehr die gewünschte Erholung bringt, ist sehr wahrscheinlich Ihr Emotionshirn aus dem Gleichgewicht geraten. Wir bemerken oft nicht, wie uns langsam die innere Zustimmung zu unserer Tätigkeit verloren geht und sich eigentlich schon sehr lange keine erlösenden seelischen Erfolge mehr zeigen. Freude und Begeisterung sind auf Sparflamme und der innere wie äußere Sinn entgleitet uns. In diesem Zustand gibt sich unser Emotionshirn, auch als limbisches System bekannt, geschlagen. Der Wert der Antriebshormone und Neurotransmitter, die unsere Konzentration steuern, ist verstellt. Ganz einfache Alltagsfreuden kommen uns lächerlich vor oder wir nehmen sie erst gar nicht mehr wahr. Unser Emotionshirn hat seine Funktionen abgeflacht. Ähnlich wie sich bei einem Gipsbein Muskeln zurückbilden, passiert das auch in unserem Motivationszentrum im Gehirn.

Gefährdet auszubrennen ist nicht jeder. Manche kommen mit Stress, Überstunden, Mehrarbeit und Druck scheinbar mühelos zurecht, während andere daran zerbrechen können. Ob Sie ein Burnout-Kandidat sind, liegt vor allem an Ihrer Persönlichkeitsstruktur (welcher Typ Sie sind, können Sie später mit dem Test im Anhang erfahren). Wissen Sie darüber Bescheid, dann ist es möglich, Sie wieder gesund und ausgeglichen zu machen. Ohne, dass Sie gleich Ihr ganzes Leben ändern müssen.

Mit meiner Therapiemethode der psychodynamischen Modelle (PDM) lernen Sie auf einfache Weise, gesunde Gedankenhygiene zu betreiben. Unterstützt von Farben und Düften trainieren Sie lustvoll Ihr Glückszentrum und Sie werden sich bald entspannter, glücklicher und mehr im Gleichgewicht fühlen.

Einkaufsliste für das Psychodynamische Modelltraining

Für das Auge:

Besorgen Sie sich Stoffe in den unten aufgelisteten Farben. Das können für zu Hause Handtücher, Schals oder Pashminas ebenso sein wie neue Bettwäsche. Für unterwegs am besten ein kleines Taschentuch in den folgenden Farben:

- Violett wie dunkler Flieder für die 1. Trainingswoche
- Indigo-Blau für die 2. Trainingswoche
- Weiß für die 3. Trainingswoche
- Orange für die 4. Trainingswoche
- Wiesen-Grün für die 5. Trainingswoche
- Magenta für die 6. Trainingswoche

Für die Nase:

Lassen Sie sich in Ihrer Apotheke folgende Duftöle mischen und in kleinen Fläschchen für unterwegs abfüllen:

- Lavendel mit einer Spur Vanille für die 1. Trainingswoche
- Orangenduft mit einem Hauch von Zimt für die 2. Trainingswoche
- Lemongras für die 3. Trainingswoche
- Jasmin für die 4. Trainingswoche
- Sandelholz für die 5. Trainingswoche
- Rose für die 6. Trainingswoche

Für die Haut:

Besorgen Sie sich ein Massageöl mit zartem Vanilleduft.

Zusätzlich:

Für das Psychodynamische Modelltraining brauchen Sie außerdem einen Wecker oder eine Stoppuhr und eine Duftlampe. Kaufen Sie süße rote Beeren und Nüsse. Vielleicht bekommen Sie diese frisch in Ihrem Lebensmittelgeschäft, alternativ kaufen Sie sie tiefgefroren. Wenn möglich, achten Sie auf biologischen Anbau.

Das Programm für die nächsten sechs Wochen

Machen Sie während dieser kommenden Wochen nur ganz sanfte Bewegung. Spüren Sie richtig in sich hinein und bewegen Sie sich nur langsam und fließend. Achten Sie darauf, dass Sie sich immer wohlig warm fühlen.

Ist es sehr heiß, tragen Sie nur leichte Naturfaser. Fahren Sie langsam Rad, gehen Sie im Wald oder im Park spazieren. Haben Sie Wasser in Ihrer Nähe, schwimmen Sie in ruhigem, weichem Wasser. Das tut Ihnen gut.

Ist es Winter, gehen Sie wenn möglich im Schnee spazieren, betrachten Sie die Schneekristalle und sehen Sie bewusst die weißen Flocken auf sich niederfallen. Vielleicht können Sie sogar das Kitzeln auf der Haut spüren.

Duschen Sie heiß und wickeln sich warm ein, wenn Sie schlafen gehen. Stopfen Sie sich eine Decke in den Rücken und drücken ein Kissen an Ihren Bauch, wenn Sie sich hinlegen. Denn auch die Körperzellen haben Erinnerungen: Wenn Sie auf diese Art und Weise einschlafen, „glaubt" der Körper, dass jemand hinter Ihnen liegt. Und vorne halten Sie ja zusätzlich das Kissen an sich gekuschelt.

Nehmen Sie immer wieder einen Bleistift zwischen Ihre Zähne und bewegen Ihre Wangenmuskulatur leicht hin und her – bis Sie spüren, dass Sie den Lachmuskel aktiviert haben. Wenn Ihnen das gelungen ist, fühlt es sich an wie ein leichtes amüsantes Lächeln.

Sitzen Sie immer aufrecht und strecken Sie den Hals wie eine Schildkröte heraus. Gehen Sie möglichst aufrecht, wann immer Ihnen Ihre Körperhaltung einfällt.

Hören Sie in diesen nächsten sechs Wochen nach Möglichkeit nur beschwingte leichte Musik. Manche Schlager sind in klaren Tönen komponiert. Wenn Sie klassische Musik mögen, dann hören Sie leichte klare, fröhliche Stücke, wie zum Beispiel von Mozart.

Sehen Sie sich in dieser Zeit nur Filme an, bei denen Sie herzhaft lachen können. Oder wählen Sie Naturfilme mit herrlichen Landschaften aus. Tierfilme sind hingegen nicht so geeignet, da es hierin auch häufig um Jagd geht.

Essen Sie jeden Tag 250 Gramm süße rote Beeren und eine Handvoll Nüsse zu Ihren üblichen Mahlzeiten dazu. Diese brauchen Sie für die Heilung Ihres Stoffwechsels.

Autowaschen und andere kleine Erfolge

Burnout beginnt mit dem Ausbleiben eines erlösenden Erfolges.

Achtung! Für das Gehirn ist es auch ein Misserfolg, wenn Sie einen riesigen Berg von Arbeit vorgelegt bekommen, diesen aufarbeiten und am nächsten Tag einen noch größeren Berg auf Ihrem Platz vorfinden. Auch wenn Sie so viel wie möglich abarbeiten, Ihr Gehirn kann dies nicht als erlösenden Erfolg erleben. Sorgen Sie in diesem Fall am besten immer gleich für kleine Aufgaben, die Sie erledigen können. Räumen Sie einen Schrank oder ein Kellerabteil auf. Saugen oder waschen Sie Ihr Auto. Nähen Sie einen losen Knopf an, der schon seit Ewigkeiten an Ihrer Lieblingsbluse fehlt.

Bringen Sie also kleine Dinge in Ordnung, erleben Sie das positive Gefühl, dass Sie etwas erledigt haben. Ihr Gehirn erholt sich, wenn es Aufgaben abschließen kann.

In den kommenden Kapiteln werde ich alle Vorschläge, die ich hier gemacht habe, erklären. Gehen Sie jetzt aber erstmal einfach Schritt für Schritt mit.

> Sie kennen dies sicherlich: Je mehr man aufarbeitet, desto mehr kommt an Arbeit herein. Das ist in Ihrem Gehirn in Form von Erfahrungsbildern gespeichert. Dieser Kreislauf muss in Ihrer Freizeit unbedingt unterbrochen werden! Sorgen Sie für kleine Bereiche, die Sie abschließen können.

1. Trainingswoche – beruhigende Signale

Wählen Sie einen Platz, an dem Sie sich geschützt fühlen. Achten Sie darauf, dass in Ihrem Rücken eine Wand ist und Sie den Eingang und die Fenster gut im Blickfeld haben. Stellen Sie sich vor, Sie wären in einer Höhle und müssten den Eingang überblicken.

Genauso soll sich der Platz anfühlen, an dem Sie Ihr Psychodynamisches Modelltraining beginnen.

Legen Sie das violette Tuch vor sich auf den Boden.

Sorgen Sie dafür, dass Sie 20 Minuten vollkommen ungestört sind. Schalten Sie Ihr Telefon aus und bitten Sie Ihre Liebsten, Sie in dieser Zeit nicht zu stören. Das PDM-Training ist eine Konzentrationsübung. Seien Sie aber beruhigt, kurze Störungen beeinträchtigen die Übung nicht.

Nehmen Sie Ihren Platz so ein, dass Sie mit dem Blick auf die Farbe Violett treffen.

Nehmen Sie das Duftöl der Entspannung – Lavendel mit einer Spur Vanille – und geben Sie ein paar Tropfen in eine Duftlampe. Benetzen Sie das Duftölfläschchen an der Außenseite mit dem Öl. Behalten Sie das Duftölfläschchen während der ganzen Woche bei sich. Tragen Sie es in Ihrer Jackentasche, im Sakko, in der Handtasche. Nehmen Sie es in der ersten Woche auch immer wieder in die Hand und riechen Sie daran. Riechen Sie aber nur am geschlossenen Fläschchen und benetzen Sie nur die Außenseite mit dem Duft, um die Schleimhäute nicht zu sehr zu reizen.

Sie sitzen jetzt vor dem Farbtuch und haben den Raum eingeduftet. Stellen Sie den Wecker oder die Stoppuhr auf 20 Minuten und konzentrieren Sie sich auf Ihren Atem. Sehen Sie Ihrem Atem einfach nur zu. Spüren Sie, wie Ihr Atem kommt und geht. Konzentrieren Sie sich jetzt auf Ihren Herzschlag. Hören Sie gut in sich hinein und stellen Sie sich Ihr Herz in Ihrer Fantasie vor. Sie sehen, wie sich Ihr Herz ausdehnt und rhythmisch und leicht wieder zusammenzieht. Nehmen Sie sich einen Augenblick Zeit und versuchen Sie sich richtig vorzustellen, wie Ihr Herz in Ihrem Körper pumpt und rhythmisch schlägt. Mit jedem Atemzug fächeln Sie dem Herzen milde, sanfte Luft zu und Ihr Atem streichelt Ihr Herz. Jeder Atemzug umspült Ihr Herz mit milder, sanfter Luft.

Sehen Sie dabei immer wieder das Farbtuch an und riechen Sie an Ihrem Duftölfläschchen. Üben Sie Ihre Konzentration und atmen Sie 20 Minuten lang Ihrem Herzen milde, sanfte Luft zu. Sie trainieren damit den für Sie passenden Herzschlag. Man nennt diesen stimmigen Herzschlag die Herzkohärenz. Ein Herz schlägt entsprechend Ihrer Tagesverfassung, in der Sie sich gerade befinden. Es macht einen Unterschied, ob Sie gerade krank oder gesund sind, ob Sie kleine Kinder haben oder eine schwierige berufliche Zeit durchleben, ob Sie eine durchwachte Nacht oder einen erholsamen Schlaf hinter sich haben. Entsprechend Ihrer Tagesverfassung schlägt Ihr Herz. Mit dem PDM-Training geben Sie Ihrem Herzen den Rahmen, sich auch wirklich auf seine Kohärenz einzustellen.

Nehmen Sie sich bitte täglich diese 20 Minuten Zeit und trainieren Sie in der ersten Woche nur die Herzkohärenz mit dem Lavendel-Vanilleduft und der Farbe Violett.

Mit dieser Konzentrationsübung sorgen Sie schon sehr gut für Ihre Entspannung. Es ist egal, ob Sie sich „nur" häufig müde und ausgelaugt fühlen oder ob Sie schon in raschen Schritten auf ein Burnout zugehen. In der ersten Woche des PDM-Trainings ist es nur wichtig, dass Sie sich entspannen.

Nehmen Sie das Duftölfläschchen und das Farbtuch auch mit zur Arbeit. Breiten Sie das Tuch an Ihrem Arbeitsplatz an einer Stelle aus, an der Sie im Lauf des Tages mehrere Male vorbeikommen. Riechen Sie immer wieder an dem Duftölfläschchen. Achten Sie darauf, dass Sie in dieser Woche immer wieder violette Bilder betrachten, vielleicht arbeiten Sie mit einem Computer, dann richten Sie sich den Bildschirmschoner in der Farbe Violett ein. Gut wirken Bettwäsche, Handtücher und Duschvorlagen in dieser Farbe auf das Emotionshirn.

Decken Sie bei Mahlzeiten Ihren Tisch mit violetten Servietten und violetten Kerzen. Und verbreiten Sie den Duft von Lavendel mit einer sehr zarten Note Vanille in Ihrer Umgebung.

Sie brauchen nicht Ihr gesamtes Leben umzustellen, wenn Sie in ein Burnout geschlittert sind oder sich gerade auf dem Weg dorthin befinden. Verbringen Sie einfach nur die erste Woche auf diese Weise und lesen Sie erst in der zweiten Woche in diesem Buch weiter.

Aus dem Gleichgewicht

Sie befinden sich nun in Woche 2 und es geht Ihnen bereits um einiges besser. Wenn es Ihnen gelungen ist, sich diese 20 Minuten täglich für sich zu nehmen und Ihre Herzkohärenz zu trainieren, die Farbtücher immer wieder zu sehen und den Duft zu riechen, haben Sie schon einen wesentlichen Umgang mit sich selbst geübt. Die roten Beeren und die Nüsse haben Ihrem Körper genug Fruchtzucker und pflanzliche Fette zur Verfügung gestellt und Ihren Stoffwechsel auf einen gesunden Prozess vorbereitet. Und nun erfahren Sie mehr …

Nicht immer sind es reiner Arbeitsstress und zu viel Druck im Job und Privatleben, die Menschen zum Ausbrennen bringen. Vielmehr ist es persönlichkeitsabhängig – oder genauer gesagt „talent“-abhängig. Diese Einteilung in Talente ist eine Form der Typologie, die bis zu den alten Ägyptern zurückreicht. Damals hat man die Bevölkerung in vier Gruppen eingeteilt und ihnen Farben zugeordnet, später hat Hippokrates den Begriff der vier Temperamente geprägt. Sozialpsychologen wie Fritz Riemann und Wirtschaftscoaches haben ihre Grundlagen aus den traditionellen vier psychiatrischen Diagnosen, der Schizophrenie, Depression, Zwangserkrankung und Hysterie gewonnen.

Ich spreche von Fähigkeiten und – in ihrer extremen Ausprägung – von den Talenten. Und zwar den ergebnisorientierten, den motivationsorientierten, den strukturorientierten und den kommunikationsorientierten. Im Idealfall spiegeln sich all diese Fähigkeiten in jeder einzelnen Person wider, und jeder Mensch ist in der Lage, ergebnisorientiert, motivationsorientiert, strukturorientiert und kommunikationsorientiert leben, lieben und leisten zu können. Gelingt es uns, diese verschiedenen Fähigkeiten spielerisch in uns zu tragen und je nach Bedarf einzusetzen, können wir uns für immer unsere Gesundheit erhalten.

Wenn Menschen über all diese Fähigkeiten verfügen, kann man damit rechnen, dass sie sich flexibel und gut auf unterschiedliche Anforderungen einstellen werden. Menschen mit ausgeglichenen Fähigkeiten wissen ihre Kompetenz zielorientiert nur dort einzusetzen, wo sie auch seelische Erfolge erleben können. Nur selten geraten solche Menschen in den Zwang, sich zu beweisen, weshalb sie weitestgehend vor einem Burnout geschützt sind.

> Menschen, die je nach Anforderung ergebnisorientiert, motivationsorientiert, strukturorientiert oder kommunikationsorientiert handeln, sind nicht zu extremen Belastungen und Risiken verführbar.

Nur Talente sind entflammbar – sie können aber auch verbrennen

Problematisch ist es aber, wenn bei Menschen nur eine Fähigkeit besonders ausgeprägt ist – und sich diese dann noch in ein Talent verstärkt hat. Was ist denn schlecht an einem Talent, werden Sie fragen. Es ist doch toll, wenn man Klavierspielen oder romantische Gedichte schreiben kann.

Stimmt, eigentlich sind wir es gewohnt, Talente als überlegen und als Begünstigung der Natur zu erleben. Aber wenn Menschen in einzelnen Bereichen Talente entwickelt haben, so fühlen sie sich auch auf diesem Gebiet kompetenter und vertreten ihre Sichtweise dementsprechend stärker. Talente – so nenne ich in weiterer Folge alle Menschen, bei denen sich eine Fähigkeit besonders ausgeprägt hat – sind oft kompliziert und es ist für sie sehr viel schwieriger, flexibel zu reagieren. Sie erleben sich auf ihrem Gebiet als Profi. Und so kommt es immer wieder vor, dass Talente relativ verbohrt auf ihre Sichtweise als Experten pochen. Sie wollen überzeugen, sich durchsetzen und können von diesem Ziel nicht abweichen und nicht loslassen. Damit fallen sie oft aus sozialen Beziehungen heraus. Und der Zwang, sich zu beweisen, führt in die Burnout-Spirale.

Die Ausprägung zu Talenten fängt schon ganz früh in unserem Leben an – konkret in den ersten Lebensmonaten. Erlebt man als Baby bereits unmittelbar nach der Geburt und in den ersten Wochen eine starke Bindung zur Mutter, lernt man die Grund-Bausteine für ein soziales Leben. Verlaufen die ersten Wochen und Monate jedoch nicht ideal, entstehen die folgenden vier Talente.

Die vier Talente im Überblick

Das Ergebnis-Talent:

Wurde als Baby nicht verstanden und konnte kein Gefühl für die eigenen Bedürfnisse entwickeln. Menschen dieses Typs sind nicht intuitiv, haben dadurch aber ihren Beobachtungssinn extrem geschärft und einen guten Geschäftssinn entwickelt. Der große Nachteil dieses Talents: Es spürt seine eigenen Grenzen nicht. Es gibt erst auf, wenn er/sie schon schwer erkrankt ist, meist an einem Magen-Darm-Problem.

Das Motivations-Talent:

Die Bedürfnisse des Babys wurden nicht wahrgenommen. So wurde es etwa nicht nach Bedarf, sondern nach Zeitplan gestillt. Seine Mutter hatte Angst, es zu verwöhnen – obwohl man das in diesem ersten Lebensjahr gar nicht kann. Dieses Talent spürt keine innere Befriedigung und ist es gewohnt, dass es nicht um seine eigene Zufriedenheit geht. Es gönnt sich selber nichts und will immer nur anderen helfen, um so – quasi von außen – Zufriedenheit erleben zu können. Der Vorteil: Menschen dieses Typs motivieren ihre Kollegen sehr gut und sind echte Teamprofis. Nachteil: Sie sind innerlich leer, vernachlässigen ihre eigenen Bedürfnisse und neigen manchmal dazu, andere zu quälen, weil sie selbst Leid erlebt haben.

Das Struktur-Talent:

Sind als kleine Kinder viel mit Strafen, Regeln und Verboten belegt worden. Als Erwachsene sind sie nicht flexibel. Sie können nicht spontan auf andere eingehen und müssen mit Macht ihre Regeln durchboxen. Ihr Vorteil: Sie können gute Strukturen beziehungsweise Rahmenbedingungen für Unternehmen entwickeln.

Das Kommunikations-Talent:

Diese Menschen mussten als Kinder immer eine Rolle spielen und besonders lieb und herzig sein oder einfach „funktionieren", um eine Bedeutung zu bekommen. Vorteil: Sie erspüren, welche Rolle andere von ihnen sehen wollen. Sie haben gelernt, variantenreich freundlich zu sein und sind in allen Vertriebs- und Verkaufspositionen spitze. Nachteil: Ihnen fehlt es an Sicherheit und Entschlossenheit. Ihnen ist es etwa peinlich, angemessene Bezahlung für ihre Leistung zu verlangen.

Fähigkeiten, Talente und Burnout-Gefahr

Noch einmal zum besseren Verständnis: Eine Fähigkeit ist immer positiv und „elastisch". Ein Talent ist dagegen „starr" und nicht flexibel. Vereinfacht gesagt: Nichts Besonderes zu sein, ist ganz schön gesund. Am folgenden Beispiel beschreibe ich, wie jemand mit einer Fähigkeit gesund durchs Leben geht, während ein Kollege mit Talent verbrennt.

Keine Burnout-Gefahr

Sebastian ist Arzt und hat die Fähigkeit zur Ergebnisorientierung. In seinem Ordinationsalltag behandelt er einen Kranken nach dem anderen, nimmt sich aber für jeden ausführlich Zeit und geht auf ihn ein. Abends ist er erschöpft und geht nach einem gesunden Essen ins Bett. Sein Körper schaltet um auf Ruhe. Serotonin, das Zufriedenheitshormon, wird ausgeschüttet und er erlebt Zufriedenheit. „Der Tag heute war gut", denkt er sich und Melatonin, das Sandmännchenhormon, wird aktiv und der Arzt schläft ein. Am nächsten Morgen ist er wieder körperlich fit und geht mit tiefer Befriedigung wieder seiner Arbeit nach. Die Woche darauf gibt es eine Grippeepidemie in seiner Stadt. Sebastian weiß, dass er den kommenden Patientenandrang allein nicht bewältigen kann. Deshalb sucht er sich einen zweiten Arzt, der ihn in dieser Zeit in der Praxis unterstützt. So steht Sebastian die arbeitsintensive Phase ohne Raubbau an Körper und Seele durch.

Burnout-Gefahr

Der ergebnis-talentierte Helmut ist ebenfalls Arzt. Auch in seiner Stadt herrscht die Grippeepidemie, aber Helmut meint, alles allein schaffen zu müssen und sucht sich keine Unterstützung. Er arbeitet rund um die Uhr. Die Sonne geht unter, und in seiner Ordination bleibt Licht. Die Stadt wird ruhig, und in seinen Räumen klingelt das Telefon. Der seelische Erfolg der Zufriedenheit ist nicht möglich, weil ein Patient nach dem anderen besucht werden muss. Serotonin hat keine Chance, weil Adrenalin ihn wachhält, er muss ja den Besuch beim nächsten Patienten durchhalten. Um Mitternacht bricht kurz die Müdigkeit durch, aber Helmut lässt sie nicht zu. Noch ein extra starker Espresso und weiter geht es. Helmut macht das nicht zum ersten Mal, er überfordert sich ständig. Burnout-Gefahr droht. Und so reagiert sein Körper in diesem Krisen-Zustand:

Er schaltet um auf „Notprogramm" und es kommt zu einer extremen Ausschüttung der Dopamin-Achse – ein Bereich in der

Motivationsregion im Gehirn. Bärenkräfte schießen Helmut ein und seine Müdigkeit ist verflogen. Die Beine tun ihm nicht mehr weh und die Augen tränen nicht mehr. Hellwach sucht er den nächsten Patienten auf. Erst im Morgengrauen findet er endlich Ruhe.

Das Gehirn hat auf einen Dopaflash umgestaltet, um seine Müdigkeit auszuschalten und neue Kräfte zu mobilisieren. Sie haben sicher schon von Müttern gehört, die ein ganzes Auto von ihrem Kind herunterheben konnten. Diese Kraft verleiht einem dieser besondere Flash in großen Notsituationen. Dann schaltet Endorphin, das körpereigene Morphin, das Körpergefühl aus und Dopamin, das Hormon, das unseren Körper auf Antrieb schaltet, pusht die Kraft in den Körper.

Den Körper des Arztes danach wieder in ein Gleichgewicht zu bringen, würde nur gelingen, wenn er seelische Erfolge zulassen und genießen könnte, aber für diese hat er keine Zeit. Dauert die Epidemie zu lange und Helmut muss mehrere Nächte hintereinander durcharbeiten, wird sich der Wert für Dopamin im Körper des Arztes verstellen. Dieser hormonelle Zustand zeigt sich in einer Entlastungsdepression. In dieser Zeit freut ihn der ganz normale Alltag nicht. Serotonin kann nicht mehr wirksam und damit keine Zufriedenheit erreicht werden. Er sieht die Sonne in den Blättern nicht, er riecht das Holz im Kamin nicht, die Katze auf seinem Schoß schnurrt und er hört sie nicht. Seine Frau will mit ihm schmusen, aber es langweilt ihn. Er ist leer. Plötzlich kommt ein Notruf herein und er rast an den Unfallort und ist wieder hellwach. Klar trifft er seine Entscheidungen und managt die Versorgung der Verletzten. Er fühlt sich aufgepeitscht und kräftig.

Dieser Stress-Kick weckt in ihm den Wunsch nach mehr und er gerät schnell in den süchtig machenden Sog der „peitschenden Herausforderungen“. Anstatt sich nach der stressigen Zeit ein bisschen zu erholen und sich um eine Vertretung zu kümmern, sorgt Helmut immer mehr für ständigen Stress, weil dieser ihn wachhält. (An späterer Stelle werden wir genauer sehen, was chemisch bei einem Dopaflash im Gehirn passiert.)

Magen- und Darmprobleme schleichen sich ein und Schlafstörungen treten häufiger auf. Zynische Betrachtungen schießen ihm in den Kopf, wenn er seine Patienten sieht. Er denkt menschenverachtend und leichte Schuldgefühle klopfen bei ihm an. Er erlebt sich immer häufiger als erfolglos und kaum etwas macht ihn zufrieden. Er befindet sich auf einer seltsamen Beobachterebene und distanziert sich von anderen. Er ist nirgends mehr wirklich dabei. Sex macht ihm nur mehr mit seiner Mitarbeiterin Spaß, und da auch nur, wenn es die Möglichkeit gibt, dabei erwischt zu werden. Sonst schafft er keine Erektion mehr. Leeregefühle sind seine ständigen Begleiter und lediglich Notfälle turnen ihn an. Bald werden Panikattacken seine Arbeit behindern und mitten im Tunnel wird er eine Rettung rufen müssen, die ihn ins Spital bringt.

Schutz vor Burnout

Man kann das Gehirn und somit den Körper durch eine Art Trick beruhigen und auch wieder heilen. Die Spiegeltherapie von Phantomschmerzen zeigt uns eindrucksvoll, wie so etwas funktioniert. Sie wissen sicher, dass zum Beispiel ein armamputierter Mensch im fehlenden Arm weiterhin Schmerzen haben kann. Das passiert unter anderem deshalb, weil im verbliebenen Teil des Armes eine Bewegung stattgefunden hat, die eine Gegenbewegung gebraucht hätte, um nicht zu verkrampfen. Fehlt also der rechte Arm, setzt sich der Patient vor einen Spiegel und bewegt den linken Arm. Er schaut seinem linken Arm im Spiegel zu und das Gehirn glaubt, es ist der rechte Arm, und der Schmerz hört auf. Natürlich weiß der Patient, dass ihm der Arm fehlt, aber Teile seines Gehirns wissen das nicht. Und diesen Teilen kann man etwas vorspie(g)len, und das wirkt.

Ich habe aus diesem Wissen bestimmte tiefenpsychologische Trainingserlebnisse entwickelt, die in Kombination mit ausgewählten Farben und Düften dem Gehirn suggerieren, dass es gerade einen seelischen Erfolg erlebt. Mit diesem Trick kann man Teile des Gehirns so beeinflussen, dass sie Glückshormone ausschütten, die uns zu Gefühlen der Erholung bringen. Mit meiner Technik des Psychodynamischen Modelltrainings (PDM) kann man Prozesse ins Laufen bringen, die zum Beispiel sechs Stunden lang das Immunsystem stärken und eine Gesundung des Körpers in Gang setzen.

Dafür reichen schon zehn Minuten am Tag. Konzentration auf den eigenen Atem und Herzschlag vor der Farbe Violett oder Lavendel mit Vanillegeruch unterstützt, beruhigt. Dazu das Hineinleben in eines der PDM-Trainingserlebnisse und man kann seine Dopamin-Achse schützend einstellen. Werden diese Glücksempfindungen regelmäßig als Gedankenhygiene eingesetzt, ist man gegen Burnout geschützt.

Stellen Sie sich vor, der Arzt Helmut hätte schon gewusst, wie man mit Gedankenhygiene seinen Körper beruhigen kann, und er hätte während der Grippeepidemie violette Handtücher vor sich aufgelegt und mit Lavendelduft in einer Konzentrationsübung zehn Minuten lang seinem Herzen „milde, sanfte Luft zugefächelt“, dann wäre nie ein chemischer Kollaps aufgetreten. Der Duft von Lavendel hätte in seinem limbischen System Beruhigung aktiviert, und mit einer Konzentrationsübung hätte er sein Glückszentrum im Gehirn so in Gang gesetzt, als hätte es einen erlösenden Erfolg erlebt. Die Negativspirale bis zum Burnout wäre nie in Schwung gekommen.

Das Geheimnis der kleinen Erfolge oder die „Innere Zustimmung zur Tätigkeit“

Ein weiterer Faktor, der gegen Burnout schützen kann, ist die „Innere Zustimmung zur Tätigkeit“. Mein Kollege Erwin Pranner schreibt dazu in seiner Abschlussarbeit als Psychotherapeut: „Wenn ein Mensch über längere Zeit einer Beschäftigung nachgeht, zu der er keine innere Beziehung hat, daher dem Inhalt der Aufgabe nicht zustimmen und sich deshalb diesem nicht hingeben kann, muss es zwangsläufig zu einer ‚Entleerung‘, einer Vor-Depression kommen ... der Mensch wird leblos, leer. Oder anders gesagt: wer viel ‚erledigt‘, der ist bald selbst erledigt.“ Wichtig ist also – wenn möglich –, eine Arbeit oder Aufgabe zu finden, die einen befriedigt.

Wie wichtig die „Innere Zustimmung zur Tätigkeit“ ist, zeigen die folgenden zwei Beispiele.

Da wäre etwa Klaus. Der junge Lehrer hat die Chance bekommen, in der Erwachsenenbildung arbeiten zu können. Was ihm an der neuen Arbeit besonders gefällt, ist nicht etwa das höhere Gehalt, sondern das Gefühl, „unendlich viel arbeiten zu müssen“. Denn in Klaus’ Bekanntenkreis es gerade „in“, viel zu arbeiten, unter Druck zu stehen und gar keine Zeit mehr für etwas anderes zu haben. Zeigt es doch, wie wichtig und unentbehrlich man ist. „Ich muss noch ins Büro und werde noch bis Mitternacht zu tun haben“, scheint ihm erstrebenswert.

Anfangs legt er noch Wert darauf, seine Mittagspausen einzuhalten, und er kann sich in seiner Freizeit gut erholen. Dann kommt es bei seinem Arbeitgeber zu einem Engpass im Forschungsbereich. Klaus hilft bei der Aufbereitung von Ergebnissen mit und ist immer wieder stolz darauf, dass er Treffen mit seinen Freunden absagen muss, da sich im Büro die Ereignisse überschlagen. Die Krise ist irgendwann überstanden, aber seine „eingebildete“ Freude an der Herausforderung bleibt. Sukzessive gestalten sich alle Lebensbereiche schnelllebiger und Gemütlichkeit entwickelt sich zu einem Schimpfwort. Klaus beginnt die Karriere in den Mittelpunkt seines Lebens zu stellen, kann zeitgleich aber sehr schlecht mit Stress umgehen.

Sein Problem: Klaus hat die Fähigkeit zur Motivationsorientierung, will aber unbedingt über seinen Schatten springen und zum ergebnisorientierten Talent – sprich einem Kernkompetenzträger – werden. Er zieht immer mehr Arbeit an sich und überhört und übersieht jedes körperliche Warnsignal. Die angestrebte Position fordert Verpflichtung dem Unternehmen und nicht dem einzelnen Mitarbeiter gegenüber. Als motivierter und konfliktscheuer Teamworker schwindet seine innere Zustimmung zu notwendigen Schritten, die Zahlen und Fakten verlangen, immer mehr. Seine Zuständigkeit als Qualitätskontroller zerreißt ihn innerlich. Jede Kritik, die er an seinen Mitarbeitern zu üben hat, kostet ihn unendlich viel Kraft und er beginnt sich immer wieder sozial zurückzuziehen. Immer häufiger leidet Klaus an Erkältungen und leichten Schmerzen in den Kieferhöhlen und im Halsbereich, die sich aber nie wirklich zu einer Krankheit entwickeln. Einschlafstörungen treten auf, die sich bald zu massiven Schlafstörungen auswachsen. Klaus lässt sich schließlich im Rahmen einer Therapie davon überzeugen, dass er nicht die Persönlichkeit eines ergebnisorientierten Managers besitzt. Ein Angebot, wieder als Lehrer zu arbeiten, nimmt er an und blüht sehr bald danach auf, pflegt seine Mittagspausen und seine Freunde wieder und schläft auch gut. Man sieht also, auch wenn man es noch so sehr will – auch Scheinzustimmungen zur Arbeit können zum Burnout führen.

Das nächste Beispiel von Eva beschreibt, wie mangelnde innere Zustimmung auch im Privatleben zu einem Kollaps führen kann. Konkret geht es bei Eva um die fehlende Zustimmung zu ihrer kleinen Tochter Leonie.

Als Hintergrund muss man wissen, dass Eva ein Ergebnis-Talent mit flachen bis nicht vorhandenen Wurzeln ist. Sie lässt sich also nicht von Gefühlen anderer ablenken und fühlt sich vor allem ihrem Unternehmen gegenüber verpflichtet. Sie spürt sich selber kaum, kann nur über Krankheiten Signale setzen – etwas, das ihre Tochter von ihr übernommen hat.

Eva ist ausgesprochen geschäftstüchtig und ehrgeizig. In den Sitzungen beschwert sie sich über die Leistungsschwäche ihrer Mitarbeiter und versteht nicht, dass diese so wehleidig sind und in ihren Augen so schnell wegbrechen. Eva ist Steuerberaterin und Wirtschaftsprüferin. Betriebsprüfungen peitschen sie förmlich auf, anstatt sie anzustrengen. Sie lebt einen ausgeprägten Materialismus und fühlt sich anerkannt, wenn sie sich in guten Kreisen aufhält. Diese „guten Beziehungen" pflegt sie auch. Ihre Tochter Leonie, drei, überlässt sie gerne ihren Eltern. Eva richtet sich immer ausgesprochen auffallend her und steht damit regelmäßig im Mittelpunkt. Am meisten interessiert sie aber die Analyse von Zahlen.

Zeitgleich entwickelt ihre kleine Tochter eine ausgeprägte Neurodermitis, die Eva fast als Kränkung ihrer eigenen Person erlebt. Ihrer Tochter ein wärmendes und gemütliches Nest zu gestalten, ist für Eva extrem anstrengend. Sie betrachtet die Geschenke, die im Kindergarten gestaltet werden, als lächerlich und Laternenfeste als Diebstahl ihrer Zeit. Mit zunehmender Verschlechterung der Neurodermitis ihrer Tochter nehmen auch bei Eva Magenschmerzen zu. Ihre Verdauung beginnt Schwierigkeiten zu machen. Abwechselnd wird sie von Verstopfungen oder Durchfällen geplagt. Immer mehr muss sie zurückschalten, da ihre Tochter aufgrund extrem juckender Ausschläge keine Nacht mehr schläft.

Eva fühlt sich zerrissen und kann beim besten Willen keine innere Zustimmung zu ihrer Tochter finden. Endlich kommt sie in Therapie und wir haben jetzt die Möglichkeit, in Eva das kleine Mädchen zu finden, das Einfühlsamkeit und Geborgenheit braucht, um gedeihlich wachsen zu können. Die Entwicklung dieser seelischen Fähigkeiten ist in Eva mittlerweile so weit fortgeschritten, dass eine Mitarbeiterin ihr sagen konnte, dass sie sich schon sehr viel wohler bei ihr fühle, weil sie keine Schuldgefühle mehr habe, wenn sie krank sei. In Evas Heim hat die Spannung so weit nachgelassen, dass ihre eigenen Darmprobleme sich wieder gelegt haben und die Haut der kleinen Tochter sich beruhigt.

Haben Sie also keine innere Zustimmung zu Ihrer Tätigkeit und Ihrem Privatleben, oder verändert sich eines von ihnen mit der Zeit und lässt Sie unbefriedigt zurück, müssen Sie durch andere Erfolge Ihrem Körper signalisieren, dass alles gut, alles in Balance ist. Denn wie wir schon wissen, kann eine zu lange und zu einseitige Belastung des Hormonhaushaltes zu einem physischen und psychischen Kollaps führen.

Diese Erfolge müssen übrigens nichts Weltbewegendes oder schwer zu Erreichendes sein. Damit sich Ihr Körper wieder entspannt, reicht es schon, etwa den Kleiderschrank zu Hause aufzuräumen oder den Tiefkühler mal wieder abzutauen. Ähnlich Erfolg versprechend: das Auto waschen, basteln, stricken, backen oder eine Pflanze umtopfen.

Wichtig! Machen Sie etwas, das Sie auch zu Ende bringen können und so das Gefühl erleben, dass Sie etwas erfolgreich geschafft haben. Ihr Gehirn braucht solche Erlebnisse, um umschalten zu können. Es ist wichtig, dass Sie jeden Tag irgendetwas erlebt haben, was Sie abgeschlossen haben, egal in welchem Bereich das ist. Wir denken uns ein Ausspannen des Gehirns oft viel zu kompliziert. Das Gehirn hat nur wenige Regionen, in denen es einzelne Gefühle erleben kann. Wenn ich ständig etwas überwinden muss und nur sehr angestrengt hochgesteckte Ziele in meinem Job erreichen kann, so ist eine fordernde Gipfelbesteigung nur wieder eine Mühsal, die mein Gehirn ohnehin täglich erlebt. Denn das Gehirn registriert nur „überwinden“ und es ist ihm egal, ob das ein Berg ist oder ein hochgestecktes Ziel im Job.

Burnout entsteht durch das Ausbleiben eines erholsamen Erfolges. Erfolgreiche Menschen haben kein Burnout und wirken glücklich. Betrachten Sie einmal das Gesicht eines Menschen, der gerade Erfolg hat. Ein Kind schafft eine schwierige Prüfung, einem Forscher gelingt gerade ein schwieriges Experiment. Wie das Gesicht strahlt und das Herz pumpt. In diesem Moment sind Glücksboten im Körper wirksam, die Regeneration und Heilung nach sich ziehen. Stresshormone werden in ihre Speicherplätze gebracht und können ruhen. Es ist ähnlich zu verstehen wie der Moment, in dem sich ein Tier in seiner Höhle sicher zurückzieht und einen geruhsamen Schlaf antritt. Die Armee unseres Immunsystems marschiert auf und lässt keine Krankheitsüberträger herein. Die Tumorabwehrzellen sind aktiv und alles ordnet sich im Körper. Um uns glücklich fühlen zu können und unsere Gesundheit zu pflegen, müssen wir darauf achten, dass sich Erfolge einstellen.

Und dafür reichen eben auch kleine. Es ist wichtig, dem Gehirn eine Möglichkeit zu geben, Hormone des Erfolges auszuschütten. So kann das Gehirn auf das Glückssystem umschalten und sich erholen.

> Nach Misserfolgen muss man darauf achten, dass man mit kleinen erreichbaren Zielen, die man schnell erfolgreich abschließen kann, das Gehirn entlastet.

Achtung, Burnout!

Gertrude hat sich schon den ganzen Winter über nicht wohl gefühlt. Die 56-Jährige litt unter schweren Schlafstörungen, Müdigkeit, Freudlosigkeit und massiven Versagensängsten. Auch privat hatte sie sich schon längere Zeit ausgeklinkt. „In den letzten Monaten habe ich die Wochenenden vorm Fernseher verbracht, habe private Termine abgesagt, konnte mich zu nichts mehr aufraffen", erinnert sich die praktische Ärztin aus der Steiermark.

„Ich habe eine zunehmende Sprachlosigkeit erlebt. Ich konnte mit Leuten nicht mehr reden. Egal, ob mit meinem Lebensgefährten oder meinen Patienten. Ich hatte auch das Gefühl, nicht mehr zuhören zu können und nicht mehr die adäquate Therapie finden zu können. Das Denken ist immer träger geworden, als ob in meinem Gehirn Schlamm gewesen wäre." Dazu kamen Konzentrations- und Merkstörungen – so sind ihr etwa die einfachsten Medikamente nicht mehr eingefallen. Und ein starker Tremor, sodass Gertrude nicht mehr schreiben konnte und sogar ihre Unterschrift unter Rezepten unleserlich war. „Alles in allem hatte ich das Gefühl, dass ich nicht mehr ordinieren darf. Und als ich vor einer Patientin saß und mir nichts mehr eingefallen ist, habe ich meine Neurologin angerufen und gesagt: ‚Ich kann nicht mehr, es ist aus.'"

So wie Gertrude geht es mittlerweile 500.000 Österreichern, die akut von diesem totalen Erschöpfungszustand, der Körper, Seele und Geist umfasst, betroffen sind. Eine weitere Million ist burnout-gefährdet.

Die Weltgesundheitsorganisation WHO deklarierte Stress als größte Gesundheitsgefahr des 21. Jahrhunderts. Bis 2020 werden stressbedingte Krankheiten wie Burnout neben Herz-Kreislauf-

Erkrankungen die häufigsten Gründe für Arbeitsunfähigkeit sein. Und schon jetzt sorgt jene Erkrankung, die erst seit den 1970er Jahren bekannt ist, für gesellschaftliche Probleme. Laut dem Hauptverband der Sozialversicherungsträger verursachten psychische Probleme im Vorjahr insgesamt fast zweieinhalb Millionen Fehltage. Fachleute schätzen, dass burnout-bedingte Krankenstände die Krankenkassen mit 2,4 Milliarden Euro pro Jahr belasten.

Unerklärliche Erschöpfung, Gereiztheit, innere Leere und Einschlafstörungen sind die ersten Symptome des Burnout-Syndroms. Sie sind die Warnsignale des Körpers und zeigen an, dass Ihre Dopamin-Achse auf die völlige Erlahmung zugeht. Bemerken Sie diese Symptome, machen Sie bitte ernsthaft das PDM-Training und signalisieren Sie damit Ihrem Körper, dass Sie sich wieder um ihn kümmern und ihn gesund erhalten. Um verstehen zu können, wie wir dem Körper Selbstfürsorge zeigen können, sehen wir uns zuerst den Ablauf im Gehirn an, der zum Burnout führen kann.

Dopaflash, der direkte Weg ins Burnout

Es sind elektrische und chemische Prozesse im Körper, die zu einem biologischen Kurzschluss, dem sogenannten Dopaflash führen können. Dieser Kurzschluss legt häufig Teile des Gehirns so lahm, dass man mitten in einer Tätigkeit einfach stecken bleibt. Dopaflash ist die schockartige Versorgung mit Antrieb (Dopamin) bei gleichzeitiger Taubheit für Unwohlsein und Schmerz. Wir können uns Dopamin wie eine Lokomotive vorstellen, die uns gleichsam wie einen Zug bewegt. Burnout ist also ein Zustand, in dem die Lokomotive auf einmal stecken bleibt. Der gesamte Zug kommt damit zum Stillstand. Ein Arzt kann plötzlich die Spritze nicht verabreichen, ein Manager auf einmal den Telefonhörer nicht mehr abheben, die Sekretärin versteckt die Post, anstatt sie zu bearbeiten, die Sprechstundenhilfe ist außerstande, den Befund zu schreiben. Meist sind sehr lange seelische Erfolge ausgeblieben und die innere Zustimmung zum Leben, Lieben und Leisten ist abhandengekommen. Die Aktivierung der Lokomotive in unserem Gehirn ist in diesem Zustand chemisch nicht mehr möglich, und es tritt Burnout ein.

Das Krankheitsbild Burnout entzieht sich bis heute einer eindeutigen Definition. Der Begriff selbst wurde erstmals 1974 von Dr. Herbert J. Freudenberger, New Yorker Psychoanalytiker, als Krankheitsbezeichnung verwendet. Bei den Ausarbeitungen zu den Entstehungsbedingungen eines Burnout bezog er sich insbesondere auf seine eigene Lebensgeschichte und Beobachtungen bei sich selbst sowie bei ehrenamtlichen Mitarbeitern alternativer Selbsthilfe- und Kriseninterventionseinrichtungen.

Das Burnout-Syndrom ist bei helfenden Berufen und Menschen, die sich ehrenamtlich helfend engagieren, häufig. Jörg Fengler, ein deutscher psychologischer Psychotherapeut und Burnout-Experte, versteht den Begriff als eine beschreibende Klammer von Befindlichkeiten und Leidenszuständen.

Fast alle Experten weichen jedoch einer klaren Definition aus und listen nur eine Vielfalt von Symptomen auf. Es fehlen eindeutige diagnostische Verfahren, um die Krankheit als solche zu beschreiben. Zumeist müssen langwierig verschiedene Krankheiten ausgeschlossen werden, bevor ein Burnout diagnostiziert werden kann. Betroffene müssen einen langen Weg von Leidens- und Erschöpfungszuständen gehen, ehe der Zustand als Krankheitsbild einer seelischen Erschöpfung erkannt wird. Es bleibt im Wesentlichen den behandelnden Personen überlassen, ein Burnout-Syndrom zu erkennen und eine entsprechende Heilung herbeizuführen.

Burnout ist also trotz des hohen Leidensdrucks der betroffenen Personen noch kein genau definiertes Krankheitsbild und damit auch kein anerkannter medizinischer Terminus, obwohl immer mehr Menschen aufgrund dieses Zustandsbildes lange Phasen der Arbeitsunfähigkeit bescheinigt bekommen.

Der Körper im Stress-Zustand

In unserem Gehirn befinden sich das Stress-System und das Glücks-System. Wir können uns vorstellen, dass man diese Bereiche mit Schaltern einschalten kann. Ein großer Vorteil der Natur: Ist der Stressschalter eingeschaltet, kann der Glücksschalter nicht gleichzeitig aktiviert sein. Ist der Glücksschalter eingeschaltet, so kann der Stressschalter nicht wirksam werden. Man kann immer nur einen Bereich erleben. Kleine Tricks helfen uns dabei, den Schalter umzuschalten. Haben wir einen kleinen Streit, der uns kränkt, so ist der Stressschalter eingeschaltet. Es muss aber eine Auseinandersetzung gewesen sein, in der mir eine Äußerung meines Gegenübers wehgetan hat. Ist das passiert, so wird unser Körper sechs Stunden lang mit Stresshormonen geflutet. In diesem Zustand erleben wir unsere Umwelt wesentlich negativer, als wir sie erleben würden, hätte unser Glücksschalter den Körper gerade mit Glückshormonen geflutet.

Ich arbeite in solchen Fällen mit einem kleinen Trick. Wie Sie bereits wissen, kann man im Stresszustand keine Glückszustände aktivieren. Man muss zuerst umschalten. Dieses Umschalten kann mit Glückserinnerungen gelingen. Ich habe mir zwei bis drei Glückserinnerungen in guten Momenten aufgeschrieben, die ich immer dann einsetze, wenn ich gestresst bin. Es ist wichtig, diese Glückserinnerungen in guten Momenten aufzuschreiben, da Ihnen im Stressfall nicht wirklich geeignete Erinnerungen einfallen. Wurde ich gerade gekränkt, so hole ich mir eine Glückserinnerung und löse damit eine Glücksempfindung in mir aus. Ich erinnere mich in so einem Fall zum Beispiel, wie meine kleine Enkeltochter, hellhäutig und blond, mit kreisrunden roten Wangen in die Wohnung hereinstürmte, nachdem sie das erste Mal in ihrem Leben im Schnee gerodelt war. Mit solchen zurechtgelegten Erinnerungen kann man in einem gekränkten Zustand des Gehirns wieder den Glücksschalter einschalten und damit den Stress beenden. Es ist also ein großer Vorteil, dass in unserem Körper Stress und Glück nicht gleichzeitig aktiv sein können.

Wir schalten so mit einer Glücksempfindung den Stress aus.

Sie brauchen sich nur wirklich auf diese Glückserinnerung konzentrieren. Unterstützen können Sie diesen Prozess noch, indem Sie immer wieder Ihre Wangen zu einem Lächeln hochziehen, bis Ihr Lachmuskel aktiviert ist und die Konzentration auf die Glückserinnerung leichter gelingt.

Weiters sind wir so ausgestattet, dass wir nur über einen bestimmten Zeitraum die Aktivierung des Stresssystems aushalten können. Unser gesamter Biorhythmus ist auf Anspannung und Entspannung angelegt. Die Sonne geht am Morgen auf und wir werden aktiv, die Sonne geht am Abend unter und wir legen uns hin, um uns zu erholen. Dopamin sorgt für unseren Antrieb, und ist die Handlung getan und der Erfolg hat sich eingestellt, wird es wieder abgepumpt und kommt in die Speicherplätze zurück.

Seelische Erfolge

Ich stelle Ihnen nunmehr das erste Mal die seelischen Erfolge vor, die wir erleben können. Seelische Erfolge sind beziehungsreicher Sex, gemeinsames Essen und Erlebnisse von Anerkennung, Zugehörigkeit und Sicherheit. Beim Erleben von Sicherheit wird die Opioid-Achse im Gehirn aktiviert und lässt uns Zufriedenheit spüren, und beim Erleben von Zugehörigkeit macht das Hormon der Oxytocin-Achse das wohlig geborgene Gefühl. Die Hormone werden nach dem Eintritt eines seelischen Erfolgserlebnisses immer wieder in ihre Speicherplätze zurückgebracht.

Wenn wir diese Mechanismen betrachten, wird sichtbar, dass Stress durch seelische Erfolgserlebnisse abgelöst wird und danach ein Ruhezustand der Erholung eintritt.

Burnout-Gefahr – so reagiert der Körper

Talente fallen bei ausbleibendem Erfolg häufig in den Zwang, sich zu beweisen. Sie zeigen besondere Begeisterungsfähigkeit für die Tätigkeit und haben oft überhöhte Erwartungen an sich selbst. Bei Misserfolgen verstärken sie ihren Einsatz, machen freiwillig Mehrarbeit und unbezahlte Überstunden, arbeiten auch an freien Tagen und Wochenenden und werden schließlich unentbehrlich.

Die Natur hat uns mit einem Notprogramm ausgestattet. Beim Ausbleiben von erlösendem Erfolg (archaisch gesehen ist das wie bei einer erfolglosen Jagd) werden wir mit einem körpereigenen Schmerzmittel narkotisiert und die Notwendigkeit der Erholung wird vor dem Bewusstsein versteckt. Gleichzeitig stößt das Gehirn Dopamin aus, um den Antrieb trotz mangelndem Jagdglück, eventueller Verletzung oder Erschöpfung zu gewährleisten. Weder bei der Jagd noch auf der Flucht darf uns eine Verletzung stören. Diese körpereigene Narkotisierung in Notsituationen kennen wir bei Unfällen und Kriegsverletzungen. In der Notfallmedizin spricht man dabei von einem Schockzustand.

Die körpereigene Narkotisierung durch das Opioid Endorphin führt zu einer Dopaminausschüttung, um trotz Erschöpfung den Antrieb zu gewährleisten.

Die Auswirkung macht ähnlich euphorisch wie die Narkotisierung bei einer Operation. Sie kennen das sicher auch, wenn Menschen nach einer stundenlangen Operation euphorisch aufwachen, ihre Freunde anrufen und meinen, es gehe ihnen fantastisch. Ähnliches hält auch die Natur bei übermäßiger Aktivierung des Stresszentrums bereit. Es kommt zu einer körpereigenen Narkotisierung durch Endorphin und zu einem „Kick“ durch die Dopaminflutung, dem oben beschriebenen Dopaflash. Dieser hält so lange an, bis der erlösende Erfolg eintritt. In diesem Zustand ist der Körper überanstrengt und schüttet Cortisol aus, um Krankheiten zu verhindern. Damit der Körper angetrieben bleibt, braucht das Gehirn ständig einen Dopaminausstoß. Hört der Stress nicht auf und tritt kein erlösender Erfolg ein, bleibt der Dopaflash aufrecht. Besteht dieser Zustand zu lange, wird der Wert des Hormons in unserem Gehirn verstellt. Lässt der Stress dann doch noch irgendwann nach, ist der Hormoncocktail im Gehirn völlig durcheinander. Das können Sie sich ähnlich vorstellen wie das Schwindelgefühl nach einer langen Drehung beim Tanzen. Eine Flüssigkeit im Gehörgang ist für unser Gleichgewicht zuständig. Drehen wir uns zu schnell und zu lange und bleiben wir plötzlich stehen, so dreht sich die Flüssigkeit im Gehörgang weiter und wir verlieren das Gleichgewicht und fallen um. Die Flüssigkeit benötigt etwas Zeit, bis sie aufhört, sich zu drehen.

So braucht auch das Dopamin nach Stresssituationen, die einen lang andauernden Dopaflash ausgelöst haben, eine Zeit lang Erholung. Es folgt daher ganz natürlich eine sogenannte Entlastungsdepression – ähnlich zu verstehen wie das Schwindelgefühl nach einer langen Drehung.

Die Entlastungsdepression – eine natürliche Barriere vor Burnout

Während dieser Entlastungsdepression ist das normale Leben trostlos und uninteressant. Das Zusammensein mit lieben Freunden wird als unangenehm erlebt, der Spaziergang im Wald als langweilig, der Partner oder die Partnerin wird lästig und man sehnt sich nach dem Dopaflash. Das ist die Phase in der Burnout-Entwicklung, in der Menschen zynisch werden und sich und andere nur mehr aus der Distanz eines Beobachters sehen. Das Cortisol, das eine entzündungshemmende Wirkung besitzt, wird bei Nachlassen von Stress im Körper abgebaut und es kommt zu den typischen Krankheiten am Wochenende und im Urlaub.

Genau diese Erfahrung hat auch Thomas gemacht. Der 37-jährige Pharma-Referent aus Kärnten ist im Dezember 2007 an einem Burnout erkrankt. „Ich dachte, dass ich eine Grippe habe. Und wie üblich bis zum letzten Arbeitstag durchgehalten habe und dann halt während der Feiertage zusammenklappe. Diesmal aber war es anders. Ich bin einfach nicht wieder gesund geworden." Schon vorher hatte Thomas immer Rückenschmerzen, Schlafprobleme und das Gefühl, keine Kraft zu haben. Einige Wochen war er im Krankenstand, dann wieder arbeiten und dann wieder krankgeschrieben. Wirklich Zeit zur Erholung hat er sich nicht genommen, aus Angst, seinen Job zu verlieren.

Um die Entlastungsdepression zu heilen, brauchte man aber ein bisschen Zeit. Urlaube mit kleinen überschaubaren Tätigkeiten und stressfreie Zeiten müssten folgen. Denn diese Zeit nach einem Dopaflash wird als quälend erlebt. So will uns die Natur ruhigstellen, damit sich der Hormonhaushalt wieder ausbalancieren kann. Beobachten Sie diesen Zustand bei sich, dann machen Sie gleich im PDM-Trainingsteil weiter mit der Woche 4 (weiß).

Beachtet man die Entlastungsdepression nicht und gibt dem Hormonhaushalt keine Gelegenheit, sich auszubalancieren, fängt man bald an, sich in der Rolle des zynischen Betrachters gut einzurichten. Die innere Leere wird nicht verstanden und man empfindet den Spaziergang mit der Familie als Pflichtübung. Auch Freunde gehen einem eigentlich nur mehr auf die Nerven. Überwindet man nun diese spezielle Depression und sorgt nicht dafür, dass die rotierenden Teile des Gehirns sich beruhigen können, nimmt der Schwung für einen neuen Arbeitstag immer weiter ab. Zunehmend werden soziale Kontakte vermieden und die Beobachterebene geht nicht mehr zurück. Ein Klient schilderte seine Beobachtung beim Laufen: „Ich bin an den Häusern vorbeigelaufen. Die Terrassen wurden gekehrt, Rasenmäher eingeschaltet, die Ränder an den Wegen gestutzt, das Auto mit Cockpitspray poliert. Überall roch es nach Putzmittel, Benzin und Grillgewürzmischung. Fette Frauen und Männer schlapften mit eifrigen Schrittchen ihre paar Quadratmeter großen Pinkelwiesen ab. Man sieht es überall. Der Sommer kommt, die Menschen werden hässlich." Solche und ähnlich zynische Betrachtungen sind schon die ersten Schritte nach der Entlastungsdepression. Bald treten erste unspezifische Krankheiten auf.

Der Weg ins Burnout – chemisch betrachtet

Betrachten wir die chemischen Begleiter im Körper auf diesem Weg. Bewertet der Organismus Situationen als gefährlich, wird im Gehirn ein Alarmsystem in Gang gesetzt. Es wird an der Bereitstellung von Noradrenalin (ein Hormon, das anregend ist für Herz-Kreislauf) gearbeitet und das Corticotropin-Releasing-Hormon (regt die Nebennierenrinde zur Abgabe von Cortisol an) ausgeschüttet. Letzteres erzeugt Unruhe und Angst. Der Appetit wird abgestellt, der Blutdruck erhöht sich und kann rötliche Flecken hervorrufen. Um die Gefahr abzuwenden, braucht man aber auch einen Antrieb. Und diesen Antrieb holen sich die Stressregionen aus dem Glücksbereich. Die Stressregionen kaufen sich quasi das Dopamin aus der Glücksregion als Dopaflash zu.

Betrachten wir diese Stressarbeit als eine Firma in uns, die Kettenreaktionen erzeugt, die für die Abwehr der Gefahr notwendig sind, dann können wir uns das Glück als eine andere Firma vorstellen, die das Dopamin erzeugt, das normalerweise dem Antrieb dient. Die Firma Stress kauft sozusagen bei der Firma Glück die Antriebsarbeit Dopamin zu. Die Glücksfirma stellt der Stressfirma das Dopamin jedoch nur als Dopaflash zur Verfügung, weil bloß ein kurzfristiger und starker Antrieb gebraucht wird, um Gefahren zu bewältigen.

Nun glauben die Kunden der Stressfirma allerdings, dass der Dopaflash gut für die Motivation und für Höchstleistungen sei. Die Firma Stress kann aber nur das Dopaflash hergeben, das der Rettung des Lebens bei Gefahr dient und kurzfristig anhält. Der Dauerdopaflash saugt die Glücksfirma aus, welche schlussendlich kein Dopamin mehr für die normale Vorfreude besitzt.

In diesem Zustand können wir durch beziehungsreichen Sex und gemeinsames Essen, durch Zugehörigkeit, Anerkennung und Sicherheit nicht mehr glücklich werden und brauchen den Dopaflash für das normale Leben. Dieser Dopaminmangel in der Glücksregion führt zur Depression. Der ganz normale Alltag erfreut die Menschen in diesem Zustand nicht mehr, die innere Zustimmung zu Beziehungen, zur Arbeit und zu gesellschaftlichen Anlässen verschwindet zunehmend, man wird zynisch und verliert an schönen Dingen, der Natur und an Mitmenschen die Freude.

Langsam entwickelt sich der seelische Zustand der Verzweiflung. Es ist keine Erholung in der Freizeit mehr möglich. Spannung, Schmerzen, Schlafstörungen und veränderte Essgewohnheiten machen sich bemerkbar. In dieser Phase spüren Menschen instinktiv, dass es ihnen lediglich in sehr anstrengenden Phasen gut geht. Den Dopaflash kann man nur mehr mit der Reizung der Stressregionen im Gehirn freisetzen. Im Gehirn gibt es die Stressregionen des Ekels, der Trauer, der Furcht und der Scham. Ab jetzt führen nur mehr endlose Trauer, übermäßige Sorge, übermäßige Arbeit, exzessiver Sex, Verletzung, Angst, das Zuführen von Giften, Hungern, Streit und cholerisches Brüllen zum Dopaflash. In diesem Zustand müssen solche Tätigkeiten gewählt werden, um die Leidenszustände loszuwerden.

So dienen Aggression gegenüber anderen, die Grübelsucht, Streitsucht, Missmut, Pessimismus, hasserfüllte Entwertung und cholerische Wichtigtuerei dazu, sich hormonell zu dopen.

Ich fasse noch einmal zusammen:

Durch die übermäßig lange Aktivierung des Stresszentrums hat das Gehirn auf den Dopaflash geschaltet und damit den Wert für Dopamin im Gehirn verstellt. Durch diesen verstellten Wert wurden normale, lohnende Ziele des Lebens sinnlos und abgewertet. Das Gehirn kann nur mehr mit dem Dopaflash arbeiten und braucht ihn ab diesem Zeitpunkt. Dieser ist aber nur ein Notmechanismus und kann daher ausschließlich durch die Überaktivierung der Stresszentren erreicht werden. Damit ist der Stress zu einem Lebenselixier geworden. Mit der Zeit treten trotz ständiger Tätigkeit Orientierungs- und Hoffnungslosigkeit, Ohnmachtgefühle und innere Leere auf. Begonnen hat aber alles mit dem Ausbleiben des rechtzeitigen erlösenden Erfolges als Belohnung für eine abgeschlossene Stresssituation.

Reaktionen des Körpers – die Krankheitsbilder

Depression und Verzweiflung, Gefühle der Sinnlosigkeit, eine grenzenlos negative Lebenseinstellung bis zu Suizidgedanken und -absichten gepaart mit dem Konsum von Giften, Angst und Aggressionsattacken wechseln mit würgender Trauer und leiten den vollkommenen Stillstand des Antriebs ein. Die Natur hat gegen diese Perversion (gegen sich selbst gerichtete Aggression) noch kein Mittel erfunden und der Körper ist diesem Treiben hilflos ausgesetzt. Es kommt zu einem permanenten Überschuss an Stresshormonen im Körper. Das körpereigene Cortisol ist der natürliche Feuerlöscher bei Stress im Körper. So wie es bei Zimmerbränden oft der Fall ist, zerstört nicht der Brand selbst die meisten Dinge, sondern der Schaum des Feuerlöschers. Es ist der ständige Überfluss an Stresshormonen und Cortisol, der uns krank macht. Stresshormone schwächen das Immunsystem. Wissenschaftliche Untersuchungen zeigen, dass die Funktion der „natürlichen Killerzellen“, die Hauptarmee gegen Tumorerkrankungen, bei Stress bis zur Hälfte reduziert ist.

Stress verhindert außerdem die ausgeglichene Vitalstoffversorgung im Körper, ein hoher Blutdruck versucht die mit der Zeit geschädigten Gefäße zu heilen und das Cholesterin steigt in ungeahnte Höhen. Die Verdauung wechselt von Durchfällen bis zur Verstopfung. Denken wir daran, es handelt sich dabei um eine permanente Stressaktivierung. Bei Angst entleeren sich der Darm und die Blase, damit die Verdauung die Flucht nicht stört. Entsprechend kennt sich der Darm bei ständig anhaltendem Stress und Dopaflash nicht aus und erkrankt schlussendlich.

Auf dem weiteren Weg ins Burnout beginnen Schlafstörungen die gestressten Leistungssteigerungen und Verdauungsprobleme zu begleiten. In weiterer Folge treten Glieder- und Rückenschmerzen, Stirn- und Kieferhöhlenentzündungen, Schmerzen in der Brust auf, die spürbar sind, aber über Monate hinweg unter ständigem Cortisolüberschuss nie wirklich zur Krankheit mutieren. Die betroffenen Personen erholen sich auch in Zeiten, in denen die Schlafstörungen phasenweise in den Hintergrund treten, nicht mehr. Helles Licht wird zur Qual. Diese Mitarbeiter, Vorgesetzten oder Familienmitglieder fallen auch dadurch auf, dass sie sich nur mehr im Finstern wohlfühlen. Ständig sind die Vorhänge oder Jalousien geschlossen. Licht schmerzt auf der Haut. Durch den für das Leben notwendig gewordenen Dopaflash verheimlichen diese Menschen ihre Überlastung und werden zynisch. Schließlich zeigen sich deutliche Merkschwächen, die Konzentrationsfähigkeit sinkt stark ab. Denkstörungen und Gesichtsfeldausfälle treten auf. Es kommt zu Panikattacken bei ganz alltäglichen Tätigkeiten und Unsicherheiten im mitmenschlichen Kontakt.

Mit plötzlichen Schlafstörungen hat das Burnout bei Fußballtrainer Frenkie Schinkels begonnen. Der prominente Profi-Sportler ist nachts aufgewacht und mehrere Stunden wach gelegen, in denen er gegrübelt, analysiert und geplant hat. „Ich bin mir vorgekommen wie in einem Laufrad und keiner stoppt es."

Schinkels war damals, 2005, gerade Cheftrainer der Wiener Austria geworden. Ein wichtiger Job und eine große Chance. „Ich wollte auf keinen Fall Fehler machen und habe ordentlich Druck aufgebaut." Schließlich war die Austria einer der wichtigsten Vereine in Österreich. „Da schauen Millionen Leute hin, die Journalisten, die Fans – da darf man keinen Fehler machen. Das ist, als würde man plötzlich einen Hollywood-Film drehen, obwohl man bis jetzt nur auf der Bühne eines Dorf-Theaters gestanden ist." Dazu kamen private Schulden und also auch wirtschaftlicher Druck. „Ich hatte fünf Kinder und ein Haus."

Die ersten Symptome zeigen sich: „Ich stand ständig unter Spannung und konnte nicht abschalten. Ich war schnell gereizt, wollte kaum noch kommunizieren, wollte nicht mehr telefonieren und war in Gesprächen oft abwesend." Dennoch tritt er nicht kürzer. „Ich wollte alles optimal machen. Nichts und niemanden zu kurz kommen lassen." Auch die Familie nicht.

Und dann erlebt er während einer Autofahrt nach Hause vom Verein ein totales Blackout. „Gott sei Dank habe ich keinen Unfall gebaut. Ich dachte, das war eine Herzattacke, aber der Notarzt verneinte das." Am nächsten Tag erleidet er dann eine Panikattacke. Diesmal bekam Schinkels eine Diagnose: „Burnout – Ihr Kopf brennt."

Schinkels ist rechtzeitig diagnostiziert worden und hat die „schlimmsten" Stufen des Burnout zum Glück nicht durchleben müssen. Oft kommt es dann zur verstärkten Leugnung auftretender Probleme. Das sind jene Fälle, bei denen nach dem völligen psychischen Zusammenbruch bekannt wird, dass ein Postbote die Briefe über Wochen nicht mehr ausgetragen, sondern nur mehr im Keller versteckt hat, weil er die Tour nicht mehr geschafft hat, oder die Sprechstundenhilfe lebensbedrohliche Befunde nicht mehr weggeschickt hat, weil sie die Not der betroffenen Patienten nicht mehr aushalten konnte. Es zeigen sich Widerstände, täglich zur Arbeit zu gehen, es treten vermehrte Fehlzeiten auf, Verspätungen und vorverlegter Arbeitsschluss häufen sich.

In weiterer Folge ist man nicht mehr in der Lage zu handeln. Man kann zum Beispiel das Telefon nicht mehr abheben, als Lehrperson die Klasse nicht mehr betreten, als Arzt keine Spritze mehr verabreichen oder das Auto auf der Dienstreise keinen einzigen Meter mehr weiter lenken. Eigenbrötelei, Einsamkeit und negative Einstellung zum Leben wechseln sich mit Kaufräuschen, Fressattacken oder exzessivem Sex ohne wirkliche Befriedigung ab. Es kommen Panikattacken auf, wenn man das Firmengelände betritt, und es folgt schließlich der vollständige psychische Zusammenbruch. Es tritt die völlige Erschöpfung ein, gepaart mit einem starken Wunsch nach Dauerschlaf. Existenzielle Verzweiflung führt zu Selbstmordgedanken und -absichten.

Freudenberg und North führen als letzte von zwölf Phasen die völlige Burnout-Erschöpfung an, die eine lebensgefährliche geistige, körperliche und emotionale Erschöpfung darstellt. Begleitet wird dieser Zustand von einem angegriffenen Immunsystem und Herz-Kreislauf- sowie Magen-Darm-Erkrankungen. Und es besteht ein Selbstmord-Risiko.

Der Faktor Arbeitswelt

Laut aktuellen Erkenntnissen ist die Persönlichkeit zu 70 Prozent verantwortlich, dass jemand an einem Burnout erkrankt. Die verbleibenden 30 Prozent haben mit den äußeren Umständen zu tun – und das ist heute zum größten Teil unsere Arbeitswelt.

Wirtschaftskrise, Kündigungen, Gehaltskürzungen, Existenzangst, mehr Arbeit für weniger Leute, stärker werdender Druck von oben nach unten und das Herausbilden von unerbittlichen, harten Einzelkämpfern sind nur einige der Schlagworte, die die Arbeitswelt 2.0. beschreiben. Dazu kommen permanente Erreichbarkeit durch Mobiltelefone, Smartphones und E-Mails.

Denkt Julia heute an den Auslöser ihres Burnout zurück, ist es wohl vor allem „der Mangel an Möglichkeiten gewesen, sein Arbeitsumfeld zu gestalten. Und dass man keine Möglichkeit hat, diese Dinge anzusprechen, aus Angst, gleich den Job zu verlieren", reflektiert sie heute.

Dabei konnte man Julia mangelnden Arbeitseinsatz wirklich nie zum Vorwurf machen. Denn sehr, sehr viel von sich selbst zu verlangen, war lange das Motto von Julia. Die Internistin und Therapeutin aus Kärnten hat sogar unendlich viel „geschafft": Nachtdienste, drei Kinder und eine Scheidung. Erschöpfungszustände hat sie stets mit viel Kraft überwunden.

Dann wurden in der Arbeit Hierarchien verändert und die Anforderungen an den einzelnen Mitarbeiter immer mehr. Dadurch gab es noch mehr Verantwortung – die Belastung stieg proportional. Runterschrauben ging nicht. „Mein Alleinerzieher-Status war dem Arbeitgeber egal. Es gab keine Ausweichmöglichkeit für mich. Mütter galten ohnehin als unzuverlässig und ich wollte den Job nicht verlieren."

Dazu kamen immense Anforderungen an sich selbst. „Ich bin nach dem Nachtdienst sogar noch trainieren gegangen."

Eines Nachts vor fünf Jahren erleidet Julia dann ganz plötzlich einen Bandscheibenvorfall, von dem sie dachte, es sei ein Herzanfall. Diagnostiziert wird aber ein Burnout. Ein Jahr lässt sie sich freistellen, macht allerdings keine Therapie. „Ich habe mich nur auf der körperlichen Seite behandeln lassen." Danach geht sie wieder arbeiten, wenn auch reduziert.

Dennoch: Ihr niedriger Energie-Status ist ihr geblieben. „Ein Burnout ist klebrig. Ich war mir nicht sicher, ob ich es überwunden hatte." Julias Problem: Einerseits fehlte ihr „das Gefühl, gut zu sein und Gas zu geben", auf der anderen Seite ist sie „vorsichtig geworden".

Offensichtlich nicht vorsichtig genug. Magenschmerzen, Schlafprobleme, Rückenschmerzen und ein Infekt nach dem anderen quälen sie. Letztes Jahr kam dann eine massive Depression dazu. „Ich habe mich von einer Freundin auf die Psychiatrie ins AKH bringen lassen, weil ich so verzweifelt und hilflos war." Für einen Monat wurde Julia stationär aufgenommen, weil schon ein Suizid-Risiko bestand. An diesem Tiefpunkt entschloss Julia sich endlich zur Burnout-Behandlung.

Heute hat sie nach wie vor das Gefühl, dass es noch lange nicht vorbei ist. Aber ihrer Erfahrung nach ist die Toleranz der Gesellschaft einem Burnout-Erkrankten gegenüber gering. „Drei Monate darf man vielleicht krank sein, darüber hinaus gilt man als schwach."

Weltweite Epidemie

Mit ihrer Geschichte steht Julia stellvertretend für viele Arbeitnehmer, die Talente entwickelt haben. Laut der Weltgesundheitsorganisation (WHO) ist Stress sogar eine „weltweite Epidemie" und eines der größten gesundheitlichen Probleme in Europa.

So zeigen aktuelle Untersuchungen der Europäischen Agentur für Sicherheit und Gesundheitsschutz, dass EU-weit mehr als ein Viertel aller Arbeitnehmer (41 Millionen EU-Beschäftigte) von Stress am Arbeitsplatz betroffen und 50 bis 60 Prozent aller verlorenen Arbeitstage auf die Krankheitssymptome von Stress zurückzuführen sind.

Stress ist damit das zweitgrößte, berufsbedingte Gesundheitsproblem nach Rückenschmerzen in Europa – mit erheblichen Auswirkungen auf die Gesundheitssysteme und die wirtschaftliche Produktivität. Schließlich führen psychische Krankheiten wie Depressionen, Angstzustände, Beschwerden durch Stress-Symptome oder Burnout mit Abstand zu den längsten krankheitsbedingten Fehlzeiten am Arbeitsplatz.

Und die psychischen Belastungen in Österreich sind hoch. Laut einer Studie des Österreichischen Instituts für Wirtschaftsforschung vom Sommer 2009 leiden 47 Prozent unter einem hohen Arbeitstempo und 55 Prozent fühlen sich durch kurzfristige Terminsetzungen unter Zeitdruck gestellt. Mit diesem hohen Wert liegt Österreich bereits an dritter Stelle im europäischen Vergleich.

Aber nicht nur mangelnde individuelle Gestaltungsmöglichkeiten im Berufsleben wie bei Julia und zu hohe Arbeitsbelastung können Auslöser für ein Burnout sein. Auch schlechte Arbeitsatmosphäre und fehlende Anerkennung durch Vorgesetzte brennen Talente aus.

Dazu kommt die Unsicherheit vieler neuer, lockerer Arbeitsformen, wie Werkverträge, freie Dienstnehmerverträge und die große Sparte der neuen, oft erzwungenen Selbstständigen.

Wie körperlich und geistig fordernd und zugleich finanziell unzureichend die Selbstständigkeit sein kann, musste auch Mike erleben. Vor zehn Jahren hat sich der heute 33-Jährige gemeinsam mit einem Partner selbstständig gemacht. Drei Jahre später zeigten sich schon die ersten Burnout-Symptome, die Mike aber beständig ignoriert hat.

Denn eines bringt die Selbstständigkeit nicht: genug Geld. Irgendwie sind all die Arbeitsjahre immer vom Kampf nach mehr oder eigentlich nach genug Geld bestimmt.

Ende 2006 wird die finanzielle Situation dann richtig kritisch. Die Firma steht kurz vor dem Konkurs. „Es war wirklich existenzbedrohend". Und die Antwort darauf: „Noch mehr arbeiten. Ab jetzt Tag und Nacht". Krankenstand oder Urlaub streicht Mike sich selbst. Dann treten wieder Symptome auf: „Ich hatte immer wieder Panikattacken. Und bei Meetings regelrechte Sprachausfälle".

Es gibt keinen Erholungszustand mehr, Mike kann nicht mehr abschalten. Zu diesem Zeitpunkt scheint es aber im Job endlich eine Wende zu geben. Ein beruflicher Großauftrag steht im Raum. „Zwei Jahre lang wurde uns dieser Auftrag wie eine Karotte vor die Nase gehalten. Wir haben geschuftet und geschuftet, aber sind nie ans Ziel gekommen", reüssiert er heute.

Und dann wird Mikes Freundin schwanger. Das heißt Umzug in eine größere Wohnung, ihr Gehalt fällt weg – die finanzielle Situation ist also noch enger. Als Konsequenz sieht Mike sein Kind nie. Wenn doch, dann weint es und Mike kann mit dem kleinen Buben nichts anfangen, obwohl er weiß, dass er ihn eigentlich lieben sollte. Und genau jetzt geht der wichtigste Auftrag schief. Damit ist auch der Traum vom Großprojekt hinfällig geworden. Der Kunde ist wütend und zahlt nicht. Geld ist keines da. Nichts geht jetzt mehr.

Zum Glück hat Mike gute Freunde, die einschreiten und ihn „zwingen", den Job aufzugeben. Sie versprechen finanzielle Unterstützung, wenn er sich Hilfe sucht. Mike geht zum praktischen Arzt, dieser diagnostiziert ein Burnout und Mike wechselt zu einem Spezialisten. Er wird auf Stufe 8 bis 9 der zwölfteiligen Skala nach Freudenberger eingestuft und im Sommer 2010 auf unbestimmte Zeit krankgeschrieben. „Von einem Gefühl der Erleichterung bin ich noch weit entfernt", sagt er heute.

Die Gefährdeten-Liste

Als Selbstständiger gehört Mike zu einer Risikogruppe. Es gibt aber auch bestimmte Berufsgruppen, die als besonders gefährdet gelten. In den 1970er Jahren, als der Psychoanalytiker Herbert J. Freudenberger den Begriff Burnout prägte, galten besonders Menschen aus „helfenden Berufen" als vom Burnout betroffen. Zu dieser Hochrisikogruppe zählen unter anderem Lehrer, Erzieher, Krankenpfleger, Sozialarbeiter, Bewährungshelfer, Angehörige von Behinderten und Pflegebedürftigen, die ihre seelischen Fähigkeiten sehr stark ausgeprägt haben. In den 1980ern wurde Burnout dann zur „Manager-Krankheit". Mittlerweile weiß man, dass ein Burnout jeden treffen kann, der sich im Lauf seines Heranwachsens zu einem Talent entwickelt hat – egal, ob internationaler Firmenboss oder Schafhirte im ländlichen Idyll.

Immer aber gibt es noch Branchen, in denen sich die Erkrankung besonders häuft, wie etwa bei Ärzten, die zu 70 Prozent als mehr oder weniger stark ausgebrannt gelten. Auch ganz oben auf der Gefährdeten-Liste stehen Politiker, Kreative, Dienstleiter mit viel Kundenkontakt und Hochleistungssportler. In der Gruppe Letzterer gibt es auch eine ganze Reihe von Prominenten, die ihre Krankheit „geoutet" haben. Etwa der Skispringer Sven Hannawald, der frühere Tour-de-France-Gewinner Jan Ullrich, der Fußballtrainer Frenkie Schinkels (mehr dazu im vorhergehenden Kapitel) und der Fußballspieler Sebastian Deisler.

Auch Andreas ist Leistungssportler. Der 28-Jährige ist Profi-Eishockeyspieler für einen bekannten österreichischen Verein. Als Andreas 18 Jahre alt ist, wurde bei ihm Burnout erstmals diagnostiziert. Damals war er schon mehr als drei Jahre allein auf der Eishockey-Akademie in Kanada. Er hatte sich tatsächlich bereits als Teenager dafür entschieden, allein tausende Kilometer weit weg von zu Hause zu leben. „Die Entscheidung habe ich unabhängig von meinen Eltern getroffen – in dieser Hinsicht war ich immer schon extrem." Im Trainings-Internat herrschte ein Old-

Boy-New-Boy-System, das „dazu führte, dass die älteren Schüler die jungen terrorisierten und schikanierten. Da bin ich bis heute noch nicht schlau geworden, warum ich das drei Jahre durchgezogen habe. Trotz dieser Umstände. Ich konnte mir einfach nicht vorstellen, wie die Außenwelt darauf reagiert, wenn ich schon nach einem Jahr heimkommen würde als Versager. Meine alten Mitschüler, mein alter Direktor. Es klingt absurd, aber ich hatte Versagensängste. Bevor ich das machte, wollte ich mir so weit entsagen, dass ich diese drei Jahre einfach schlucke, ohne auf mich selber Rücksicht zu nehmen."

Nach der Diagnose bekam er Tabletten verschrieben und nahm die Medikamente über ein halbes Jahr. Danach setzte er sie wieder ab. Doch es dauerte nur ein Jahr, bis wieder stärkere depressive Verstimmungen auftraten. Seit 2000 nimmt er nun regelmäßig Medikamente.

Als ein möglicher Auslöser gilt der frühe Leistungsdruck unter den Profi-Sportlern in spe. „Es ist nicht so, dass mich irgendjemand von außen dazu gezwungen hätte. Ich hatte als Kind einfach den Drang, über sportliche Leistungen etwas zu zeigen. Es stimmt natürlich, wenn ich schon bei unter Zehnjährigen mit dem Zwang arbeite, gewinnen zu müssen, dann kann das für den Einzelnen zur Last werden."

Eine Last, die sich bei Andreas als Depression – ein Symptom des Burnout – äußert. „Ich fühle mich dann wie ein Computer, der sich aufgehängt hat. Es ist, als würde man in eine Parallelwelt abdriften. Als Betroffener merkt man fast gar nicht, dass man nur seinen eigenen Gedanken nachhängt", beschreibt der heute 28-Jährige seinen Zustand in solchen Phasen.

Dann bleibt Andreas auch manchmal stumm. „Vor allem bei engen Vertrauten und Freunden ist das so. Bei meiner Freundin zum Beispiel war ich so verschlossen, dass ich irgendwann gar nichts mehr sagen konnte."

Heute hat der Eishockeyspieler einen Mentaltrainer und Mentor, mit dessen Hilfe er einige Mechanismen durchschaut hat.

„Ich merke jetzt sofort, wenn meine Eigenwahrnehmung die gesamte Außenwahrnehmung verschluckt. Und kann auf diese Stimmungsschwankungen frühzeitig reagieren. Das funktioniert. Früher war ich immer ein Kampfschwein. Dadurch schützte ich mich vor Kritikern, ich war unangreifbar. Ich konnte meine innere Leere damit kompensieren, dass ich äußerlich funktioniert habe. Ich wich über das Körperliche dem aus, was seelisch noch nicht aufgearbeitet war." Und erst jetzt kann Andreas irgendwie begreifen, „wie es sich anfühlt, mich selbst zu spüren, mich zu finden."

Stress 24/7

Stressverstärkend ist heute auch, dass es eigentlich keine fixen Arbeitszeiten mehr gibt. Zwar muss man nicht rund um die Uhr im Büro sitzen, aber dank Handy, mobilem Internet, E-Mail und Smartphones dehnt sich die Arbeitszeit fließend in unsere Freizeit aus. Wer ausbalanciert ist, wird damit gut zurechtkommen. Sich vielleicht mal ärgern, aber noch nicht Gefahr laufen auszubrennen. Talente empfinden es aber als selbstverständlich, den Anruf des Kunden um 21 Uhr noch entgegenzunehmen oder die E-Mail des Chefs nach Mitternacht noch zu beantworten. Laut einer amerikanischen Studie des Marktforschungsinstituts Harris Interactive checken 42 Prozent der Arbeitnehmer sogar im Krankenstand ihren Mail-Account, jeder Zweite macht das auch im Urlaub.

Und so hält die Belastung auch nach getaner Arbeit bei drei von vier Berufstätigen noch an. Das zeigt eine Umfrage von Marketagent.com in Österreich aus dem Sommer 2010: Nur jeder Vierte kann nach Verlassen des Büros sofort abschalten, jeder Zweite benötigt eine halbe bis ganze Stunde, jeder Achte sogar noch länger, um sich gedanklich von der Arbeit völlig lösen zu können. 15 Prozent der Befragten sitzen auch noch nach

Büroschluss zumindest geistig weiter am Schreibtisch – so vielen gelingt es nach eigenen Angaben gar nicht, abzuschalten. Das allein muss natürlich noch nicht zwingend krank machen, schließlich gibt es auch Menschen, die sich gerne mit ihrer Arbeit beschäftigen, wann immer sie ihnen einfällt, und die den Unterschied zwischen zu Hause und Arbeitsplatz nicht so sehr brauchen, weil sie sich trotzdem dazwischen entspannen können.

Wenn aber zunehmend Menschen verlernen, sich zu entspannen, ist es auch kein Wunder, dass immer mehr Personen auch in ihrer Freizeit Stress benötigen und so für den Dopaflash sorgen müssen, anstatt endlich einmal Ruhe zu geben und ihre Entlastungsdepression zu heilen.

Sie werden zu Getriebenen in allen Lebensbereichen. So wie Thomas, Pharma-Referent aus Kärnten. Der 37-Jährige war so unter Strom, dass er nie zur Ruhe gekommen ist. Selbst im Urlaub konnte er keine fünf Minuten am Strand liegen bleiben, sondern musste sich sofort die nächste Ablenkung suchen. Seinen körperlichen Kollaps und seine Versuche, immer wieder doch zu arbeiten, haben wir schon früher im Buch beschrieben. Nicht aber, was dazu geführt hat.

55.000 Kilometer musste Thomas beruflich im Auto verbringen. Und kaum war er zu Hause, gab es Freizeitstress. „Ich habe keine Ruhephase am Wochenende gehabt. Ich habe mich nie erholt. Zwischen 20 und 30 Jahren war das alles kein Problem, aber ich habe den Ausstieg verpasst und nicht auf meinen Körper gehört. Man glaubt immer, wenn man eine Aktivität macht, die einem Spaß macht, kann es kein Burnout auslösen – aber das ist offensichtlich ein Irrtum."

Über ein Jahr lang hat Thomas Medikamente genommen. Heute geht es ihm gut, auch wenn er „nicht mehr so belastbar ist wie früher". Den Job hat er gewechselt und er versucht, „nicht immer in allen Bereichen Vollgas zu geben. Nicht mehr so extrem ehrgeizig zu sein und nicht mehr um jeden Preis etwas erreichen zu wollen. Bewusstes Energie-Management betreiben, aufmerksam sein und meine Grenzen wahrnehmen. So ist bei mir jetzt Samstag absoluter Ruhetag ohne jeglichen Termin."

Rückblickend sieht Thomas sein Burnout positiv. „Es war gut für mich, weil ich dazugelernt habe. Ich konnte nie Ruhe geben, nie im Urlaub am Strand liegen oder ein Buch lesen, war immer wie ein Sack Flöhe. Heute bin ich glücklich. Ich habe das Gefühl, einen Riesengewinn an Lebensqualität bekommen zu haben und kein Defizit."

Selbst-Hilfe statt Fremd-Hilfe

Auch wenn Thomas' Arbeitgeber ziemlich „großzügig" waren und ihn erst nach eineinhalb Jahren gekündigt haben, ist das Bewusstsein für das Thema Burnout und mögliche Prävention noch nicht stark ausgeprägt. Rund die Hälfte aller Befragten aus der Marketagent.com-Studie gibt an, dass der Arbeitgeber keine Maßnahmen zur Burnout-Vermeidung setzt. Falls es doch Strategien gibt, dann sind das regelmäßige Anerkennung, Weiterbildung und betriebliche Gesundheitsförderung.

Sehr häufig begegne ich in Betrieben Arbeitsmedizinern, die ihren Mitarbeitern keine Life-Balance-Fortbildung oder Seminare zur Stressprävention anbieten, weil sie die Leitung der Unternehmen zuerst dazu bringen möchten, die Arbeitsbedingungen so zu gestalten, dass es bei den Mitarbeitenden zu keinem Burnout kommen kann. Dabei ist keine Zeit zu verlieren!

Viele Menschen haben Angst um ihren Arbeitsplatz und gehen auch krank zur Arbeit. In krankem Zustand kann aber nicht die volle Arbeitsleistung erbracht werden und es kommt zu Produktivitätsverlust und steigender Unfallgefahr. Konzentrationsprobleme führen zu Fehlern. Aus dem Fehlzeitenreport des Wissenschaftlichen Instituts der deutschen AOK geht hervor, dass sich chronischer Stress, wie dauernde Überlastung, ausufernde Arbeitszeiten und Zeitdruck, negativ auf das Herz-Kreislauf- und das Immunsystem auswirkt. Zudem macht die ständige Sorge um den Arbeitsplatz psychisch anfälliger.

Wir kennen noch kein wirklich funktionierendes politisches und gesellschaftliches Modell, das unser seelisches, soziales und körperliches Wohl umfassend sichert. Immer sind es Menschen, die Politik, Bildung, Kammern, Gewerkschaften, Gesundheitsressorts, Sozialversicherungen, Unternehmen und Organisationen vorstehen. Immer sind diese Menschen durch ihre ganz persönlichen Erfahrungen erwachsen geworden – Erlebnisse, die alle Handlungen steuern.

Nur die permanente Supervison, die zur Kenntnis der eigenen inneren Kommandozentrale der Erinnerungsspeicher bei Führungskräften, Politikern, Lehrpersonen, Psychologen, Wissenschaftlern und Ärzten führt, könnte einige Schwachstellen im System ausmerzen. So wäre es wichtig, dass alle Personen, die für eine Gruppe von Menschen verantwortlich handeln sollen und einer Gemeinschaft vorstehen, ihre eigenen bewussten und unbewussten inneren Bilder und ihre persönliche Meinung über sich selbst kennen, bevor sie ihre Tätigkeit ausüben dürfen.

Deshalb meine ich, dass wir die Verantwortung nicht auf andere schieben können, sondern unsere Gesundheit und unser Glück selbst pflegen müssen. Wir müssen für erholsame Erfolge sorgen und dürfen uns nicht auf Recht und Gesetz oder Regeln verlassen.

Die Heilung

In den nächsten Kapiteln erhalten Sie Hintergrundinformationen, wie Ihr Gehirn arbeitet, ich stelle Ihnen archaische Reize aus der menschlichen Urgeschichte vor und erzähle Ihnen etwas über die Macht der Gedanken. All dieses Wissen hilft Ihnen zu verstehen, wie Sie sich selbst helfen können und wie Sie innerhalb von nur sechs Wochen wieder ins Gleichgewicht kommen und Glück spüren können.

Mit dem Psychodynamischen Modelltraining lernen Sie, Ihr Gehirn bewusst zu trainieren und können so Vorgänge im Gehirn auslösen, die letztendlich Ihren Hormonhaushalt ausbalancieren, Ihren Körper regenerieren und Ihre Gesundheit schützen. Das geschieht unter anderem durch Reize, die uns zu einem unbewussten Glückszustand führen. Diese Reize können wir durch Gedanken und ganz bewusst gesetzte Handlungen auslösen. Dazu arbeite ich auch mit archaischen Elementen und Symbolen aus der Urgeschichte der Menschheit, auf die unser Gehirn seit jeher mit Glückshormonen reagiert. In diesem Fall sind die Reize im Lauf der Zeit erlernte Bilder, die sich für den Erhalt unseres Lebens als sinnvoll erwiesen haben.

Weiters zeige ich Ihnen, wie sehr Ihre frühste Kindheit Ihre Persönlichkeitsentwicklung beeinflusst hat und wie es Ihnen gelingt, Ihre innere Bilderlandschaft mit neuen Erfahrungen zu verändern – oder wie ich es gerne beschreibe, „neu zu malen“. Damit durchbrechen Sie den Kreislauf Ihrer Persönlichkeitsstruktur oder Ihres „Talents“, um nicht mehr gefährdet zu sein, an einem Burnout zu erkranken.

Wie man mit Reizen das Gehirn wieder aufwecken kann

Wir konnten sehen, wie der Dopaflash einige Teile im Gehirn lahmlegt und schließlich zur Abhängigkeitserkrankung führt und Symptome des Burnout-Syndroms erzeugt.

Ich zeige Ihnen nun in den folgenden Kapiteln, wie man mit dem Psychodynamischen Modelltraining, also mit Farben, Düften und tiefenpsychologischen geführten Geschichten die gehemmten Teile des Gehirns wieder aufwecken kann.

Wir brauchen ein wenig Kenntnis darüber, wie einzelne Bereiche unseres Gehirns funktionieren, damit wir auch bewusst und willentlich Teile unseres Gehirns gut trainieren können. Mit dem Psychodynamischen Modelltraining lösen wir elektrische und chemische Vorgänge im Gehirn aus, die eine Kettenreaktion von Glücksempfindungen nach sich ziehen, die unseren Hormonhaushalt balancieren.

Die Großhirnrinde – der Sitz des Verstandes

Im Lauf der Evolution hat sich als letzter Teil im Gehirn die Großhirnrinde ausgebildet. Alle anderen Teile des Gehirns waren historisch gesehen vor der Großhirnrinde angelegt. Die Großhirnrinde hat sich als ein Lappen um das Emotionshirn (limbisches System) gelegt und beherbergt unsere Gefühle und Gedanken. Der Neurowissenschaftler António R. Damásio zeigt auf, wie unsere Grund-Emotionen – Ekel, Furcht, Trauer, Scham und Glück – die Möglichkeit haben, sich in Form von Gefühlen und Gedanken mitzuteilen. Trifft ein Reiz auf unseren Körper, so erzeugen elektrische und chemische Reaktionen Emotionen. Entscheidet unser Unbewusstes, dass uns der Reiz bewusst werden soll, schlagen Emotionen der inneren Erinnerungslandschaft bestimmte Gefühle für den Verstand vor (siehe Kasten). Dieser

Vorschlag wird von unserer persönlichen inneren Erinnerungslandschaft geprüft. Stimmt der Vorschlag der Emotionen mit der Erinnerungslandschaft im limbischen System überein, kommen sie in Form von Gefühlen in unsere bewusste Welt. Diese aufsteigenden Gefühle erzeugen Gedanken, die zu Entscheidungen führen und unsere Handlungen steuern.

> Unterschied Emotionen und Gefühle:
> Damásio trennt zwischen Emotionen und Gefühlen. Emotionen sind uns nicht bewusst, befinden sich im limbischen System und spielen sich auf der Bühne des Körpers ab. Die Großhirnrinde – Sitz unseres Verstandes – ist die bewusste Bühne. Hier lassen Emotionen über die Kontrolle der inneren Bilder Gefühle entstehen, denen Gedanken folgen und unser Verhalten steuern.

Der Großteil der Reize wird uns zwar nicht bewusst, beeinflusst aber unsere Empfindungswelt deutlich.

Stellen Sie sich zum Beispiel vor, dass Sie eine Besprechung in einem Büro mit Glasboden haben, das sich in der sechsten Etage des Gebäudes befindet. Unter der Glasplatte erstrecken sich also sechs offene Stockwerke. Natürlich werden Sie sich trotzdem auf Ihre Sitzung konzentrieren können, aber Ihr Unbewusstes glaubt ununterbrochen, dass Sie hinunterfallen könnten. Das erzeugt innerlich Stress.

Ein anderes Beispiel zeigt, dass Räume mit Holzfassade den Herzschlag ruhiger werden lassen. Versucht man das Gehirn auszutricksen, indem man normale Wände mit Spanplatten verkleidet, verändert sich der Herzschlag nicht positiv.

Wenn man Holz zeigt, reagiert das limbische System mit Vorfreude auf das Holz, bleibt aber die Wirkung aus, das heißt es ist gar kein Holz, so flacht die positive Wirkung ab. Wir brauchen den Geruch von Holz, die Oberfläche wirkt auf die Haut, das Licht bricht sich in ganz besonderer Form, die Dämpfung von

Geräuschen ist eine spezifische, die unser Gehirn im Lauf der Evolution zu natürlichen Materialien gespeichert hat. Allein das Aussehen kann unser Gehirn also nur kurzfristig täuschen.

Wie Gefühle und Gedanken entstehen

Um in uns jederzeit gute Gefühle erzeugen zu können, ist es vorteilhaft zu wissen, wie Gedanken und Gefühle entstehen. Unser Körper empfängt aus der Umwelt Reize, die Neurotransmitter und Hormone ausschicken. Hormone und Neurotransmitter sind kleine Boten, die Nachrichten bringen. Wir sprechen in weiterer Folge nur mehr von Hormonen. Hormone, diese kleinen Boten, erzeugen in unserem limbischen System Emotionen. Im limbischen System, das deshalb auch Emotionshirn genannt wird, fragen die Emotionen im inneren Erinnerungsspeicher nach, ob und wie unser Verstand sich damit beschäftigen soll. Schlafen wir zum Beispiel und es knarrt die Kellertür, so werden die Emotionen mithilfe der Erinnerungsspeicher unsere Katze erkennen und uns schlafen lassen. Ist es ein fremdes Geräusch, werden die Emotionen uns aufwecken. In der Großhirnrinde, das ist unser Bewusstsein, erzeugen sie ein Gefühl der Wachsamkeit und wir wachen auf. In der Folge werden unsere Gedanken erkennen, dass ein seltener Besucher bei uns übernachtet, der sich in der Wahl zur Toilettentür geirrt hat, wir drehen uns um und schlafen weiter.

In unserem Verstand ist das Fühlen, Denken, Merken, Analysieren, Rechnen, Planen, Entscheiden und Handeln zu Hause. Der Verstand ist der Platz, in dem Sprache, Kombinieren und Vorhersehen stattfinden. Die Entscheidung für alle Prozesse, die im Verstand ablaufen, basiert auf Erlebnissen, die wir in unserem Leben hatten. Diese Erfahrungen werden im Erinnerungsspeicher abgelegt. Die Erinnerungsspeicherlandkarte ist in Bereiche der Trauer, der Furcht, des Ekels, der Scham und des Glücks gegliedert. Je größer die Bereiche sind, umso leichter werden sie aktiv.

Hatten wir viele Glückserfahrungen, ist unser Glücksspeicher groß. Bei vielen Reizen werden damit zuerst Glücksboten aktiviert (das heißt der glückliche Anteil vom Reiz wird zuerst erkannt) und die neue Erfahrung wird wieder als Glück gespeichert.

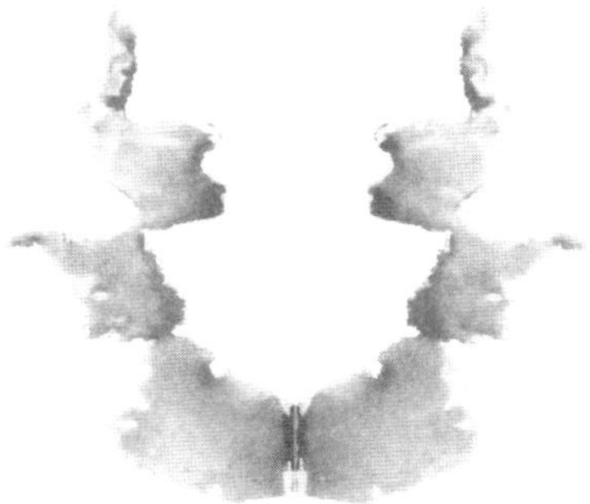

Erkennen wir bei diesem Rorschach-Bild zwei entzückende tanzende Kinder, fluten wir unseren Körper mit Glücksbotenstoffen und stabilisieren unser Immunsystem. Erkennen wir auf diesem Bild Vogelkot, der eine Scheibe herunterrinnt, haben wir über das Ekelzentrum Stresshormone ausgeschüttet und weniger gute Voraussetzungen für unsere Gesundheit und unser Wohlbefinden geschaffen. Es kommt immer auf die innere Speicherlandkarte an, wie wir uns gerade fühlen.

Besucht ein Kleinkind seine Mutter, die sein Geschwisterchen geboren hat, in derselben Klinik, in der es selbst das Licht der Welt erblickte, löst der Geruch der Klinik im Besucherkind unbewusste Erinnerungsbilder der eigenen Geburt und der ersten Lebenstage im Gehirn aus. Diese nicht bewusste Aktivierung löst wiederum nicht bewusste elektrische und chemische Prozesse aus, die zu einem unbewussten Körperzustand von Glück oder von Stress führen. Dieser unbewusste Körperzustand ist jetzt auf dem Weg in die Großhirnrinde, das heißt in den bewussten Verstand. Vor der Tür in die Großhirnrinde befindet sich die persönliche Erlebnisbilderlandschaft und kontrolliert, ob Glück oder Stress in der Großhirnrinde Gefühle erzeugen sollen. Diese innere Bilderlandschaft gibt die Gefühlswelt, die bewusst zu erleben ist, vor. Nehmen wir jetzt an, das Besucherkind kam mit einer schnellen unkomplizierten Geburt zur Welt und fand sofort an der Brust der Mutter den Geruch des Fruchtwassers wieder, kann es sich gleich wieder „zu Hause“ fühlen. Die Angst, die der enge Gang durch das Becken der Mutter ausgelöst hat, konnte sich gleich mit dem vertrauten Geruch verflüchtigen. Instinktiv weiß das Kind, dass es an der Mutter klammern soll, um Sicherheit erleben zu dürfen. Jetzt wird das Besucherkind das intensive Verlangen nach der körperlichen Nähe der Mutter entwickeln und alle weiteren Handlungen und Empfindungen des Kindes werden von diesen Gefühlen ohne sein bewusstes Wissen gesteuert.

Wie wir Gefühle und Gedanken im anderen erzeugen

Für jede einzelne Region in dieser inneren Bilderlandkarte hat sich eine unendliche Vielfalt von Nuancen herausgebildet. Die Aktivierung der betreffenden Emotionsregionen unterstützt schon beim Zuhören das rasche Verstehen. Wenn ich Ihnen erzähle, dass ich mir gerade einen rostigen Nagel derart in den Fuß getreten habe, dass die Spitze am Rist herausragt, so wird das unangenehme Schmerzgefühle in Ihnen erzeugen. Ihr Gehirn muss alles ausprobieren, was es wahrnimmt. Das hat auch Sinn. Es ist für Sie von großer Bedeutung, dass Sie sich nicht auch den rostigen Nagel eintreten, sondern durch mein Unglück gewarnt sind. Menschen können Emotionen mit Worten beschreiben und durch die Sprache in anderen die Aktivierung der passenden Emotionsbereiche auslösen. Sie haben sich unangenehm gefühlt, als Sie die Episode mit dem Nagel gelesen haben, obwohl es nur Schriftzeichen sind, durch die ich mich mit Ihnen verständigt habe. Buchstaben sind also Symbole unserer Gefühle und Gedanken. Ich kann über Buchstaben in Ihnen Gefühle auslösen. Sie brauchen sich keinen Film anzusehen, Sie haben genug innere Erinnerungsbilder gespeichert, um in sich selbst Emotionen auslösen zu können.

Menschen haben es dazu gebracht, dass sie über unendlich viele Bereiche trauern können und sich vor vielen Situationen fürchten. Es besteht auch ein ungeheures Spektrum von Bereichen, vor denen wir uns ekeln, weswegen wir uns schämen und auch freuen können. Erleben wir solche Gefühle, so teilen wir sie dem anderen auch unbewusst mit. Hat sich ein Mensch erschreckt, sehen wir in seinem Gesicht zwar nicht, was ihn erschreckt hat, aber den Zustand können wir augenblicklich miterleben und erschrecken selbst. Die Grundemotionen, die hinter diesen Gefühlen stehen, teilen wir nicht mit der Großhirnrinde, sondern mit einem anderen Teil im Gehirn, nämlich dem Emotionshirn mit.

In einem Versuch wurden die Teilnehmenden ersucht, ein „neutrales" Gesicht zu behalten, ganz gleich, welche Bilder ihnen gezeigt werden. Den Versuchsteilnehmenden wurde nicht gesagt, dass ihnen unter der Wahrnehmungsschwelle der Großhirnrinde Bilder gezeigt wurden, die Emotionen des Lachens und des Ärgers abbildeten. Bei den beobachteten Personen wurden die Lach- und Ärgermuskeln gemessen. Es zeigte sich, dass jedes Mal, wenn ein Lachbild gezeigt wurde, der Lachmuskel bei den Beobachtern aktiviert war, und jedes Mal, wenn ein Ärgerbild gezeigt wurde, der Ärgermuskel. Die Betroffenen selbst haben dies nicht wahrgenommen. Wie sehr unsere Gefühlswelt durch die Wahrnehmung der Außenwelt beeinflusst wird, zeigt auch ein weiterer Versuch. Personen, die Jahre zuvor einen Autounfall erleben mussten, wurden in eine Versuchsreihe aufgenommen. Die betroffenen Personen wurden gefragt, ob sie irgendwelche Probleme mit dem Unfall hätten. Für alle Versuchsteilnehmenden stellte der Autounfall bewusst kein Problem mehr dar. Man zeigte den Teilnehmenden nur glückliche Emotionsbilder. Der Vergleichsgruppe zeigte man kurz, unter der bewussten Wahrnehmungsschwelle der Großhirnrinde, Unfallbilder. Jene Versuchspersonen, denen nur glückliche Bilder gezeigt wurden, fühlten sich nach dem Versuch wohl und glücklich. Jene Personen, denen man die

Unfallbilder eingeblendet hatte, fühlten sich enorm schlecht, wussten aber nicht weshalb. Sie müssen sich vorstellen, Ihr Gehirn hat alle Ihre Eindrücke und Erlebnisse, die Sie im Lauf des Lebens gemacht haben, gespeichert und in inneren Bildern abgelegt.

Wir erleben jeden Augenblick eine Unzahl von Wahrnehmungen, die unser Gehirn abgleicht und verarbeitet. Nur ein verschwindender Bruchteil davon wird uns bewusst, aber auf unsere Gefühlswelt wirkt alles ununterbrochen ein.

Wir nehmen ständig wahr, auch wenn wir schlafen. Unsere inneren Bilder entscheiden, was in den Verstand kommt und was nicht. Denken wir an die Kellertür. Es passieren laufend Wahrnehmungen in uns, die unsere Gefühlswelt und Gedanken steuern. Der Großteil geschieht unter der bewussten Wahrnehmungsgrenze und wir haben keine Ahnung davon, warum wir gerade etwas empfinden und warum wir gerade diesen oder jenen Gedanken haben. Unser Verstand hat die Möglichkeit zu sprechen und die Phänomene, die sich zeigen, zu analysieren und vorauszusehen.

Noch einmal zusammengefasst:

Trifft ein Reiz auf unsere Sinne, erfolgt zuerst eine Hormonausschüttung, die Emotionen erzeugt. Diese Emotionen fragen bei den inneren Erinnerungsbildern, ob die Emotion passt, und erst dann kommt es zu Gefühlen und Gedanken in unserem Verstand.

Wie wir in uns selbst gesunde Gefühle und Gedanken erzeugen

Kennen wir den Weg unserer Wahrnehmung, können wir mit Gedanken und Handlungen Reize setzen, die Glücksempfindungen auslösen. So wird unser Körper mit Hormonen geflutet, die ihn regenerieren und die Gesundheit schützen.

Geben wir etwa einen Hauch von Vanilleduft auf die Haut, wird im Emotionshirn Zärtlichkeit aufgerufen und ein geborgenes Gefühl steigt in den Verstand und entwickelt Gedanken der Geborgenheit. Ergänzen wir diesen Duft mit Lavendel, so löst dieser frische, süße Blumenduft beruhigende Emotionen aus, die Gefühle und Gedanken der Zufriedenheit nach sich ziehen. Verwenden wir in dieser Zeit violette Handtücher und Badematten in unserem Badezimmer und schlafen in zartem Violett als Bettwäsche, reizt die Farbe den Emotionsbereich der Zufriedenheit und löst entsprechende Gefühle und Gedanken aus. Stopfen wir beim Schlafen eine Decke in den Rücken, umarmen ein Kissen und spüren den Druck im Bauch und den Beinen, so macht dieser Reiz über die Körpererinnerungen ein Gefühl des Gehaltenwerdens. So unterstützt, hören Sie die geführte Geschichte der Geborgenheit und Sie werden in Ihrer inneren Bilderlandschaft eine Fülle von geborgenen Erlebnissen dazuspeichern und alle Ihre geborgenen Erinnerungslandschaften renovieren und in neuen Farben erstrahlen lassen. Tragen Sie dann im Alltag ein Duftfläschchen mit Lavendel und einem Hauch von Vanille bei sich, wird Ihr Emotionshirn mithilfe von Hormonen Ihren Geborgenheitsspeicher fragen, ob die Emotion passt. Ihr Alltag wird bei sehr vielen Gelegenheiten die Geborgenheit und das Vertrauen bergen und Ihren Körper mit entsprechenden Hormonen fluten. Unterstützen Sie Ihren Stoffwechsel noch mit gesunder Ernährung, kann Ihr Hormonhaushalt ganz rasch ausbalanciert werden und Klarheit zieht in Ihr Denken ein. Das macht ein glücklicheres Leben.

Es ist nur ein Beispiel dafür, wie das Psychodynamische Modelltraining wirkt. Im PDM-Trainingsteil werden genau die Wege des PDM-Trainings aufgezeigt, wie Sie auf dem Weg ins Burnout umkehren können und Ihre Gesundheit erhalten.

Stress und Glück

Seelische Erfolge machen gesund

Jedes Mal, wenn wir ein Gefühl der Zugehörigkeit, der Sicherheit und der Anerkennung erleben, haben wir einen seelischen Erfolg. Im Gehirn ist bei diesen Erlebnissen das Glückszentrum aktiv und flutet den Körper mit regenerierenden Hormonen. Dieses Fluten ist es auch, das uns Freude und gute Stimmung verschafft und unsere Gesundheit erhält. Bei Anerkennung spricht die Dopamin-Achse und bei Sicherheit, das heißt bei dem Gefühl „Alles wird gut", die Opioid-Achse an. Ist eine dieser Achsen aktiviert, so wird auch die andere tätig. Das bedeutet, man kann Menschen über Anerkennung seelischen Erfolg vermitteln und damit Sicherheit geben oder mit Sicherheit einen seelischen Erfolg erlebbar machen und damit die Anerkennung stärken. Erlebt der Mensch dazu auch noch, dass er sympathisch ist oder geliebt wird, ist der seelische Erfolg am größten. In diesem Fall sind alle Glückshormone ausgeschüttet und erbrachte Leistungen sind wesentlich besser.

Der deutsche Psychotherapeut und Psychiater Joachim Bauer zeigte auf, dass das Glückszentrum auch als Belohnungszentrum verstanden werden kann, da es während des Erlebens von Anerkennung, Sicherheit und Zugehörigkeit unseren Körper mit Hormonen flutet. Diese Erlebnisse bedeuten für Menschen, aber auch Säugetiere Erfolg. Erfolgreich sind wir dann, wenn wir es schaffen, gesellschaftlich integriert zu sein, Freunde zu haben sowie Anerkennung und Sicherheit aus dieser Zugehörigkeit zu schöpfen. Erfolg stimmt uns fröhlich und zuversichtlich.

Noch mehr muss unser Glückszentrum jedoch als Motivationszentrum verstanden werden. Es zeigte sich nämlich, dass bereits die Aussicht auf Zugehörigkeit, Anerkennung und Sicherheit das Glückszentrum aktivierte, und zwar stärker als beim

Erfolgserleben selbst. Interessanterweise werden bei der bloßen Aussicht auf Erfolg mehr Glückshormone als zum Zeitpunkt der Belohnung, an welchem wir den Erfolg erst tatsächlich für uns verbuchen können, ausgeschüttet. Die viel zitierte Lebensweisheit „Vorfreude ist die schönste Freude“ spiegelt diese Gefühlswelten wider. Unsere Freude und Glücksempfindungen haben offensichtlich die Aufgabe, uns zu motivieren und tätig zu halten. Die Natur erachtete es scheinbar als wesentlich, dass wir selbst unser Leben erhalten, und schenkte uns in diesem Sinne Sex und Essen, denn beides müssen wir immer wieder tun und für beides müssen wir permanent tätig sein.

Stress motiviert nicht!

Wir wissen heute auch, dass es ohne Glücksgefühle keine Motivation gibt. Furcht, Ekel, Trauer und Scham aktivieren nur die Rettung und Sicherung unseres Lebens. Fälschlicherweise werden sie aber oft statt Motivation eingesetzt, weil auch sie zu einem Ergebnis führen – und auch noch rascher. Denn unsere Stresspunkte reagieren wesentlich schneller als unser Glückszentrum. Fährt ein Auto auf uns zu, springen wir weg, ohne zu überlegen. Die rasche Aktivierung durch Furcht ist ein Notprogramm der Natur und nur für kurze Zeit geeignet. Der Missbrauch des Notprogramms erscheint aber so manchem Vorgesetzten, Elternteil oder Lehrkörper als probates Mittel für Motivation. Sich selbst und andere über Stress zu aktivieren, ist ein sehr grausames und kurzsichtiges Unterfangen und führt geradewegs in die Krankheit. Jahrzehntelang hat sich aus diesem Missbrauch sogar ein Erziehungsprinzip entwickelt, das Strafen und Angst als Motivation einsetzte – bekannt geworden als „schwarze Pädagogik“. Diese Erziehungslehre ist ein Auswuchs des Missverständnisses von Antrieb über Stress. Der daraus resultierende Antrieb über Strafen machte Generationen von Kindern unglücklich.

Ausläufer dieser Pädagogik findet man leider heute immer noch. Die betroffenen Kinder hören dann Sätze wie „Indianer weinen nicht“, „was Dich nicht umbringt, macht Dich härter“ und Ähnliches. Die Folge sind dann „stramme“ Talente, die glauben, dass Leiden in Ordnung ist. Setzt man, wie in der schwarzen Pädagogik, die Bedrohung der Anerkennung, der Zugehörigkeit und der Sicherheit als Reiz zur Motivationssteigerung ein, missbraucht man das Notprogramm der Natur. Die Stressfirma kann nur für kurze Zeit einen Dopaflash liefern. Dieser Mechanismus führt zur Depression und zur Schwächung des Immunsystems, fährt die Funktion der natürlichen Killerzellen als Tumorabwehrarmee bis zur Hälfte herunter, verzögert die Heilung bei Krankheiten und löst letztlich selbst Krankheit und Burnout aus.

Tatsächlich aber führt die Aussicht auf Anerkennung, Zugehörigkeit – Zärtlichkeit und Sympathie – sowie Sicherheit – „Es wird alles wieder gut!“ – zu Kooperation, Glück und Gesundheit. Kinder und Mitarbeitende befolgen Regeln und Normsätze gern, wenn sie dafür Anerkennung und Sicherheit erhalten. Motivation über das Glückszentrum ermöglicht es dem Menschen auch bei Problemlösungen und sonstigen Tätigkeiten, das gesamte Gehirn zu nutzen.

In diesem Zusammenhang soll auch die weiter verbreitete Meinung, es gäbe positiven Stress und negativen Stress, nicht unerwähnt bleiben. Es gibt nur Stress oder Glück, und Stress ist außer in Notsituationen immer schädlich. Und macht krank! Stress hat seinen Einzug in das Bewusstsein unserer Kultur schnell gefunden und wurde zu einem Schlagwort. Seinen Ursprung hat das Wort Stress im Lateinischen. „Strictus“ heißt „angezogen“, „stramm“ oder „gespannt“. Der ungarisch-kanadische Mediziner Dr. Hans Selye hat den Ausdruck Stress in unseren Sprachgebrauch gebracht. Er gilt als einer der Pioniere der Stressforschung. Heute ist weit verbreitet, dass Eustress diejenigen Stressoren seien, die den Organismus positiv beeinflussen. Eustress trete beispielsweise auf, wenn ein Mensch zu bestimmten Leistungen motiviert ist oder Glücksmomente empfindet.

Offensichtlich verwechselt man bei der Bezeichnung Eustress wie im Rahmen der schwarzen Pädagogik das Glückszentrum im Gehirn mit den Stressregionen und missbraucht dafür das Notprogramm.

Wie Stress oder Glück ausgelöst wird

Sehen wir uns aber nun das Gehirn weiter an und erkennen dabei, welche Wahrnehmungen zu Stress führen und welche Erlebnisse unser Glückssystem aktivieren.

Unser Emotionshirn verfügt über den Stressbereich und den Glücksbereich. Die vier Stressreize sind Trauer, Furcht, Ekel und Scham. Und die vier Glücksreize sind Sex und Essen, Anerkennung, Zugehörigkeit und Sicherheit. Wir wissen, die Bühne unserer Emotionen ist der Körper. Bei jeder Emotion sehen wir anders aus. Ein weinendes Gesicht ist anders als ein erschrockenes Gesicht. Aggression sieht anders aus als Ekel und die Schamesröte zeigt die Verlegenheit. Man sieht die Freude in den Augen, wenn jemand gesehen wird, den zufriedenen Blick, wenn jemand glücklich ist, die hellwache Freude, wenn ein Kind eine sehr gute Schulnote erhalten hat, oder die Ruhe im Gesicht, wenn jemand Sicherheit erlebt. Seelische Erfolge können wir nur dann erleben, wenn Glückshormone den Körper fluten.

> Stress rettet bei Gefahr das Leben und Glück motiviert zur Erhaltung des Lebens.

Stressreaktion 1: Die Trauerreaktion

Das Weinen und Schluchzen im Falle des Verlusts einer geliebten Person oder eines geliebten Tieres oder wenn das Kind für längere

Zeit in die Ferne zieht, dient als Signal für diese Person, dass sie verloren gegangen ist. Wir brauchen einander, um physisch zu überleben.

Auch wir Menschen haben gelernt, dass unser Überleben davon abhängt, dass wir zu einer Gruppe gehören. Es ist daher natürlich, dass wir unsere Bezugspersonen emotional, wenn man so will, archaisch brauchen. Das Weinen und Schluchzen finden wir auch beim Piepsen und Jammern von Tieren, wenn sie ihre Horde verloren haben. Sie geben „Laut", damit ihre Bezugspersonen beziehungsweise -tiere sie wiederfinden. Dauert dies zu lange und diese kommen nicht wieder zurück, ziehen sich die verloren gegangenen Tiere still in ein Versteck zurück, damit der Feind sie nicht entdeckt.

Auch bei Menschen können wir im klinischen Bereich beobachten, dass bei ungünstig verlaufenden Trauerreaktionen ein depressiver Rückzug stattfindet. Sie sind dann nicht mehr dazu zu bewegen, ihre „Höhle" zu verlassen. Wir konnten das auch schon bei der Besprechung der Symptome des Burnout-Syndroms beobachten. Gelingt es nicht, die Erschöpfungsdepression zu nutzen und sich auszuruhen, kommt es in der nächsten Phase des Burnout zur Abwertung anderer und der eigenen Person. Zynismus und die permanente Beobachterrolle sind die Folge. Soziale Kontakte werden massiv reduziert und Lebendigkeit und Fröhlichkeit als zu „laut" erlebt. Kippt man weiter ins Burnout, sind die Betroffenen ständig müde und beim leisesten Hauch von Stressaktivierung ziehen sie sich in ihr Schneckenhaus zurück und reagieren anderen Menschen gegenüber oft aggressiv. Normalerweise erzeugen diese Zustände einen solchen Leidensdruck, dass die Person sich doch rauswagt und Hilfe sucht. Häufig bieten die wenigen Sozialkontakte oder das Internet den Betroffenen die Möglichkeit, „Pseudozugehörigkeiten" zu pflegen, welche den größten Leidensdruck ausgleichen und die Menschen so in ihrem depressiven Rückzug halten. Diese Menschen verkümmern mit der Zeit auf physischer Ebene, weil die gesamte sphärische Wahrnehmung der Zugehörigkeit fehlt.

Stressreaktion 2: Die Furchtreaktion

Eine weitere Stressreaktion in unserem Gehirn zeigt sich bei Furchtreizen. Der Furchtbereich hält die Reaktionen des Angriffs und der Aggression, der Flucht oder des Erstarrens für uns (und alle Säugetiere) bereit. Angst aktiviert eine dieser Reaktionen.

Aggression: Wir schalten um auf Jagd. Dieser Angriffsmechanismus wird veranlasst durch Reize, die innere Bilder der Bedrohung auslösen. Solche Reize sind Hunger, Kälte, Hitze, Tiefe, Gefahren, die unsere Bezugspersonen oder hilflose und weniger Mächtige bedrohen.

Flucht: Fluchtreaktionen werden zum Beispiel durch auf uns zu fallende Gegenstände, angreifende und giftige Tiere, aggressive Menschen, auf uns zu rasende Fahrzeuge, Natur- und Umweltkatastrophen ausgelöst.

Erstarren: Das Erstarren dient als Signal für Angreifer, die einen bereits erfasst haben oder denen man nicht mehr entkommen kann. Das angreifende Gegenüber soll denken, man sei schon tot. Erstarrung soll den Eindruck entstehen lassen, dass die Jagd nicht mehr notwendig ist, damit der Gegner von einem ablässt. Wir kennen diese natürlichen Erstarrungsreaktionen bei Überfällen, Vergewaltigungen, sexuellem Missbrauch bei Kindern. Überall dort, wo man schreien möchte, aber keinen Ton herausbringt. Solche Reize können auch der Anblick verendeter Tiere und toter Menschen durch Unfälle, Umweltkatastrophen und Kriege sein. Angst lässt durch unser Stammhirn chemisch eine Situation entstehen, die es uns unmöglich macht, unseren Körper zu spüren oder zu bewegen. Dieser Prozess wird durch den Dopaflash ausgelöst. So können wir den Körper im Verstand nicht spüren, was die Erstarrung ermöglicht.

Stressreaktion 3: Die Ekelreaktion

Ekelreaktionen haben wir, um Gifte erkennen und wieder loswerden zu können. Wenn sich ein giftiger Pilz in das Essen mischt, so erzeugt das Ekelzentrum im Stammhirn Reaktionen der Übelkeit und des Erbrechens, um sich von dem Gift zu befreien. Auch der Geruch eines Brandes erzeugt Husten und Übelkeit, um das Rauchgas wieder loszuwerden. Ekel erregt auch Fäkalgeruch und Verwestes, um uns vor Vergiftungen zu schützen.

Stressreaktion 4: Die Schamreaktion

Schamreaktionen haben wir, um Inzuchtnachkommen zu vermeiden. Kinder bauen in etwa zwischen dem 8. und 10. Lebensjahr eine Inzuchtschranke auf. Sie wollen in diesem Alter allein im Badezimmer sein und finden es besonders unangenehm, wenn Eltern sich nackt in der Wohnung bewegen. Sie erleben es als widerwärtig, wenn sie den Sexualakt der Eltern beobachten und desexualisieren ihre Eltern. Kinder und Jugendliche in der frühen Adoleszenz können sich nicht vorstellen, dass ihre Eltern Sex miteinander leben. Die Sexualität der Kinder hat bei Eltern nichts verloren und die Sexualität der Eltern hat umgekehrt keinen Platz bei Kindern. Diese Schranke findet sich in der Aktivierung des Stressbereichs der Schamregion wieder und soll Inzuchtfortpflanzungen evolutionär vermeiden. Schamreaktionen haben sich im Lauf der Menschheitsentwicklung auf alle Bereiche ausgedehnt, von denen wir nicht wollen, dass sie außen sichtbar werden.

Glücksreaktionen

Die Natur hat Glücksreaktionen als Motivation für die Lebenserhaltung bereitgestellt. Auch als Belohnungszentrum bekannt, reagiert es auf Reize wie Sex und Essen, die Vorfreude auf Zugehörigkeit zu einer Gemeinschaft, Vorfreude auf Anerkennung und die Vorfreude auf Sicherheit.

Wissenschaftliche Untersuchungen zeigen, dass Sexualität der stärkste Reiz ist. William Somerset Maugham, englischer Dramatiker, sieht das so: „Die Liebe ist nur ein schmutziger Trick der Natur, um das Fortbestehen der Menschheit zu garantieren", und er trifft damit den Punkt. Weiters braucht der Mensch Vorbilder, die uns das Leben gleichsam vorleben und uns die Vorfreude zeigen. Mit Reizen wie Sex, Essen und Vorbildern motiviert uns die Natur.

Die Kraft aus der menschlichen Urgeschichte

Archaische Reize, Elemente und seelische Erfolge

Archaische Elemente und Symbole sind ursprüngliche Elemente aus der Urgeschichte der Menschheit, auf die unser Gehirn mit Glückshormonen reagiert. Wir wissen schon, dass alle Erfahrungen, die wir jemals gemacht haben, in unserem Gedächtnis gespeichert sind. Auch alle Körperzellen speichern ihre Erlebnisse in unserem Gehirn. Diese inneren Erlebniswelten haben eine Art Kommandofunktion für unser Glück oder unseren Stress.

Archaische Reize erreichen also unsere Sinne. Und können innere Bilder, die uns nicht guttun, ändern.

Mit dem Psychodynamischen Modelltraining habe ich Modelle entwickelt, die unsere wesentlichen vier Quellen seelischen Erfolges – Aufmerksamkeit, Zufriedenheit, Sinnhaftigkeit und Bedeutung – zum Sprudeln bringen. Ich mache das mit archaischen Symbolen und Elementen.

Es ist heute wissenschaftlich evident: Fortpflanzung ist der stärkste Reiz, Nahrung der zweitwichtigste Bereich, gefolgt von Zugehörigkeit und Anerkennung, wobei Letztere ein Gefühl von Sicherheit erzeugt.

Sigmund Freud war einer der Ersten, der erkannt hat, dass unser Denken, Fühlen und Handeln unbewusst gesteuert wird. Für ihn war die Sexualität am deutlichsten zu beobachten. Wohl weil sie der stärkste Reiz ist. Und wir am deutlichsten darauf reagieren. Hätte Freud etwas mehr Zeit gehabt, um genauer zu forschen, wären ihm wahrscheinlich auch die Reaktionen auf archaische Reize aufgefallen, die wir im Lauf unserer Evolution in der Aktivierung oder Hemmung unserer Gen-Aktivitäten gespeichert haben. Historisch gesehen war C. G. Jung derjenige, der sich damit beschäftigte. Er beschrieb archaische Elemente, die im kollektiven Unbewussten wirken.

Und diese können, wie oben schon erwähnt, Stress oder Glück erzeugen. Wobei uns vor allem die Glücklich-Macher interessieren.

Archaische Glücklich-Macher

Archaische Reize, die unser Glückssystem aktivieren, sind etwa der Geruch von frisch geschnittenem Gras, weicher feuchter Waldboden, frisch erblühte Wiesenblumen im Frühling, die Farben des Regenbogens, der Sonnenauf- und -untergang, sanfte Bewegungen wie das Schaukeln in der Hängematte und in einem Boot, das in einer Bucht liegt. Ebenso das Spüren des warmen oder kühlen Wassers beim Schwimmen, heimelige Räume mit einem überschaubaren Eingang (damit der Feind nicht zufällig in die Höhle stolpern kann) und alles, was glitzert und glänzt, wie Gold und Edelsteine.

Alle diese angenehmen Bilder sind in unserem Gehirn gespeichert und steuern unser Leben. Es sind im Lauf der Zeit erlernte Bilder, die sich für unsere Fortpflanzung und Ernährung und damit für den Erhalt unseres Lebens als sinnvoll erwiesen haben.

Nach Sigmund Freud und C. G. Jung kam der Psychotherapeut Alfred Adler, der soziale Reize als glücklich machende und lohnende Ziele erkannte. Er beschrieb, dass neben Sex und Essen auch noch die Vorfreude auf Zugehörigkeit zu anderen, Anerkennung durch andere und Sicherheit durch andere uns motivieren. Alle sozialen Motivationen sind von Gemeinschaft und Mitmenschen abhängig und machen biochemisch glücklich.

Durch moderne Messmethoden ist es möglich, die chemischen Veränderungen im Körper nachzuweisen, wenn wir bestimmte Gefühle erleben. Erleben wir Stress durch Trauer-, Furcht-, Ekel- oder Schamreaktionen, sind verschiedene Stoffe im Harn und Blut nachweisbar. Erleben wir Glück durch Sex, Essen, Sympathie, Anerkennung und Sicherheit, entstehen andere chemische Stoffe, die auch im Harn und Blut erkennbar sind.

Man konnte auch zeigen, dass jene Stoffe, die lang anhaltende Stressreaktionen begleiten, krank machen, und jene Stoffe, die die Aktivierung des Glückszentrums begleiten, Gesundheit und Heilung fördern. Es ist daher logisch und wichtig, archaische Elemente neben psychodynamischen Erlebniswelten als Reize zu verwenden, um den Körper durch die Vorfreude mit Glückshormonen zu fluten.

Archaische Erinnerungen

So wie es archaische Elemente gibt, die uns glücklich machen, etwa das Spüren von taubenetztem Gras unter unseren nackten Füßen, gibt es auch archaische Erinnerungen, die in uns gewisse positive Gefühle oder die vier seelischen Erfolge hervorrufen können.

Aufmerksamkeit erleben wir, wenn wir ein „verstehendes Echo“ im anderen erleben. Wenn also das Affenbaby bei seiner Mutter die Angst vor der Schlange sieht, kann es Gefühle spiegeln. Ebenso das Menschenkind, wenn es beobachtet, wie seine Mutter instinktiv vor einer Gefahrenquelle zurückweicht. Früher in unserer Geschichte etwa vor einem Bären, heute vor einem geifernd knurrenden Hund im Park.

Das Gefühl von Zufriedenheit erleben wir durch gemeinsames Essen, knisterndes Feuer, weichen Boden und warme Decken. Zufriedenheit wird ebenfalls durch bestimmte Pflanzen oder Tiere ausgelöst, wie zum Beispiel eine Kuh, die wir von jeher als hilfreich erlebt haben. Auch Farben – nämlich vor allem Rot, Orange und Brauntöne – werden mit Zufriedenheit assoziiert.

Sinnhaftigkeit entsteht durch ein Gefühl der Ordnung. Aus unserer Geschichte wissen wir, dass es hilfreich ist, sich zurechtzufinden. Etwa bei Gefahr, auch im Finstern der Höhle eine Waffe zur Verteidigung zu finden.

Den Erfolg der Bedeutung erfahren wir, wenn unsere Existenz im Leben von anderen etwas verändert. Früher sorgte das dafür, dass wir von unserer Horde nicht vergessen wurden. Egal, ob es um unser Essen oder um die Flucht vor einem gemeinsamen Feind ging.

Chemische Zustände archaischer Erlebnisse

Unser Gehirn reagiert seit jeher auf beziehungsreichen Sex und gemeinsames Essen mit der Aktivierung von Glückshormonen. Sex und Essen sind Vitalbedürfnisse und lösen bei seelisch gesunden Menschen Glücksempfindungen aus. Aufmerksamkeit und Kooperation, Sympathie, Vertrauen, Zärtlichkeit und Zugehörigkeit aktivieren Oxytocin und fluten so unseren Körper mit Glückshormonen.

Auch Erlebnisse von Anerkennung und Bedeutung waren schon immer wichtig – sie aktivieren die Dopamin-Achse und fluten uns auf diesem Weg mit Glückshormonen.

Sicherheit – unverzichtbar seit Beginn der Menschheit – macht zufrieden und umfasst die dritte Ebene unseres Glückszentrums. Zufriedenheit aktiviert die Opioid-Achse. Mit körpereigenen Opioiden fühlen wir uns wohl und zufrieden.

Zufriedenheit gibt uns auf der Beziehungsebene und auf der Anerkennungsebene Sicherheit. Nur wenn wir ein gewisses Maß an Sicherheit errungen haben, können wir mit den verschiedenen seelischen Fähigkeiten in uns spielen und ein feines buntes Leben gestalten.

Mit den Möglichkeiten, das Gehirn in seinen Aktivitäten zu beobachten, kann man sehen, was uns wirklich glücklich macht und seelische Erfolge auch definieren. Wir können im Gehirn beobachten, welche Vorfreuden uns in Aufregung und in Bewegung setzen, und damit erkennen, was wir tatsächlich wollen und brauchen, um gesund und glücklich zu bleiben. Es sind archaische Bedürfnisse, die seelische Erfolge erleben lassen.

Aktivierung der archaischen Reize

Wir brauchen Vorbilder, um zu überleben. Alles, was wir können, müssen wir zuerst einmal bei irgendjemandem gesehen haben. Kinder lernen von älteren Kindern oder von Erwachsenen. Sie müssen die Dinge zuerst sehen und erleben und können erst danach über die erlernten Fähigkeiten verfügen. Sie sehen zum Beispiel das Gehen bei Erwachsenen und richten sich mit der Zeit auf, um selbst die ersten Schritte zu machen. Ohne Vorbild geht das nicht. Man hat ein 14-jähriges Mädchen gefunden, das bei Hunden aufgewachsen ist. Es lebte in einem Zwinger und wurde gemeinsam mit den Hunden regelmäßig gefüttert. Sein einziger Kontakt zu Menschen war, dass es sie reden hörte und immer wieder sah, wenn sie Futter über den Holzzaun warfen oder für kurze Zeit den Zwinger betraten. Als man das Mädchen fand, freute es sich wie ein Hund, dass ein Mensch hereinkam. Die Freude lernte es bei den Hunden, wenn diese Futter erhielten. Es hatte sich in seiner Körpersprache und seinem Verhalten wie ein Hund sozialisiert.

Auch archaische Reize müssen durch Vorbilder aktiviert werden. Oft genügt sogar eine einmalige Aktivierung und sie sind lebenslang wirksam. Wir alle haben zum Beispiel ein Schlangen-

Furcht-Programm in uns verankert. Sehen wir eine Schlange, eine Spinne oder einen Skorpion, so wird unser Furchtzentrum aktiviert. Wir erstarren oder springen weg. Dieses Programm ist auch wirksam, wenn ein Auto auf uns zu rast. Wir springen weg und retten damit unser Leben. Das passiert an unserem Verstand vorbei, das heißt, die Reaktion ist uns nicht bewusst, sondern wird von Hormonen in unserem Emotionshirn in Zusammenarbeit mit unserem Stammhirn ganz von selbst geregelt. Das Schlangen-Furcht-Programm ist genetisch in uns vorbereitet, die Gen-Aktivität muss aber nach Geburt gelernt werden. Man konnte dies bei Rhesusaffen zeigen: Das junge Äffchen musste die Furcht vor der Schlange einmal bei der Mutter gesehen haben, erst dann war die Gen-Aktivierung der Schlangen-Furcht-Reaktion programmiert. Konnte das kleine Äffchen die Furcht vor der Schlange bei der Mutter nicht beobachten, wurde es zum hilflosen Opfer der Schlange. Interessanterweise reicht die einmalige Beobachtung aus.

Andere Programme, zum Beispiel unsere Sprache, müssen lange gelernt werden, damit sie funktionieren. Es hat sich auch gezeigt, dass all das, was wir in den ersten sechs Jahren lernen, in einem anderen Teil des Gehirns gespeichert wird als die Dinge, die später erlernt werden. Dieser Fakt lässt sich auch materiell im Gehirn nachweisen. Es leuchten andere Bereiche in unserem Gehirn auf, wenn Inhalte abgerufen wurden, die im frühen Kindesalter gelernt wurden als Inhalte, die später erlernt wurden.

Wir wissen jetzt also, dass wir uns die Sprache und unser Verhalten nur dann aneignen, wenn wir Gelegenheit hatten, es bei anderen zu beobachten. Jede Handlung, die wir machen, hat das Gehirn vorher fertig bereitgestellt. Wenn wir etwa mit dem Rad fahren, so weiß das Gehirn, bevor wir lostreten, welche Bewegungen folgen werden. Es hat das Radfahren sozusagen fertig in sich abgespeichert.

Psychotherapeut Joachim Bauer beschreibt die Gen-Aktivität recht anschaulich mit folgendem Bild: Gene sind wie die Klaviertasten eines Konzertflügels. Im Frühjahr 2000 hat man die Erforschung der Gene abgeschlossen. Man weiß heute ziemlich genau, welche Gen-Klaviertasten es gibt. Welche Tasten aber gedrückt werden und welche nicht, welche sogar unterdrückt werden, das hängt vom Pianisten selbst ab. Bei der geringen Anzahl von Klaviertasten ist die Musik unterschiedlicher Pianisten vom gleichen Komponisten oft unvergleichlich. So muss man sich auch die Melodie des Lebens vorstellen. Es gibt eine große Zahl von Genen, manche sind durch die Evolution als Kombinationen vorbereitet, wie das Schlangen-Furcht-Programm, sie müssen aber immer erst aktiviert werden. Manche nur einmal, andere über Jahre hinweg, wie zum Beispiel die Sprache.

Jedes Verhalten ist genetisch gesteuert, welche Gene aber aktiviert und welche gehemmt werden, lernt man erst im Lauf des Lebens.

Ich fasse wieder zusammen:

Die fünf Grundemotionen Trauer, Ekel, Furcht, Scham und Glück wurden evolutionär erst mit der Ausgestaltung des Emotionshirns möglich.

Wir wissen nun, dass Stress unser Leben bei Gefahr retten und Glück uns zu überlebenswichtigem Handeln motivieren soll.

Für die Lebewesen ist es von existenzieller Bedeutung, diese unterschiedlichen Reaktionen bei älteren Vorfahren sehen zu können, um sie auch wirklich in ihrem Gehirn in Gang setzen zu können.

Modelle sind existenziell wichtig, um unterschiedliche Gefahrensituationen und glückbringende, lebenserhaltende Funktionen an Nachkommen und Hordenmitglieder weitergeben zu können. Die einzelnen Emotionen drücken sich über Mimik und Körperhaltung aus. Trauer, Furcht, Ekel, Scham und Glück sind bei Menschen und Säugetieren am Körper und im Gesicht sichtbar.

Um diese Reaktionen hervorbringen zu können, brauchen wir das Stammhirn, das alle Botenstoffe für uns bereithält. Das Rückenmark sorgt für die Wege, damit unsere Boten die Nachrichten auch an ihre Zielorte bringen können.

Das Rückenmark

Das menschliche Gehirn hat sich aus dem Rückenmark heraus entwickelt. Das Rückenmark findet sich bereits als Steigleitersystem bei Ringelwürmern, Bärtierchen, Stumm- und Gliederfüßern. Dieses Steigleitersystem kann für die Gliedertierchen schon sehr viele Dinge leisten. Bei Würmern lässt sich zum Beispiel beobachten, dass sie allein fressen und sich als Zwitter fortpflanzen, wenn es ihnen gut geht. Versprüht man aber einen schlechten Geruch, so erlebt ihr Nervensystem, das Steigleitersystem, diesen als „Gift" und damit als „Gefahr". Die Würmer haben erkannt, dass es in der Gruppe leichter ist zu überleben und machen etwas sehr Kluges. Sie finden sich nun in einer Gruppe zusammen, fressen gemeinsam und pflanzen sich mit Partnern fort. Die Natur weiß, dass eventuell der andere nicht vergiftet ist und somit die Nachkommen mit einem Partner höhere Überlebenschancen haben.

Unser Rückenmark hat sich evolutionär aus diesem Steigleitersystem entwickelt und regelt viele Reaktionen für uns. Ich hatte das Vergnügen, mit einem türkischstämmigen Vater in meiner kindertherapeutischen Ambulanz arbeiten zu dürfen. Er ist ein humanistisch großartig gebildeter Mensch mit einer vielschichtigen Art der Reflexion. Er konnte sich selbst in der Beobachterebene mit der Leichtigkeit eines Jongleurs beschreiben. Wenn wir aber an tief verwurzelte Werthaltungen stießen und ich ihn zur Reflexion derartiger Selbstverständlichkeiten bewegen wollte, antwortete er: „Nein, diese Klarheit sitzt tiefer, die habe ich nicht durch meine Eltern gelernt und nicht im Lauf meiner Sozialisation erarbeitet. Diese Klarheit befindet sich bereits im

Rückenmark.“ Ich finde diese Beschreibung sehr schön und treffend, wenn man sehr tief liegende Prozesse beschreiben will.

Das Stammhirn

Um die einfachen Lernprozesse, zu denen bereits das Steigleiternervensystem fähig ist, zu verfeinern, hat die Natur den Lappen des Stammhirns angehängt. Mit diesem können schon kompliziertere Lebewesen wie Reptilien entstehen. Reptilien verfügen bereits über ein komplexeres Stoffwechselsystem und können auch schon flüchten, jagen und brüten. Bei Fischen und Reptilien sind in der Mimik und Körperhaltung differenziertere Emotionen aber noch nicht sichtbar.

Das Stammhirn regelt für uns Menschen alle biochemischen Körperfunktionen. Es kennt den Stand unserer Vitalstoffe sowie den Haushalt unserer Mineralstoffe, weiß, über wie viel Eiweiß und über welche Kohlehydrate wir zurzeit verfügen können. Außerdem regelt es unsere Körpertemperatur. Das Stammhirn steuert unsere Bewegung und durch die Aktivierung oder Hemmung verschiedener Gene auch unser Verhalten sowie die Ausschüttung von Hormonen und die Aktivierung der Neurotransmitter. Unser gesamtes elektrisches und chemisches Betriebssystem wird hier geregelt. Der Natur hat es jedoch nicht gereicht, dass wir Menschen allein über Flucht- und Gruppenreaktionen verfügen, sondern sie hat uns mit einem weiteren Lappen ausgestattet, dem limbischen System, das als Emotionshirn für uns tätig ist.

Die Macht der Gedanken

Gedanken bewirken Stress- oder Glücksreaktionen

Wir haben gesehen, dass Stressreaktionen unser Leben sichern und Glücksreaktionen uns belohnen. Was wir als Glück erleben – Sex, Essen, Zugehörigkeit, Anerkennung und Sicherheit –, dient wiederum dem Erhalt unserer Art. Wenn wir es einmal geschafft haben, mit unserem Verstand diese einfachen Zusammenhänge zu erkennen, ist es möglich, dafür zu sorgen, dass wir Glück erleben. Es ist wissenschaftlich gut belegt, dass Glück unsere Gesundheit erhält beziehungsweise die Heilung unterstützt, wenn wir krank sind. So hat man etwa zwei verschiedene Verhaltensweisen von Ärzten miteinander verglichen. Eine Gruppe von Ärzten hat sich im Kontakt mit den Patienten nur um die Behandlung gekümmert, kurze Anweisungen gegeben und ist wieder verschwunden. Die andere Gruppe von Ärzten hatte die Aufgabe, sich zu den Patienten zu setzen und zu fragen, wie es ihnen ginge. Die Ärzte mussten die Patienten trösten und ihnen versichern, dass sie bald gesund sein werden. Das Ergebnis: Die Patienten der zweiten Gruppe wurden wesentlich schneller gesund als jene der ersten Gruppe.

Eine weitere Geschichte zeigt, wie wichtig es für unseren Körper ist, was wir über ihn denken. Ein Medizinprofessor hat in seiner Vorlesung einer Gruppe von Studenten erzählt, dass man mit seinem Verstand quasi fast in das „Rückenmark“ sprechen kann. Die Studenten waren ungläubig, und so schritt der Professor zu einer krassen Maßnahme. Er forderte einen Freiwilligen auf, eine Darmspiegelung machen zu lassen und zeigte ihm und seinen Kollegen, wie sich der Verstand auf die Tätigkeiten des

Stammhirns auswirkt. Der Darm wird praktisch nur vom Stammhirn gesteuert und sein Kneten und Werken ist scheinbar schwer bewusst zu beeinflussen. Der Freiwillige fand sich und die Darmspiegelung wurde im Kreise der Mitstudierenden durchgeführt. Plötzlich zeigten sich dem Professor Metastasen. Er untersuchte den Darm des Studenten und alle andern konnten die Untersuchung am Bildschirm verfolgen. „Da ist alles voll mit Metastasen", sagte er entsetzt. „Sie müssen dringend zu einem Arzt und müssen behandelt werden. Sehen Sie da! Sehen Sie das, das sind Metastasen." Er suchte den Darm mit der Sonde ab und fand eine Metastase nach der anderen. „Sie haben Darmkrebs, Sie müssen zum Arzt!" Der Professor erzählte diese Geschichte mit dem Darmkrebs 20 Minuten lang und man konnte beobachten, wie sich die Durchblutung der Schleimhaut des Darms veränderte, und der Darm begann sich pathologisch zu kontrahieren. Nachdem er seine These bewiesen hatte, klärte der Professor seinen Studenten natürlich auf, dass er die Metastasen nur zwecks Anschauung „entdeckt" hatte und der junge Mann kerngesund sei.

Auch eine im „New England Journal of Medicine" veröffentlichte Studie zeigt, wie sich das, was wir über unseren Körper denken, auf die Heilung auswirkt. Es gibt eine typische Knieoperation, die durchgeführt wird, wenn Schmerzen bei der Bewegung auftreten. Die Schmerzen werden beim Stiegensteigen spürbar, immer dann, wenn man sich dreht, in der Hockestellung sowie beim Ein- und Aussteigen aus dem Auto. Bei diesen schmerzhaften Bewegungsbeeinträchtigungen wurden 250 Menschen klassisch operiert. Bei 250 Menschen führte man lediglich eine Scheinoperation durch. Man machte nur die Löcher einer Arthroskopie. Ein Jahr nach dem Eingriff zeigte sich kein Unterschied in der Heilung. Auch bei der Gruppe, die nicht operiert wurde, reichte allein der Glaube an die Operation, dass es zur gleichen Chance einer Heilung kam wie bei der Gruppe, die tatsächlich operiert worden war.

Gedankenhygiene

Aus dem Gesagten geht auch hervor, wie wichtig unser alltägliches Denken für unsere Gesundheit ist. Ich verdeutliche Ihnen das an einem Beispiel:

Machen meine Kinder eine Bergtour, habe ich die Wahl, dass ich mir gedanklich ausmale, was ihnen alles zustoßen könnte. Ich kann mir innere Qualen auferlegen und jede Wurzel als Möglichkeit sehen, dass sich ein Kind das Bein bricht. Ich kann sie abstürzen lassen und sie unter Lawinen begraben. Ich kann ihnen beim Weggehen all diese Gefahren aufzählen und sie mit Zeitungsberichten Verunglückter versorgen. Ich kann ihnen schreckliche Schuldgefühle mit auf den Weg geben und sie meine inneren Qualen und Ängste genau wissen lassen, damit sie keine Sekunde frei atmen können und ihnen bewusst ist, was sie mir antun, wenn sie eine Bergtour gehen.

Oder ich kann meine Kinder innerlich auf einer grünen Blumenwiese die Tour starten sehen, mir den herrlichen Duft vorstellen, der sie glücklich machen wird. Ich kann das Geschick meiner Kinder bewundern, das sie leichtfüßig über schroffe Felsen trägt, und mich über die Gesundheit freuen, die es ihnen ermöglicht, den bezaubernden Weitblick über das Land zu erleben. Ich bin begeistert, wie sie den einfallenden Nebel überwinden, vor Freude pulsierend zu Hause ankommen und von ihren Erlebnissen erzählen.

Ich habe also die Wahl. Wenn Sorgen mich zerfressen, dann ist es Zeit, meine inneren Bilder zu ordnen, die so viel Aggression gegen meine Kinder in sich tragen, dass ich sie bei jedem Schritt in die Freiheit verunglücken lassen muss.

Wir treiben so manchen Aufwand, um Menschen Maßnahmen beizubringen, die Krankheiten verhindern sollen. Gedankenhygiene gehört dringend in diese Präventionsprogramme.

Das Kommando hat der Erinnerungsspeicher

Es sind immer die inneren Erinnerungsspeicher, die Menschen entweder zerstörerisch werden lassen oder freudvoll und glücklich ihr eigenes Leben und das der anderen betrachten lassen. Innere Erinnerungslandkarten sind durch die persönliche Geschichte der Menschen recht unterschiedlich gestaltet. Es gibt Menschen, die in ihrer inneren Bilderwelt die Landschaft der Bilder zu beziehungsreichem Sex, gemeinsamem Essen, der Zugehörigkeit, der Anerkennung und der Sicherheit wie ein strahlendes Deckengemälde in sich tragen. Diese Menschen werden viel Glück verbreiten und voller Freude das Leben anderer erleben.

Es gibt aber auch andere innere Deckengemälde, die nicht von purer Lebensfreude bemalt wurden. Sexueller Missbrauch, Gewalt, Hunger, Erfolglosigkeit der Familie, Krieg, schwarze Pädagogik sind nur einige Beispiele, die manche Vorbilder grausam machen. Und bei der nachkommenden Generation viel kaputt machen können. Denken wir an Menschen, die nie Aufmerksamkeit bekommen haben, die nächtelang als Kinder allein waren oder zu ihren Verwandten gegeben wurden, weil die Arbeit der Eltern wichtiger war – wie sollen sie mit anderen mitfühlen können? Oder Menschen, die mit Strafen und Angst aufwachsen mussten. Wie sollen diese frei von Regeln miteinander kooperieren können?

Anderen Vorbildern ist es aber trotz eigener schlimmer Erfahrung doch gelungen, so viel Liebe in sich zu behalten, dass sie jungen Menschen Aufmerksamkeit geben können, sie bei der Entwicklung unterstützen und sich freuen, wenn das Kind etwas selbst probiert. Solchen Menschen kann es trotz düsterster Wolken gelingen, ihren Kindern Fundamente einer wunderschönen Erinnerungslandschaft zu bauen und sie zu ermutigen, selbst eine solche weiter zu gestalten.

Denn ich kann meinem Kind in jeder Situation seelische Erfolge ermöglichen. Ist genug zu essen da, ein Zuhause, das warm ist, und die soziale Einbindung möglich, so sind seelische Erfolge unabhängig von außen. Bezugspersonen von Heranwachsenden brauchen das Kind in seinen Bedürfnissen nur zu verstehen, seine Bedürfnisse zu stillen, ihm Kooperation zu zeigen und seine Bedeutung mit innerer Zustimmung gleichwertig wie die eigene zu sehen.

Gedankenhygiene kann glückliche innere Bilder sichtbar machen. Für die unbearbeiteten Teile Ihrer inneren Bilderlandschaft zeigen wir später tiefenpsychologische geführte Geschichten, die Ihnen helfen werden, Ihr inneres Deckengemälde neu zu gestalten und zu renovieren.

Reiz-Reaktionen und Persönlichkeiten

Wenn wir Reize bewusst einsetzen wollen, müssen wir beachten, dass Menschen denselben Reiz sehr verschieden erleben können. Die Birkenblüte im Frühling etwa aktiviert bei einem Frühlingsgenießer Glück und bei einem Allergiker Stress. Wir nehmen denselben Reiz völlig unterschiedlich wahr. Sehen wir uns den genauen Wahrnehmungsweg an, um dieses Phänomen verstehen zu können.

> Wenn wir erkennen, dass es verschiedene unbewusste Weichenstellungen in den Nachrichtensystemen (Hormone) gibt, können wir bewusst unsere Wahrnehmung positiv und damit gesundheitsfördernd verändern. Wir erkennen, wo wir bewusst eingreifen können, um gesund zu leben.

Wir können uns diese Wahrnehmungsaktivitäten im Gehirn als die Arbeit kleiner Boten, die wir Hormone und Neurotransmitter nennen, im Körper vorstellen. Betrachten wir die Birkenblüte durch die Augen von Menschen, die sich am Anblick erfreuen, und in den Augen von Allergikern.

So sieht die Innenwelt des Frühlingsgenießers beim Anblick der Birkenblüte aus:

Als Erstes wird die Region der Glücksboten aufgerufen. Diese fragt bei den inneren Bildern der Erfahrung nach, ob es richtig ist, die Glücksboten loszuschicken.

Die inneren Bilder des Genießers wissen, dass es warm wird und sich bald der Frühling entfaltet. Sie geben den Glücksboten das Okay zur Arbeit. Erst jetzt tummeln sich die Glücksboten in der Region der schönen und angenehmen Bilder. Sie erzeugen damit angenehme Gedanken und schöne Gefühle im Verstand des Frühlingsgenießers. Er wird mit Freude die Blüte bewundern und sich vielleicht ein paar Zweige für seine Vase mitnehmen.

Betreten wir hingegen die Innenwelt des Allergikers, so sehen wir, dass die Birkenblüte die elektrische und chemische Reaktion der Stressregion Furcht ausgelöst hat. Die Region der Stressboten ist damit aufgerufen.

Diese Stressregion fragt jetzt in der inneren Bilderwelt des Allergikers nach, ob der Körperzustand richtig ist. Die inneren Bilder des Allergikers wissen, dass die Birkenblüte schon einmal allergische Reaktionen in ihm ausgelöst hat. Die Person litt unter Atemnot, der ganze Körper war übersät mit roten Flecken. Die inneren Bilder geben deshalb das Okay zur Arbeit der Stressboten.

Jetzt tummeln sich die Stressboten in der Region der Furcht- und Stressbilder. Sie erzeugen damit unangenehme Gedanken und Angstgefühle im Verstand des Allergikers, der mit tränenden Augen dem Frühling begegnet.

Verzerrte Bilder

Auch unbewusste Bilder steuern unsere Gefühle und Gedanken. Oft geht es uns zum Beispiel schlecht und wir wissen nicht warum. Wir haben schon darauf hingewiesen, dass wir im Lauf unseres

Lebens permanent Reizen ausgesetzt sind, die innere Bilder in uns aktivieren, die uns nie bewusst werden und ständig unser Trauer-, Furcht-, Ekel-, Scham- oder Glückszentrum aktivieren. Wird also nun eines der Stresszentren aktiviert, reagieren wir etwa mit Trauer oder Angst. Wie im Fall von Regina, die als kleines Mädchen bei einem Italienurlaub mit ihren Eltern zufällig am Strand war, als ein Mann dort an einem Herzschlag gestorben ist. Als Erwachsene nun erlebt Regina jedes Mal, wenn sie am Meer ist oder auch nur Meeresrauschen hört, beklemmende Angst – und weiß nicht warum. So wurde also ein eigentlich glückliches Erlebnis (der Urlaub am Meer) mit einem schrecklichen Ereignis (dem Herztod) verknüpft, sodass dieses Schöne jetzt ebenfalls schrecklich erscheint – und zwar aufgrund der unbewussten Bilder.

Umgekehrt kann etwas, das eigentlich nicht positiv ist, wie krank machende Nahrung, als schön erlebt werden und somit gut schmecken, weil sie an ein glückliches Erlebnis geknüpft ist. Das zeigt etwa das Beispiel von Rosa.

Rosa isst extrem bewusst, vor allem Bio und lieber Fisch als Fleisch. Wurst isst sie niemals, ausgenommen Mortadella. Rosa hat seit vielen Jahren kroatische Freunde, die in der Lebensmittelindustrie tätig sind. In diesem Sommer hatten sie ihre Mortadella verfeinert und brachten eine Kostprobe mit. Es war ein riesiges Stück, ungefähr 40 Zentimeter lang, und Rosa verputzte es innerhalb einer Woche. Aber war es wirklich nur der leckere Geschmack, der Rosa zu so einem extremen Wurstkonsum verführte, oder war da noch etwas anderes, das zum Schwingen kam? Als ihr Mann meinte: „Die Mortadella muss in Dir schon einiges auslösen, dass Du sie so gerne isst!“, fielen Rosa Bilder aus ihrem frühen Erwachsenenalter ein. Sie war damals sehr hübsch, und im Sommer fuhr sie oft gemeinsam mit Freunden nach Italien, um einzukaufen. Es war eine sehr glückliche Zeit in ihrem Leben, völlig unbeschwert und leicht. Ihre Einkaufstouren wurden immer mit dem Einkauf der italienischen Mortadella abgeschlossen, die sie nach Hause mitbrachte. Die war genau so groß wie die drei

Jahrzehnte später produzierte Mortadella ihrer kroatischen Freunde. Die italienische Mortadella von damals schmeckte nicht annähernd so gut wie die ihrer Freunde – es gibt ja heute schon ganz andere Aromastoffe –, aber die Wurst aktivierte unbewusst die glücklichen Bilder ihrer Jugend und rief aus diesem Grund ihr Entzücken hervor. Ohne die Bemerkung ihres Mannes wäre sie wahrscheinlich nie auf den wahren Grund ihrer Freude gekommen und hätte geglaubt, dass ihr plötzlich so etwas künstlich Zusammengebrautes wie eine Wurst schmeckt.

Oder betrachten wir die wichtigste Schmiede unseres Glücksgefühles – die Sexualität –, so wird sichtbar, wie religiöse Gedankengebilde unser Wohlbefinden zerstören. Sexualität, unsere schönste Sinnesempfindung, ist je nach Religion dämonisiert, verteufelt, beschmutzt oder verherrlicht und angebetet worden. Heute ist in großen Teilen der menschlichen Bevölkerung Sexualität in ihrer Sinnlichkeit in den Abgrund gerückt oder durch Verherrlichung deformiert worden. In jedem Fall haben diese Bewertungen unbewusste innere Meinungen in uns über unsere eigene Sexualität erzeugt und beeinflussen damit unser Glück.

Wir können an solchen Beispielen sehen, wie innere Bilder unser Verhalten und Leben steuern. Dieses durch individuelle Erfahrungen gesteuerte Verhalten bewirkt wiederum erneut Reaktionen unserer Umwelt auf uns und verstärkt die verzerrten Bilder.

Bezugspersonen können ein verzerrtes Bild erzeugen

Stellen Sie sich vor, Sie wären während eines Krieges ein Kind gewesen und hätten neben einem Garten, in dem Minen vergraben wurden, gewohnt. Ihre Eltern hatten Todesangst, den Garten zu betreten und brachten Ihnen diese Angst unbewusst bei.

Ein paar Wochen später sicherte das Militär den Garten und alle Minen wurden entfernt. Ihre Eltern gingen zuerst allein in den Garten und später durften auch Sie ihn wieder als Spielplatz verwenden.

Wichtig war nun vor allem, dass Sie öfter wieder im Garten spielen und die Sicherheit Ihrer Eltern erleben konnten, damit sich die Angst in Ihrer inneren Bilderwelt wieder in Sicherheit verwandeln konnte. Sie selbst waren als Kind zu klein und konnten die Todesängste Ihrer Eltern nicht verstehen (was weiß ein Kind von einer Mine?). Deshalb mussten Sie als Kind auch wieder die Sicherheit bei Ihren Eltern erleben können, um sich wieder gut zu fühlen. Bald hatten Sie die Minen im Garten vergessen. Das Thema war für Sie erledigt, weil Sie den Garten auch wieder als sicher erleben konnten.

Stellen Sie sich vor, Ihr gleichaltriges Nachbarsmädchen zog, während die Minen noch vergraben waren, in eine andere Stadt. Das Mädchen hatte die Angst vor dem Minengarten am entfernten Ort bald vergessen, aber immer wieder plagten es leichte Ängste in kleinen Gärten. 30 Jahre später kam es zu Besuch in ihre alte Heimat. Plötzlich erlebte es Panikattacken beim Überqueren des Gartens und hatte keine Ahnung warum. Auch Sie erinnerten sich nicht mehr an die Minen und wunderten sich über das seltsame Verhalten der Besucherin.

Im Gegensatz zu Ihnen hatte Ihre frühere Nachbarin nicht die Möglichkeit gehabt, nach der Sicherung des Gartens wieder das unbeschwerte Spielen zu erfahren. Die Angst blieb damit unvermindert in ihrer inneren Bilderwelt erhalten und drang durch, wenn sie sich dem Garten oder ähnlichen Gärten näherte. Bewusst hat sie die Minen längst vergessen, und alle anderen in dem Ort auch.

Innere Bilder verändern sich nur durch neue Erfahrungen, und neue Erfahrungen werden durch innere Bilder gefärbt. Die innere Erinnerungslandschaft in uns ist nicht wie ein Fotoalbum, wo man ein Bild neben dem anderen hineinkleben kann und sie nebeneinander betrachtet, sondern interaktiv.

Im Fall von Lena zeigen wir nun, wie sehr das Verhalten einer Bezugsperson die inneren Bilder so stark verzerren kann, dass es zu einem Burnout kommt.

Lena war vier Jahre alt, als sie ihren Vater verloren hat. Er war nach einer Firmenfeier auf dem Heimweg verunglückt. Lena wurde von ihrer Mutter nach dem Unfall ständig abgelenkt. Niemand in ihrer Umgebung durfte den Vater erwähnen, damit sie ihn nach Meinung der Mutter so schnell wie möglich vergessen konnte. Die Mutter selbst aber litt unter dem Verlust des Partners viele Jahre lang. Lena wusste nicht, warum ihr Vater nicht mehr wieder kam und hatte ihn bald vergessen.

35 Jahre später war Lena Unternehmerin und traf sich mit ihren Mitarbeitern zu einer Firmenfeier in einem weiter entfernten Buschenschank. Deshalb wurde auch ein Autobus zur An- und Abreise organisiert. Nur ein Mitarbeiter überlegte es sich kurz vor der Abfahrt anders und entschied, selbst mit dem Auto zu fahren. Lena war den ganzen Abend unruhig. Sie konnte sich nicht unterhalten, und immer wieder stieg eine unsagbare Trauer in ihr auf. Sie war ständig den Tränen nahe.

Durch den Mitarbeiter, der sich entschieden hatte, doch selbst zu fahren, sind Erinnerungsbilder in Lena wachgerufen worden, die sie nicht verstehen konnte. Die Trauer über den Verlust des Vaters war nie verarbeitet worden. Sie musste daher immer – wenn etwas ihre innere Bilderlandschaft an den Schock erinnerte – wieder mit dieser würgenden Trauer kämpfen. Auch bei harmlosen oder sogar lustigen Ereignissen wie der Firmenfeier. Das Thema Trauer war ab dem Zeitpunkt des Verlustes bei ihrer Mutter ein Tabu und für Lena seit der Ohnmacht in ihrer Kindheit unverändert geblieben.

Hätte Lena mit ihrer Mutter den Weg der tiefen Trauer gehen und auch wieder den Weg heraus erfahren können, wären ihr Panikattacken und würgende Trauer ein Leben lang erspart geblieben.

Sehen wir uns den Lebensweg von Lena nun weiter an. Lena, die um ihren Vater nicht trauern durfte und deshalb den Schmerz nie verarbeiten konnte, spürt nun jedes Mal, wenn sie aus einem anderen Anlass unglücklich ist, eine massive und würgende Traurigkeit in sich, weil ihre Trauer-„Altlast" mit zum Tragen kommt. Wir haben bereits gehört, dass Trauer eine Stressreaktion ist.

Ihr Stresssystem ist in diesen Zeiten immer aktiviert. Und so wird die innere Stresslandschaft in Lenas Gehirn immer größer. In weiterer Folge kommen noch mehr aktuelle Erlebnisse in Stressfärbung dazu, bis große Teile ihres Lebens im Stress verbracht werden.

Wir haben schon gesehen, dass Stress und Glück in uns von quasi zwei unterschiedlichen Firmen beliefert werden. Gleichzeitig wissen wir, dass die Firma Stress sich den Antrieb aus der Firma Glück holt. Stress kauft aber nur einen Antriebsflash ein, weil er normalerweise ja nur bei Gefahren das Leben retten soll. Damit ist Lena hauptsächlich mit einem inneren Antriebsflash versorgt, anstatt einfach nur über beziehungsreichen Sex, gemeinsames Essen, Zugehörigkeit, Anerkennung und Sicherheit den normalen Antrieb aus der Firma Glück zu holen. Lena ist in einem Dauerstress durch die im Schock erstarrte Trauer gefangen. Die Stressfirma hält lange durch, aber hat irgendwann keinen Antrieb mehr für Glück, weil der Antriebsflash (Dopaflash) der Stressfirma alle Speicher aufgebraucht hat.

Die schockartige, gespeicherte unveränderte Trauer in Lena hat über Jahrzehnte den Wert für Dopamin verstellt. Archaische Glücksreize und seelische Erfolge können sie nicht mehr erreichen. Die innere Leere kann nicht mehr aufgefüllt werden und Depressionen stellen sich ein. Lena kann sich mit Stress über den Dopaflash aktivieren, wird aber auch da bald Entlastungsdepressionen zu ihren grundsätzlichen Depressionen dazu erleben. Der Entzündungshemmer Cortisol hat über die gesamte Stresszeit immer darauf geachtet, dass keine Krankheiten ausbrechen. Jetzt ist auch Cortisol aufgebraucht und Magen-Darm-Probleme beginnen sich zu zeigen. Die Tumorabwehrzellen sind in ihrer Funktion wesentlich geschwächt und das Immunsystem kann zusammenbrechen …

Für Lena wäre es also viel besser gewesen, hätte sie als kleines Kind mit ihrer Mama trauern dürfen. Viel weinen und sich in die Höhle zurückziehen sind Reaktionen, die den Schmerz leben lassen. Mit der „leisen" Anwesenheit von lieben Familienangehörigen und Freunden können Trauernde wieder aus der Höhle herauskommen und erfahren, dass es auch wieder schöne Momente gibt. Die Gewohnheiten mit der verlorenen Person müssen sich im Gehirn zurückbilden, weil diese einfach nicht mehr da sind, und immer mehr neue Gewohnheiten ohne die geliebte Person breiten sich ganz natürlich mit der Zeit aus. Irgendwann ist man – trotz der traurigen Erinnerung an die geliebte verlorene Person – wieder glücklich. Auf diesem so lebendig gebliebenen Boden können glückliche Erlebnisse auch wieder glücklich wahrgenommen werden und so für unsere Gesundheit sorgen.

> Bezugspersonen aus der frühen Kindheit tragen also die Verantwortung für den inneren Zustand der inneren Bilderwelt der Erwachsenen.
> Erwachsene können aber ihre innere Bilderlandschaft wie Restauratoren ein devastiertes Deckengemälde wieder erstrahlen lassen.

„Verzerrte" Bezugspersonen erzeugen ein verzerrtes Selbstbild

Unser Selbstbild ist durch unsere frühen Bezugspersonen entstanden. Wir können uns selbst so wenig sehen, wie wir auch unser Gesicht nicht sehen können. Wir brauchen dafür einen Spiegel, eine Wasseroberfläche oder ein Glas. Haben wir nur einen verzerrten Spiegel zur Verfügung, glauben wir, unser Gesicht sei verzerrt. Ähnlich ist das innere Bild zu verstehen, das wir von uns haben. Unsere innere Bilderlandschaft prägt sich anfangs durch die hormonelle Situation, in der sich die werdende Mutter befindet, und später, nach unserer Geburt, wird auf diesen Bildern, die in uns als Ungeborenen entstanden sind, durch Reaktionen der Umwelt auf unser Verhalten weiter gemalt. So entsteht durch Reaktionen der anderen auf uns eine innere Meinung über uns selbst. Diese Meinung erzeugt wiederum innere Bilder in uns und steuert derart unser Leben. So, wie die verschiedenen Regionen der Trauer, der Furcht, des Ekels, der Scham und des Glücks in uns gemalt sind, ist unsere Wahrnehmungswelt. Sie steuert unser zukünftiges Denken und Fühlen und malt in den gleichen Farben und der erlernten, eventuell auch verzerrten Technik weiter an unserem inneren Deckengemälde. Unsere Bezugspersonen haben für unser Selbstbild die gleiche Funktion wie der Spiegel für das Sichtbarwerden des eigenen Gesichts. Auch verzerrte Bezugspersonen können wie ein verzerrter Spiegel ein verzerrtes Selbstbild in uns entstehen lassen. Kreativ und schöpferisch malen wir dann mit unserer verzerrten Meinung über uns selbst weiter.

Die Wirkung von Farben und Gerüchen

Um wieder ins Gleichgewicht zu kommen, ist der Einsatz von Farben und Düften ein ganz wichtiger Bestandteil meiner Methode. Sie werden sehen, dass ich Ihnen in jeder Trainingswoche andere Farben und Düfte nahelege – je nachdem, welches Ziel wir damit erreichen wollen.

Um zu verstehen, wie diese wirken können, erkläre ich Ihnen kurz, wie körperliche Reize über Farben und Düfte ausgelöst werden und welche Bedeutung die verschiedenen Farben und Düfte haben.

Wie das Auge Farbe erkennt

83 Prozent unserer täglichen Wahrnehmungen verdanken wir unseren Augen. Im Vergleich dazu werden etwa beim Hören nur zwei Prozent der Hirnrinde aktiv.

Das Sonnenlicht strahlt auf die Erde und gibt unserer Welt die Farbe. Die Sonne setzt sich aus einer ganzen Palette natürlicher Farben zusammen und deren Mischung nehmen wir als weißes Licht wahr. Fällt ein Sonnenstrahl auf einen Tropfen Wasser, so werden die einzelnen Farbkomponenten des weißen Lichtes von diesem Tropfen unterschiedlich stark abgelenkt, wodurch das Licht in seine Farben aufgetrennt wird. Nun wird das breite Farbenspektrum von Rot über Gelb, Blau und Grün bis hin zum Violett für uns sichtbar. Mehr als 125 Millionen Sehzellen werden durch den eintreffenden Lichtstrahl animiert, Farbe und Lichtstärke zu erfassen.

Wir haben drei verschiedene Arten von Zapfen, die jeweils auf die Farben Rot, Blau und Grün ansprechen. Andere Farben werden erkannt, wenn Kombinationen der drei Zapfentypen gereizt werden. Werden Zapfen für Rot und Grün gleichermaßen gereizt, so interpretiert das Gehirn die Farbe Gelb. Unter optimalen Bedingungen ist das Gehirn in der Lage, bis zu zehn Millionen verschiedener Farbtöne zu unterscheiden.

Die Lichtstärke nehmen die lichtempfindlichen Sehnervenzellen, die Stäbchen, wahr. Auf den Sehzellen befinden sich kleine Moleküle, die aus zwei Teilen bestehen. Trifft ein Lichtreiz auf den Sehnerv, bricht das Molekül auseinander und sendet dadurch ein chemisches Signal. Dieses Signal ist ein Körperzustand und geht über unsere innere Bilderlandschaft zur Großhirnrinde. Und dieses Signal ist je nach Farbe unterschiedlich. Zum Beispiel zeigte eine Studie, dass blaues Licht bei der Verarbeitung von Emotionen das Hirn deutlich stärker aktiviert als etwa grünes Licht.

Bedeutung der Farben

Bestimmten Farben weist man bestimmte Eigenschaften zu. Hier beschreibe ich die psychologische Wirkung jener Farbtöne, die ich gerne einsetze:

Violett:

Regenerierend, entspannend, ausgleichend, vertiefend, löst Spannungen auf, fördert inneres Gleichgewicht. Es steht für Frieden, Würde, Mitgefühl.

Blau:

Beruhigt und harmonisiert, führt ins eigene Unbewusstsein, fördert den Frieden mit sich selbst und die innere Stille, die Kommunikation, Sachlichkeit und Präzision der Gedanken. Es steht für Entspannung und Intuition und stärkt die Lebenskraft.

Grün:

Grün liegt im Spektrum zwischen Blau und Gelb, hat aber einen eigenen Charakter und eine spezifische Energie.

Dunkle oder gedämpfte Grüntöne gelten als besänftigend, ausgleichend, erholsam, Ruhe fördernd, entspannend und gleichzeitig mit neuen Kräften versorgend.

Helles Grün (dunkles oder gedämpftes Grün) als erfrischend und belebend.

Grün hilft auch, Körper und Seele ins Gleichgewicht zu bringen, schenkt Sympathie und Harmonie und verbessert das Urteilsvermögen.

Gelb:

Gelb ist die lichteste aller Farben, wirkt leicht, freundlich, sonnig, hell und strahlend.

Es regt den Geist an, ist aufmunternd, erheiternd, fördert die Konzentration und Leistung, bringt Klarheit, macht offen, fördert den Austausch und Kontakt, vermittelt Gelöstheit und Fröhlichkeit.

Orange:

Orange wirkt aufbauend, heiter, inspirierend, erneuernd, leistungssteigernd, kreativitätssteigernd, fördert das Selbstwertgefühl, Loslassen, Leichtigkeit, Geselligkeit, weckt Freude am sinnlichen Genuss.

Rot:

Rot ist eine warme Farbe. Sie wirkt stimulierend, anziehend, kräftigend, stärkend, belebend (weckt innere Kräfte), macht dynamisch und vital, steigert das Selbstwertgefühl, schenkt Lebensmut und Lebenskraft.

Rosa:

Rosa verbessert das Urteilsvermögen, besänftigt, macht empfänglich für die Stimmungen anderer und baut Aggressionen ab.

Türkis:

Wird oft als kalte Farbe gesehen. Es vermittelt Wachheit, Klarheit, Bewusstheit, Freiheit und geistige Offenheit. Hilft bei Problemen, sich gegen andere abzugrenzen und zu erkennen, was man will und unterstützt das Selbstbewusstsein.

Es gibt auch Untersuchungen darüber, wie Kombinationen verschiedener Farben auf den Betrachter wirken. Die Erkenntnisse werden besonders in der Werbebranche eingesetzt. Die folgenden Beispiele stammen aus einer Untersuchung, bei der die Befragten aufgefordert wurden, einer Reihe von vorgegebenen Begriffen bestimmte Farben zuzuordnen. Hier präsentieren wir eine kleine Auswahl aus dem Ergebnis der Untersuchung. Zu jedem Begriff werden jeweils die drei Farben angegeben, die am häufigsten genannt wurden, in der Reihenfolge ihres mengenmäßigen Anteils. Die erstgenannte Farbe stellt also in der jeweiligen Kombination den größten und die letzte Farbe den kleinsten Anteil dar.

- Aktivität & Energie: Rot, Orange, Gelb
- Gutes: Weiß, Blau, Gold
- Hoffnung: Grün, Blau, Weiß
- Klugheit: Blau, Gold, Rot
- Leistung: Blau, Schwarz, Braun
- Neues: Violett, Orange
- Sicherheit: Grün, Weiß, Blau
- Sympathie: Blau, Rot, Grün
- Vertrauen: Blau, Grün, Weiß
- Zuverlässigkeit: Blau, Grün, Braun

Wie die Nase Gerüche erkennt

Die meisten Menschen können zwischen 4000 verschiedenen Gerüchen unterscheiden. Weinkenner oder andere Geruchsspezialisten bringen es auf bis zu 10.000 Gerüche. Dort, wo es biologisch sinnvoll ist, kann der Mensch erstaunlich genau differenzieren. So erkennt ein Kleinkind den Geruch seiner Mutter und auch die Mutter den Geruch des Hemdchens des eigenen Kindes bereits relativ sicher, wenn das Kind gerade fünf Stunden auf der Welt ist. Tausende von Duftmolekülen schwirren in der Luft und gelangen im hinteren Teil der Nase auf die Sinneshaare der Riechnerven. In einem Nasenloch sitzen mehr als zehn Millionen solcher Riechnervenzellen und werden beim entsprechenden Duft gereizt. Auch dieser Körperzustand gelangt über unsere innere Bilderlandschaft in die Großhirnrinde und wird uns dort bewusst. Forscher haben entdeckt, dass Gerüche zum Beispiel einen Einfluss darauf haben können, wie Schmerzen verarbeitet werden.

Wirkung der Düfte

Ähnlich wie bei den Farben schreibt man auch bestimmten Düften bestimmte Eigenschaften zu.

- Entspannende Düfte sind: Zedernholz, Lavendel, Römische Kamille
- Belebend sind: Nelke, Sandelholz, der Maccarstrauch Ylang-Ylang
- Angstlösend und Wohlbefinden auslösend sind: Geranie, Jasmin, Orange, Damaszener-Rosen, Mandarine
- Erneuernd, reinigend und klares Denken fördernd sind: Zypresse, Wacholder und Zitrone

Seelische Erfolge im Leisten, Leben und Lieben

Um ein Burnout zu vermeiden, brauchen wir seelische Erfolge in den wichtigsten Bereichen der Existenz – dem Leisten, Leben und Lieben. In den nächsten Absätzen stelle ich Ihnen einige ganz kurze Fragen, deren Beantwortung Auskunft über unsere innere Fähigkeiten-Balance gibt. Im Anhang finden Sie dann einen umfangreichen Fragenkatalog, der Ihr persönliches Leben, Lieben und Leisten sowie Ihre Sicherheit im Bereich der Zugehörigkeit und der Anerkennung testet (vgl. S. 257 ff.).

Leisten

Seelische Erfolge können Sie in Ihrer Arbeitswelt erleben. Hier die Fragen:

- Bekommen Sie bei Ihrer Tätigkeit genug Aufmerksamkeit?
- Arbeiten Sie in einem Team oder sind Sie Einzelkämpfer?
- Gibt es Menschen im beruflichen Umfeld, die Ihre Fehler auffangen und kompensieren können? Oder sind Sie einzig auf sich selbst angewiesen?
- Haben Sie Menschen an Ihrem Arbeitsplatz, die Ihnen Wertschätzung entgegenbringen?

Leben

Eine weitere Bühne für seelische Erfolge ist die gesellschaftliche Einbindung in die Gemeinschaft. Hier die Fragen:

- Laden Sie andere zu sich ein oder werden Sie öfter eingeladen?
- Machen Sie andere zufrieden oder saugen Sie sie nur aus?
- Wird Ihre Tätigkeit im gesellschaftlichen Umfeld wertgeschätzt?
- Wie ist Ihr persönliches Netzwerk gestaltet?
- Haben Sie ausreichend dafür gesorgt, dass Sie sich anderen anvertrauen können, wenn Sie seelische Belastungen zu bewältigen haben? Oder vertraue ich mich niemandem an?

Lieben

Die Bühne der Liebe ist eine weitere Ebene, aus der man seelische Erfolge beziehen kann. Hier die Fragen:

- Leben Sie in einer Partnerschaft?
- Wohnen Kinder mit ihren Familien, Eltern, Hunde, Katzen und Vögel und an Wochenenden noch Freunde bei Ihnen? Oder leben Sie allein?
- Brauchen Sie klare Regeln, wann Ihr Partner Sie besuchen darf?
- Ist Ihre Partnerschaft gleichwertig oder müssen Sie die gesamte Verantwortung übernehmen?

Der PDM-Fähigkeiten-Fragebogen

Im Anhang finden Sie wie gesagt die ausführlichen Fragenkataloge. Es handelt sich um Selbstbeurteilungsbögen, mit deren Hilfe

Sie Ihre Fähigkeiten und Ihre Talente erkennen können. Alle vier Fähigkeiten sollten die gleichen Ausprägungen erzielen. Haben alle vier Bereiche in Ihrem Fragebogen in etwa die gleiche Ausprägung, so sind Sie gut in Balance und können die Fähigkeiten elastisch je nach Bedarf einsetzen. Wo Werte hoch hinausschießen, haben Sie Talente entwickelt. Sie wissen damit, in welchen Bereichen Sie entflammbar sind und können Ihren Blick für sich schärfen. Ist ein Wert stark unter dem Wert der anderen, so brauchen Sie in diesem Bereich Unterstützung, um Ihre Fähigkeiten zu entwickeln. Mit den für Sie unterstützenden Farben, Düften und PDM-Trainingserlebnissen sichern Sie Ihre Fähigkeiten-Balance oder können Sie wiedererlangen.

Füllen Sie zuerst den PDM-Fragenkatalog aus. Die genaue Anleitung findet sich im Anhang.

Ergebnis über das Internet

Sie können auch gleich Ihre Ergebnisse bekommen, ohne die Tests selbst auswerten zu müssen. Geben Sie dafür Ihren Namen, Ihre Anschrift und E-Mail-Adresse unter www.pdmaustria.com/Kompentenzbalance/ bekannt. Sie erhalten damit die Freigabe zur Fähigkeiten-Balance. Dort können Sie den Fragebogen bearbeiten und bekommen gleich die Auswertung mit PDM-Trainingsempfehlung zum Ausdrucken. Im Gegenzug erlauben Sie uns, Ihre Adresse für weitere Informationen der PDM-Präventionsgesellschaft zu verwenden.

Die Fähigkeiten-Balance

Die Art des Leistens, des Lebens und des Liebens zeigt unsere Fähigkeiten, Aufmerksamkeit zu erlangen, Zufriedenheit zu spüren, Wertschätzung zu erfahren und Bedeutung zu erhalten.

Die Reiz-Flut

Diese Fähigkeiten sind von unseren inneren Erinnerungsbildern abhängig. Ganz egal, ob ein Geruch unsere Nase erreicht, ein Bild unser Auge, ein Geräusch unser Ohr – jeder Reiz fragt unsere innere Erinnerungslandschaft, wie man ihn empfinden soll. Diese verfügt über eine schier unvorstellbare Speicherkapazität. All unsere Empfindungen, die wir jemals erlebt haben, finden darin ihren Platz. Die Mehrzahl der Erinnerungsbilder, die unsere Gefühle und Gedanken erzeugen, ist uns dabei nicht bewusst. Wenn wir nur einmal bedenken, wie viele Reize uns tagtäglich erreichen, kann uns regelrecht schwindelig werden. Jede Sekunde strömen unzählige neue Informationen herein. So können über den Gesichtssinn pro Sekunde etwa zehn Millionen Bit aufgenommen werden. Über den Tastsinn sind es etwa eine Million Bit, über den Geruchssinn und den Gehörsinn etwa je 100.000 Bit und über den Geschmackssinn immer noch 1000 Bit. Das ist eine unvorstellbare Menge an Reizen, die einige Sekunden in unserem Kurzzeitgedächtnis kreisen, um verarbeitet oder gelöscht zu werden und damit unsere Stimmung zu gestalten. In den meisten Fällen haben wir somit keine Vorstellung davon, welche inneren Erinnerungsbilder unsere Gefühlswelt gerade in eine großartige Stimmung oder eine würgende Trauer führen.

Der Mutterleib ist unser erster „Bahnhof“

Das Schaukeln in einer Hängematte oder in einem Schaukelstuhl, das Glucksen des Wassers an der Bootswand erinnert uns unbewusst an das Leben im Mutterleib. Diese gespeicherten Empfindungen mischen sich in unsere Gefühlswelt, wenn wir gemütlich dahinschaukeln. Das Gefühl im Mutterleib ist der Ursprung unseres Zugehörigkeitsgefühls. Die eigene Person, das eigene Selbst ist mit der Mutter so eng verschmolzen, dass die Gefühle, die unsere Mutter während der Schwangerschaft erlebt hat, Hormone ins Blut ausschütten, die wiederum die ersten großen Gefühlsbahnen in unserem Gehirn entwickelten.

Gleich der Entwicklungsneurologin Lislott Ruf-Bächtiger stelle auch ich mir die Erlebniswelt in unserem Gehirn gern als eine fein verzweigte Eisenbahnvernetzung vor, auf der unsere Boten, die Hormone und Neurotransmitter, ihre Nachrichten an die Zielorte bringen. Wie sehr unsere leibliche Mutter in der Schwangerschaft Trauer, Furcht, Ekel, Scham oder Glück erlebt hat, ist in unseren Köpfen bei der Geburt in groben Zügen angelegt und stellt die großen Richtungen unserer Gefühlswelt dar. Erlebte unsere Mutter eine glückliche Zeit, solange wir uns in ihrem Bauch befunden haben, so sind es auch die glücklichen Empfindungen, die in unserem Gehirn in großen Zügen angelegt sind. Musste unsere Mutter hingegen sehr traurige Phasen bewältigen, so ist uns wohl die Melancholie in die Wiege gelegt. Bereits ein Drittel des gesamten Baumaterials dieses Eisenbahnnetzes von Körperwahrnehmungen, Gefühlen und daraus resultierenden Gedanken, welches uns die Natur bei der Zeugung zur Verfügung gestellt hat, ist bei der Geburt verbaut oder auch nicht verwendet und somit zurückgebildet worden.

> Stress- und Glücksbotenstoffe haben die ersten Schienen und Bahnhöfe in uns angelegt, noch bevor wir geboren wurden. Je öfter unsere Mutter bestimmte Gefühle erlebt hat, desto besser sind die entsprechenden Schienen in uns schon vor unserer Geburt ausgebaut worden.

Gleich nach der Geburt erinnert uns der Geruch der mütterlichen Brustwarzen an die Geschmackserlebnisse des Fruchtwassers im Mutterleib. Wir fühlen uns „zu Hause“, obwohl wir uns nunmehr in einer völlig anderen Welt befinden. Dieses Prinzip der Brutpflege, das „Sich-zu-Hause-Fühlen“ bei neuen Aufgaben, begleitet uns unser gesamtes Leben.

Immer brauchen wir eine sichere Heimat, um uns angstfrei auf neue Welten einlassen zu können. Umgekehrt lässt sich wiederum am Lebensstil eines Menschen ablesen, ob er diese Heimat hatte oder nicht, ob er innere Sicherheit erlangen konnte oder sie noch immer sucht. Diese suchenden Menschen leben in der Gefahr, sich bei allen denkbaren Gelegenheiten beweisen zu müssen und damit in ein Burnout zu fallen.

Fähigkeiten im Kooperations-Kreislauf

Wir brauchen vier seelische Fähigkeiten, um gut miteinander kooperieren zu können.

So sind wir in unseren ergebnisorientierten Fähigkeiten gefordert, um unsere Einzigartigkeit und Unverwechselbarkeit zu erkennen und zu pflegen.

Zeitgleich kommt es im Alltag wiederum darauf an, wie gut man sich in seiner motivationsorientierten Fähigkeit, sich in andere einzufühlen und sie zu motivieren, entwickelt hat, um erfolgreich gestalten zu können. Immer sind die Ergebnisse eines Teams denen von Einzelpersonen überlegen.

Sicher ist auf der Leistungsebene die strukturorientierte Fähigkeit notwendig, um Fehlerlosigkeit von Produkten oder Arbeiten zu gewährleisten.

Dennoch muss das Risiko, Fehler zu machen und diese besprechen zu können, eingegangen werden – das heißt, die kommunikative Fähigkeit zu Netzwerken gestärkt werden.

Infolgedessen ist ein elastischer Einsatz von Fähigkeiten für die jeweils zu treffenden Entscheidungen und Handlungen notwendig. Sichere Menschen verwenden ihre Fähigkeiten mit leichter Hand und Geschick, je nach Situation und Anforderung.

Entwicklungsbedingungen von Talenten

Fehlerlose Eltern?

Wie ich schon beschrieben habe, kommen Menschen sehr unvollständig auf die Welt und benötigen Modelle, um wachsen zu können. Wir brauchen also Vorbilder, um unser Leben gestalten und um uns das Leben „abschauen“ zu können.

> Die Fundamente unserer seelischen Fähigkeiten werden von unseren Bezugspersonen in den ersten Lebensjahren durch ihre Vorbildfunktion und ihre Reaktionen auf uns aufgebaut.

In dieser Zeit können Kinder ihre Vorbilder nicht kritisch beleuchten. Sie können das Verhalten ihrer Bezugspersonen nicht überprüfen und müssen ihnen bedingungslos folgen. Werden Kinder bestraft oder bekommen sie keine Anerkennung, denken sie von Natur aus: „Das Vorbild passt und ich bin nicht richtig!“ Erst im späteren Jugendalter entwickelt sich das Gehirn so weit, dass es Jugendlichen allmählich möglich wird, sich vorzustellen, wie sie sich als Erwachsene fühlen werden. Die Entwicklung dieser Fähigkeit dauert bis ins frühe Erwachsenenalter an. Erst dann sind junge Menschen imstande, ein Selbstideal zu entwickeln, welches sie auch bewusst verfolgen können. Jetzt erst wird es dem jungen Menschen möglich zu erkennen, dass Bezugspersonen nicht stimmen.

Für die gesamten vorhergehenden Phasen sind sichtbare Vorbilder lebenswichtig und werden unkritisch angenommen und das Selbstbild verzerrt.

> Das Überprüfen der Außenwelt ist hirnphysiologisch erst ab dem jungen Erwachsenenalter möglich und hilft dann auch, die unbewusste Meinung über sich zu korrigieren.

Aber bis dahin ist schon viel angelegt – wenn auch nicht auf immer unverrückbar festgelegt …

Menschen, denen als Kindern die Aufmerksamkeit verweigert wurde, werden darin geübt sein, ohne den anderen auszukommen und haben wenig Einfühlungsvermögen für andere. Sie sind die ergebnistalentierten Menschen.

Wurden Menschen durch ihre Bezugspersonen frustriert oder nur dann zufriedengestellt, wenn es gerade zum Leben der Bezugspersonen passt, werden sie gut trainiert sein, Zufriedenheit über die Zufriedenheit der anderen zu erleben und werden zu Motivations-Talenten.

Sind Menschen mit Strafen und Belohnung groß geworden, werden sie Strukturen und Regeln gut trainiert haben und Struktur-Talente sein.

Mussten Menschen für ihre Bedeutung gefällig sein, fällt es ihnen leicht, immer wieder in die Rolle zu schlüpfen, in der sie erspüren, wahrgenommen werden zu wollen – das sind Kommunikations-Talente.

Talente im Lauf der Geschichte

Schon sehr früh wurden Talente und ihre Eigenschaften entdeckt. Am bekanntesten sind auch heute noch die vier Temperamente von Hippokrates: der Sanguiniker, der Choleriker, der Phlegmatiker und der Melancholiker. Die Ursprünge führen zur Vier-Elemente-Lehre und in das alte Ägypten, wo in den antiken Schriften erstmals über diese Einteilung innerhalb der Bevölkerung geschrieben wurde.

Diese vier Elemente beziehungsweise Temperamente formte Hippokrates zu einem unverzichtbaren Baustein der Medizin der alten Schule. Er beschreibt im Detail den Sanguiniker (Ergebnis-Talent), der in der traditionellen chinesischen Medizin dem Luftelement zugeordnet wird, mit scharfem Intellekt und als ergebnisorientierten Optimisten. Der Choleriker (Struktur-Talent), dem Feuer zugewiesen, ist ein unbezwingbarer, machtorientierter Willensmensch. Dem Erdelement zugeordnet ist der Melancholiker (Motivations-Talent), ein schwerer, tätiger Mensch. Der Phlegmatiker (Kommunikations-Talent) hingegen ist dem Wasserelement zugeordnet, ein weicher, fließender Gefühlsmensch.

Wie alle Menschen, die sich im Lauf der Evolution aus dem Wasser heraus entwickelt und nun ihren Lebensraum auf der Erde haben, die Luft atmen und sich am Feuer wärmen, tragen wir auch alle Elemente als Fähigkeiten in uns.

So entstehen die einzelnen Talente

Leider gibt es Situationen im Leben, in denen es uns nicht mehr gelingt, die verschiedenen, uns zur Verfügung stehenden Fähigkeiten ins Spiel zu bringen. Wir verharren in unseren fantasierten Erfolgen und geraten in den Zwang, uns zu beweisen. Immer handelt es sich hierbei um Situationen, in denen der seelische Erfolg ausbleibt. Bleiben seelische Erfolge aus, kann es dazu kommen, dass Menschen sich immer mehr und mehr beweisen müssen und so Talente entwickeln.

Unter Burnout leiden jene Menschen, welche einzelne Fähigkeiten in sich so sehr ausgeprägt haben, dass sie sich zu Talenten ausgewachsen haben. Talente beharren wesentlich mehr auf ihren Strategien und sind nicht elastisch. Damit sind sie stark gefährdet, entflammbar zu sein.

Talente haben die Neigung, ihre Fähigkeiten derart zu strapazieren, um endlich seelische Erfolge spüren zu können, bis sie in ein Burnout fallen.

Wir wissen heute ziemlich genau, dass die Ausprägung von Fähigkeiten und Talenten von der Umgebung abhängt, in der wir aufgewachsen sind.

Im folgenden Teil gebe ich einen kurzen Überblick über die einzelnen Talente und verdeutliche ihre Ausprägung durch Beispiele. In weiterer Folge werde ich jedes Talent in einem eigenen Kapitel sehr detailliert und ausführlich besprechen. Dort erfahren Sie nach Ausfüllen des Fragebogens alles zur Ausprägung Ihrer seelischen Fähigkeiten.

Das Ergebnis-Talent

Für das Überleben Neugeborener ist es wichtig, gesehen zu werden, um ihre Bedürfnisse zu verstehen. Im weiteren Leben dehnt sich dieses Gesehenwerden auf das berufliche Umfeld, auf das gesellschaftliche Leben und auf Liebesbeziehungen aus. Wer als Baby nicht gesehen wurde, wird auch als Erwachsener oft übersehen. Der klassische Witz: Es kommt jemand zum Psychiater und beschwert sich, dass er immer übersehen wird, und der Psychiater ruft währenddessen ins Wartezimmer: „Wer ist der Nächste bitte?“, bringt dieses Phänomen zum Ausdruck.

Eine Situation, die meine Patientin Tina nur zu gut kennt. Ist sie in einer Besprechung gerade am Wort, beginnen die anderen mitten im Satz zu reden. Oder der Gesprächspartner fängt an, etwas anderes zu tun. Auch mir ergeht es immer wieder ähnlich mit ihr. Ich wollte einmal einen Termin verschieben und hatte ihren Namen im Kalender. Bevor ich einen Termin verschiebe, überlege ich gern, wer die Person ist, die ich gerade anrufe. Bei

Tina ist es mir bei aller Anstrengung nicht gelungen, das Gesicht in mir abzurufen.

Ergebnis-Talente wollen als Erwachsene endlich innere Aufmerksamkeit spüren. Und das versuchen sie meist über berufliche Erfolge. Je mehr sie aber ohne Rücksicht auf andere tolle Ergebnisse hervorbringen, umso weniger bekommen sie den seelischen Erfolg der Aufmerksamkeit. Sie waren selbst zu unaufmerksam und haben liebende Menschen auf ihrem Weg übersehen und weggefegt. Die Quelle des seelischen Erfolgs der Aufmerksamkeit schwindet mit der Ausbildung des Ergebnis-Talentes daher immer mehr.

Walter erhält als Kind ebenfalls nicht die nötige Aufmerksamkeit. Er ist der Sohn eines erfolgreichen Unternehmers. „Versprich mir, dass Du der Stärkste sein wirst", sind Aussagen, die der kleine Walter von seiner Mutter immer wieder hört. Walter soll die mangelnde Aufmerksamkeit, die seine Mutter in ihrer Partnerschaft erlebt, ausgleichen. Der Vater hat bald eine Geliebte. Dadurch ist die Stimmung zu Hause noch bedrückender.

Walter ist heute beruflich auch erfolgreich. Er hat die Firma seines Vaters übernommen und deshalb ist er sich nicht ganz sicher, ob sein Erfolg nicht noch der seines Vaters ist. Durch diese Verunsicherung jagt er jedem Erfolg blind nach, koste es, was es wolle. Seine Aufmerksamkeit bekommen nur Menschen, von denen er sich etwas verspricht, und Freunde, Frau und Kinder sind ihm schon lange langweilig geworden.

Walter fühlt sich in erster Linie seinem Unternehmen verpflichtet und nicht seinen Mitarbeitern gegenüber. Die Erfolge seiner Unternehmungen werden voraussichtlich genau so lange eintreten, solange er niemanden von außen braucht. Das weiß er instinktiv auch und bleibt daher mit sich allein. Sich auf andere einzulassen macht ihm Angst, sie könnten ja so sein wie er.

Das Motivations-Talent

Für Babys ist es wichtig, dass ihre Bedürfnisse wahrgenommen werden. Werden sie aber zum Beispiel nicht nach Bedarf, sondern nach Zeitplan gestillt oder nur selten im Arm getragen, um sie ja nicht zu verwöhnen, kennen sie keine innere Befriedigung, keine Zufriedenheit.

Ein Zustand, den ich gerne mit „Satt-Sein" beschreibe. Wenn man die Fähigkeit hat, „satt zu sein", kann man Schritt für Schritt auf sein Ziel zugehen und erlebt auch diese Teilschritte als befriedigend. Unser Gehirn kann keine allgemeine Zufriedenheit erleben, genauso wenig wie man ein allgemeines „Satt-Sein" erreichen kann. Man kann immer nur auf ein Ziel (ein Essen) zugehen, es erreichen (essen) und dadurch Erfolg (satt sein) erleben. Ist man „satt", braucht man bald wieder ein Essen (Ziel), muss sich wieder darauf zu bewegen, es erreichen und wieder Erfolg erleben. Jeder Schritt im Leben verlangt den nächsten. Es ist wichtig zu wissen, dass wir für unsere Gesundheit immer Ziele erreichen und Bereiche abschließen müssen.

Seelische Erfolge sind vom Geld unabhängig. Geld ist nur so lange ein Glücklich-Macher, solange wir es dafür brauchen, unsere vitalen Bedürfnisse zu stillen. Also nur, solange wir es dafür benötigen, dass genug zu essen da ist, wir heizen können und allen Familienmitgliedern eine Ausbildung und soziale Zugehörigkeit zur Schulklasse oder Arbeitswelt sichergestellt werden kann.

Das Motivations-Talent kennt das Gefühl des „Satt-Seins" nicht. Und sucht an allen möglichen Orten nach Lebenszufriedenheit und Befriedigung. Kennt man aber das Erlebnis des „Satt-Seins" in sich selbst nicht, holt man sich die Meinung von anderen. Es gibt bei diesen Menschen die innere Zustimmung zur Befriedigung nicht und sie können das Gefühl der Zufriedenheit nur durch andere spüren. Selbst aber bleiben sie immer hungrig. Daraus entsteht eine Sehnsucht nach innerer Zufriedenheit, die im eigenen Erleben keinen Widerhall hat. Raffgier und ein unersättliches „Immer-mehr-haben-Wollen“ sind äußere Zeichen dieser Lebensführung. Gewinnmaximierung und Endloskonsum sind die Folge ohne die innere Zustimmung zur Zufriedenheit.

Weil dieses innere Gefühl des „Satt-Seins“ fehlt und man nur durch andere dieses Gefühl erlangen kann, beginnt man auch alles nur mehr für andere zu tun. Es sind dies Menschen, die nur dann kochen, wenn andere da sind und es für sich selbst nicht der Mühe wert finden.

Motivations-Talente opfern sich gerne für andere auf und genießen die Zufriedenheit der anderen, wenn sie helfen konnten. Diesen Menschen macht es auch großen Spaß, andere zu beschenken, für sich selbst ist aber keine Freude da.

Das Gefühl: „Der Tag heute war gut, und morgen ist ein neuer Tag und ich gehe dann weiter Schritt für Schritt auf meine Ziele zu“, kennen Motivations-Talente nicht.

Ein Arbeitstier war Peter schon als Student. 50 Stunden Arbeit pro Woche hat er quasi neben dem Studium durchgezogen, danach waren es 70. Rückblickend weiß er, dass sein Burnout 2001 begonnen hat. Mit Magenschmerzen und Schweißausbrüchen. „Aber erst 2006 habe ich genau gespürt: Ich will nicht mehr. Ich bin am Schreibtisch gesessen und habe gewusst, nichts geht mehr, aus, ich brauche Hilfe.“

Bei dem heute 54-Jährigen wird ein Burnout diagnostiziert, er kommt stationär in Behandlung, erhält Tabletten und Psychotherapie. Nach drei Monaten Krankenstand ist er aber wieder zurück im Job als IT-Experte. Er will und kann von der Arbeit nicht lassen, hält aber dem Druck nicht stand. Nach einem weiteren halben Jahr hört er auf seinen Körper und beendet die Arbeit. Er erhält eine Berufsunfähigkeitspension wegen wiederkehrender Depression.

Zufriedenheit hat Peter immer dann gespürt, wenn „sein“ Team wieder etwas geleistet, gemeinsam etwas weitergebracht hat. Doch dann kündigt sein Chef, das Team zerbricht und plötzlich gibt es nur noch Einzelkämpfer. „Es gab keine emotionale

Unterstützung mehr, kein Lob, keine Motivation und keine Befriedigung. Der Beginn des Untergangs. Stattdessen immer mehr Arbeit und immer mehr Erwartungen an den Einzelnen."

Bald kann Peter nicht mehr einschlafen. Anfangs hilft noch das Bier vor dem Zubettgehen. Was er nicht weiß, ist, dass dadurch der Dopaflash, den er durch die ständige intensive Arbeit hat, nur noch mehr erhöht wird.

Monate vor dem Breakdown ist Peter bloß herumgesessen, konnte nicht mehr an Gesprächen teilnehmen, hat sich „total isoliert gefühlt. Es war keine Aktivität da. Und an den freien Wochenenden habe ich nur mehr geschlafen. Heute weiß ich aus der Erfahrung dieser Zeit: Wenn ich leiser werde, geht es mir schlecht." Mittlerweile war sein Wert für Dopamin total verstellt.

Rückblickend meint Peter, dass sein Arbeitspensum ein „Training zum Burnout" war.

Aber ohne Arbeit ist er auch nicht glücklich – und so ist er auf der Suche nach dem richtigen Quäntchen Arbeit, das ihn zufrieden macht, aber nicht ausbrennt. Gesund fühlt er sich noch nicht. Aber „die Sehnsucht nach Heilung ist sehr groß!"

Das Struktur-Talent

Kleine Kinder, die in einer Welt voller Regeln, Verbote und Strafen aufwachsen mussten, können keine Sicherheit über ihren eigenen Wert gewinnen und auch als Erwachsene nur mit Normen und Regeln leben – sie haben klare Vorstellungen von Richtig und Falsch. Abweichende Lebensstile werden klar entwertet und verdienen es nicht, überprüft zu werden. Struktur-Talente sind nicht flexibel, können nicht spontan auf andere eingehen und müssen mit Macht ihre Regeln durchboxen.

Völlig unflexibel war auch Nils, ein zwölfjähriger Bub, der zu mir in Therapie kam. Er war ein Kind, das in seiner Freizeit vor allem „kinderuntypische" Sachen machte, wie täglich vier Stunden Klavier zu üben und lange Opernaufführungen zu besuchen. Er litt unter diversen Ticks, die ihn immer wieder überfielen. Sein Vater brachte ihn regelmäßig zur Therapie. In der Arbeit mit den Eltern wurde unser gesamtes Team immer wieder stark kritisiert. In der Stunde mit dem Buben hatte ich keinen Anknüpfungspunkt. Ich konnte ihn nicht fassen. So kam mir eine Idee. Ich sagte ihm, wenn er irgendwie einmal das Gefühl hätte, dass er nicht zur Stunde kommen wolle, so solle er einfach nicht kommen. „Ich kann Sie dann ja vorher anrufen", meinte Nils. Aber ich verneinte: „Nein, komm einfach nicht her. Lass mich einfach sitzen, wenn Du die Lust hast, etwas anderes zu tun." Nils kämpfte um die Bedingungen, unter denen er die Stunde ausfallen lassen konnte. Er wollte partout eine Regel dafür von mir aufgestellt haben. Ich ließ es ihm aber völlig frei. Bei der nächsten Sitzung kam Nils' Vater mit und forderte die Abrechnung. Sein Sohn dürfe nicht mehr kommen. Wir seien zu schlampig und würden sein Kind zu unrechten Dingen auffordern. Das war es dann auch mit unserem gemeinsamen Weg, der Vater war unerbittlich.

Menschen wie Nils schaffen es nicht, auf einen spontanen Zuruf oder ein spontanes Ersuchen zu reagieren, weil sie gelernt haben, ein aufmerksames „Auf-den-anderen-Eingehen" als Unterlegenheit zu empfinden. Sie kennen die Dimension Macht und Ohnmacht sehr genau und haben wenig Kompetenz für spontane Gleichwertigkeit.

Auch zum Glücksempfinden durch Anerkennung fehlt ihnen Entscheidendes: Jedes menschliche Miteinander bietet die Möglichkeit, einen Beitrag zu leisten. Und immer, wenn man helfen kann, flackert das Glückszentrum auf und versorgt den Körper mit aufbauenden Hormonen. Es macht glücklich, anderen zu helfen und für jemanden etwas tun zu können. Dieser Beitrag muss allerdings auch von der Gruppe geschätzt und anerkannt werden, um zu einem seelischen Erfolgs-Erlebnis zu führen. Struktur-Talente haben aber immer das Gefühl, dass ihr Beitrag nichts wert ist.

Regeln und Verbote ist auch Gertrude von klein auf gewohnt gewesen. Über ihren Zusammenbruch und ihre Unfähigkeit, ihre Patienten weiter behandeln zu können, haben wir schon früher im Buch erzählt. Die praktische Ärztin wurde Mitte April 2010 stationär auf eine psychiatrische Klinik in Graz aufgenommen.

Gertrude wurde mit Gewalt an ihre Grenzen gestoßen. „Ich hatte immer gehofft und geglaubt, das wird schon. Bin so ein starker Mensch, ich habe immer alles geschafft, das schaffe ich schon. Meine Ärztin hat dazu gesagt, das grenzt an Überheblichkeit. Sie haben ja keine Superkräfte. Und nun hat mir mein Körper gezeigt, dass es nicht mehr geht."

Denn die 56-Jährige hat tatsächlich immer alles „geschafft": die Scheidung, ihre Rolle als Alleinerzieherin, das Finanzielle und die Sorge um all ihre Patienten. „Ich habe in den letzten Jahren nicht mehr gelebt. Habe die Sorgen mit nach Hause genommen. Bin mit den Gedanken an die Patienten eingeschlafen und wieder aufgewacht." Und: „Ich habe immer sehr viel von mir erwartet, geglaubt, immer alles zu schaffen, durchbeißen zu müssen und nicht Hilfe annehmen können."

Nach fünf Wochen stationärer Therapie, Psychoanalyse und Psychopharmaka geht es Gertrude wieder besser. Sie arbeitet auch wieder. Aber anders. „Ich versuche mich jetzt mehr abzugrenzen. Bei mir zu bleiben. Und ich lasse mich massieren, mich verwöhnen." Geheilt fühlt sie sich noch nicht, aber auf dem Weg dorthin. „Ich bin wieder die Alte, wie früher als junges Mädchen. Ich kann wieder Sachen genießen und Probleme lösen."

Das Kommunikations-Talent

Diese Menschen mussten als Kinder immer eine Rolle spielen und besonders entzückend und liebenswert sein, um eine Bedeutung zu bekommen. Sie erleben sich als Erwachsene aber auch in ihrer Geschlechter-Rolle als entwertet. Sie können sich auch als Mann oder Frau nicht bedeutend fühlen. Diese Menschen müssen deshalb ununterbrochen verschiedene Rollen spielen und sich allerorts beliebt machen, um die ersehnte Bedeutung zu erlangen. Immer aber geht Applaus von außen an der inneren Zustimmung zu sich selbst vorbei und zurück bleibt innere Leere.

Sehr deutlich wird diese mangelnde Bedeutung sich selbst gegenüber, wenn viele Kommunikations-Talente zu einem drastischen Mittel greifen, um bei anderen gut anzukommen – nämlich der scheinbaren optischen Perfektionierung ihres Körpers. So entscheiden sich viele zur chirurgischen Modellierung ihres Körpers. Es werden Brüste vergrößert, Bäuche gestrafft, tätowiert, Gesichter geliftet und Augenlider gehoben. So wie im Fall von Marion. Die junge Frau leidet schon ihr ganzes Erwachsenenleben an ihrer zu kleinen Brust. Ihre Geschwister und ihre Mutter haben sie immer gehänselt, sie war das Lachobjekt der Familie mit ihren kleinen Brüsten. Leider – aber logischerweise – bringt auch die Brustvergrößerung für sie keine Besserung. Nach wie vor fühlt sie sich klein und inkompetent, obwohl ihre Brüste nun nicht mehr zu übersehen sind. Ihr inneres Bild der kleinen Brust und der damit verbundenen fantasierten Inkompetenzen hat sich mit der chirurgischen Vergrößerung nicht verändert. Es sind nur innere Bilder der Verletzung und Verstümmelung ihres Selbstgefühls dazugekommen. Denn ein desolates inneres Bild von sich selbst kann durch Außenstützen nicht geheilt werden.

Greta hat sich ebenfalls die Brust vergrößern lassen und ihr Mann sagte kürzlich in einer Psychotherapiesitzung bei mir zu ihr: „Jetzt schaust Du so toll aus, jetzt wirst Du mich nicht mehr los!“ In einer weiteren Sitzung, in der er bei mir allein war, sagt er mir, dass sie ihm jetzt schon ganz gut gefalle, sie sei nur um die Hüften noch zu breit. Er helfe ihr aber ohnehin beim Fasten und esse zu Hause neben ihr nicht mehr. Sie nehme jetzt schon ganz brav ab!

Greta ist ebenfalls ein Beispiel für ein Kommunikations-Talent. Sie versucht ihre fehlende innere Zustimmung zu sich als

Frau über die Zustimmung ihres Mannes zu gewinnen. Ein Weg, der nicht ans Ziel, sondern in ein Burnout führen wird, weil der seelische Erfolg der Anerkennung durch ihren Mann sehr wahrscheinlich ausbleiben wird.

Auch Ida fühlt sich in ihrer Rolle als Frau nicht bedeutend. Sie ist als einziges Mädchen unter mehreren Buben aufgewachsen. Ihre Mutter ist ein Männlichkeits-Fan und findet Buben viel toller als Mädchen. Auch die Tageskinder, die sie zusätzlich betreut, sind deshalb nur Buben. Oft übernachten diese bei der Familie und Ida musste als junges Mädchen mit der Mutter die Kleider der Buben und des Vaters vom Boden aufheben und beim Kochen für den Vater und die Buben helfen. Nie hat die Mutter daran gedacht, etwas für die Tochter zu machen. Feste und Familienangelegenheiten sind ausschließlich nach den Buben und dem Vater ausgerichtet worden. Selbst die fremden Buben sind in den Augen der Mutter von größerer Bedeutung als ihre eigene Tochter gewesen. Deren Bedeutungslosigkeit ist schon allein aufgrund ihrer Weiblichkeit gegeben.

Obwohl meine Klientin wesentlich intelligenter ist als ihre Brüder und ihnen in allen Belangen hoch überlegen, ist die innere Meinung der Familie, dass die Buben wichtiger sind und man ihnen die Verantwortung übergeben will. Was diese entscheiden, hat Gewicht. Dadurch hat Ida gelernt, ihre Bedeutungslosigkeit zu verinnerlichen und kann mittlerweile keinen eigenen Willen mehr in sich spüren. Immer versucht sie anderen zu entsprechen und spielt nur noch Rollen. Der innere, eigene Kern ist ihr abhandengekommen.

Talente entstehen aus Unsicherheiten

Wie bereits an anderer Stelle erläutert, so fragen die hormonellen Reaktionen auf Reize aus der Umwelt unsere innere Bilderwelt, wie etwas empfunden werden soll. Unsere gespeicherten Erinnerungsbilder haben jede einzelne Erfahrung, die wir im Lauf unseres Lebens gemacht haben, parat, um unser Gefühlsleben und die sich daraus entwickelnden Gedanken und Handlungen zu steuern.

Wir haben zu Beginn des Buches erfahren, dass der Verstand eigentlich nur dafür da ist, unsere Emotionen zu bedienen. Gedanken und Worte haben wir nur dafür bekommen, damit wir Befriedigung durch Sex und Essen erlangen. Sex und Essen erhalten wir wiederum, wenn wir uns in Gruppen zusammenfinden. Dafür, dass wir in einer Gruppe „zu Hause“ sind, sorgt unser Zugehörigkeitsbedürfnis. Um in der Gruppe bestehen zu können, brauchen wir jedoch Anerkennung. Und auch dieses Erlebnis wird mit der Aktivierung des Glückszentrums im Gehirn belohnt. Es ist in diesem Zusammenhang von existenzieller Bedeutung, von anderen wahrgenommen zu werden, da sonst die Leistungen, die ein Gruppenmitglied erbringt, nicht sichtbar werden. Die Anerkennung gelingt entweder durch Ordnung und Genauigkeit oder auf dem Wege der Faszination, indem man Blicke der anderen auf sich ziehen kann.

Immer brauchen wir all diese Erlebniswelten, um gesund bleiben zu können.

Die Talente im Leisten, Leben und Lieben

Das Ergebnis-Talent entsteht

Konnten Menschen nicht genug Sicherheit in ihrer frühen Empfindungswelt aufbauen und sich nicht adäquat „zu Hause“ fühlen, so werden sie versuchen, ihr Leben ohne Hilfe zu meistern und niemanden brauchen. Ein größtes Maß an Unabhängigkeit ist ihr Lebensmotto. Je weniger Aufmerksamkeit jemand erhalten hat, umso mehr musste er lernen, mit sich allein auszukommen. Er kann daher auch andere nicht aufmerksam spüren und wird relativ leicht und scharfsinnig seine Entscheidungen treffen, ohne sich von den Gefühlen anderer ablenken zu lassen.

Hippokrates bezeichnete diese Menschen als Sanguiniker, in der traditionellen chinesischen Medizin hat man diesem Typ das Luftelement zugewiesen, und in Studien wurden die Eigenschaften des Ergebnis-Talents mit der Farbe Blau und folgenden Eigenschaften assoziiert: groß, kalt, stark, eckig, männlich, schnell, glatt, mächtig, mutig, wach, robust, fleißig, zentral, klar, selbstsicher und schlagfertig.

Der Anfang unseres Seins

Schon ein Drittel des gesamten Baumaterials für die Vernetzung im Gehirn ist bei der Geburt angelegt. Die Stimmungen und Gefühle der Mutter sind dem Neugeborenen vertraut, und es ist dem Baby gelungen, bei seiner Ankunft ins Leben den Geruch des Fruchtwassers an der Brust der Mutter wahrzunehmen und die

Stimme und den Herzschlag der Mutter zu hören. Es kann sich also zu Hause fühlen, obwohl es sich in einer völlig neuen Welt bewegt. Dieser Start in ein neues Leben ist von einer sicheren Basis aus gelungen. Kann die frischgebackene Mutter das Neugeborene emotional gut spüren, so spürt dieses die Einheit mit ihrer Person vor der Geburt auch in der neuen Welt. Die Mutter hat das Baby nun stets bei sich. Es liegt auf ihrer Brust und schläft den Großteil der Zeit. In den ersten drei Monaten seines Lebens baut der Säugling das Fundament der ersten seelischen Fähigkeit, die man im Leben braucht, auf – die Fähigkeit, sich in andere einfühlen zu können.

> Wir lernen, unsere Aufmerksamkeit auf andere zu richten und intuitiv unser Gegenüber zu verstehen.

Die Schwierigkeit, ein Baby zu verstehen

Von der frischgebackenen Mutter aus gesehen ist es hingegen nicht so einfach, das Neugeborene zu „verstehen“, denn das Baby hat zunächst nur die Fähigkeit, zu schreien und später auch zu strampeln. Mehr Möglichkeiten stehen ihm noch nicht zur Verfügung. Ist das Neugeborene hungrig, so lässt sich dieser Zustand als diffuses Sehnen verstehen. Erst durch die Antwort der Mutter, die Nahrung zur Verfügung stellt, und das darauf folgende Gefühl des Satt-Seins kann das neugeborene Gehirn die sichere Klarheit entwickeln, dass es hungrig war. Das Kind macht in den ersten Lebenswochen die Erfahrung, dass, wenn es schreit und strampelt, die beruhigende Stimme der Mutter zu hören ist, es in den Arm genommen wird, der Duft der Mutter zu riechen ist und schließlich die gute warme Milch aus der nährenden Brust mit wohlschmeckenden Empfindungen auf der Zunge und dem Gaumen zu spüren ist. Alle diese Erfahrungen werden mit dem Gefühl des Hungers und Essens im neuen Gehirn gespeichert. Sie sind darin abgebildet und prägen in Hinkunft die Erwartungen bezüglich des Essens. So können klare Gefühle zum Hunger und zum Satt-Sein im Gehirn gespeichert werden und kann Hunger als eindeutiges Bedürfnis entstehen.

Versteht die Mutter ihr Kind aber nicht, beginnt sie es beispielsweise zu wickeln und zu säubern, anstatt zu füttern, so kann im Gehirn des Neugeborenen keine innere Klarheit über das Bedürfnis entstehen. In einem anderen Fall ist dem Baby heiß und es fühlt sich im Schlafsack beengt. Doch anstatt es abzudecken, füttert die Mutter nun das Kind. So bekommt es nie passende Antworten auf seine Gefühle und keine innere Klarheit hinsichtlich seiner eigenen Bedürfnisse. Für das neugeborene Kind ist es also von existenzieller Bedeutung, dass es ausreichend gut verstanden wird. Die „ausreichend gute Mutter" ist in der Lage, auf die Bedürfnisse des Babys einzugehen, zumindest so weit, dass sich das Baby nie komplett verlassen fühlt.

Die Mutter als sicherer Hafen

Es ist üblich geworden, Neugeborene nach der Geburt bei ihren Müttern zu lassen, um die erste sichere Basis aufbauen zu können. Ist dieser Start gelungen, so spielt sich in den ersten Wochen die Interaktion zwischen Mutter und Kind befriedigend ein.

Oxytocin heißt das Hormon, das sich während der Schwangerschaft verstärkt im Körper der werdenden Mutter ausbreitet, die Geburt einleitet und das Stillen ermöglicht. Es ist auch bekannt als das Kuschelhormon, das aktiviert wird, wenn wir schmusen oder Sex haben. Es flutet unseren Körper auch, wenn wir jemanden sympathisch finden oder uns in Gesellschaft gut unterhalten. Immer wenn wir Zugehörigkeit spüren, wird Oxytocin ausgeschüttet beziehungsweise immer wenn dieses spezielle Hormon ausgeschüttet wird, empfinden wir Vertrauen.

In einer Studie wurde Probanden das Kuschelhormon Oxytocin in die Nase gesprüht und sie bekamen Geld für eine Spielsituation zur Verfügung gestellt. Sie hatten die Aufgabe, Treuhändern (andere Probanden der Studie) Geld zu geben, damit diese es für sie verwalten. Einer Kontrollgruppe wurde das Oxytocin nicht verabreicht. Auch sie erhielt Geld mit der Aufforderung, eine gewisse Summe an Treuhänder zu übergeben. Es zeigte sich, dass jene Probanden, die das Hormon in der Nase hatten, den Treuhändern wesentlich mehr Geld gaben als diejenigen, denen es nicht verabreicht worden war. Interessanterweise zeigte sich aber, dass auch die Treuhänder, denen mehr Geld zur Verwaltung anvertraut wurde, mehr Oxytocin im Harn hatten als diejenigen, die weniger Geld bekamen.

Es können demzufolge Hormone chemisch zugeführt werden. Aber die Produktion kann auch durch Vertrauen ausgelöst werden.

> Man kann also durch eigene Gedanken und Gefühle diese Emotionen bei seinem Gegenüber auslösen und entsprechende hormonelle Aktivitäten im Körper des anderen aktivieren.

So ist es auch verständlich, dass etwa werdende Väter während der Schwangerschaft ihrer Frauen häufig deutlich an Gewicht zulegen, auch wenn sie nicht mehr essen oder sich nicht weniger bewegen als üblich. Sie sind definitiv mit ihren Frauen schwanger.

Ein Kind muss „gesehen“ werden

Wir spüren, was andere Menschen gerade wollen, wenn unser Fokus auf sie gerichtet ist.

Gelingt es in der ersten Zeit nach der Geburt nicht, von unseren Bezugspersonen gut verstanden zu werden, so werden wir uns auf diesem instabilen Fundament in andere weniger einfühlen und sie weniger verstehen können.

Wie ausschlaggebend die Zeit während der Schwangerschaft und unmittelbar nach der Geburt ist, zeigt die folgende Untersuchung:

Man hat Kinder im vierten Lebensjahr auf das Kuschelhormon hin untersucht. Eine Gruppe bestand aus Adoptivkindern, die innerhalb des ersten Lebensjahres von liebevollen Adoptiveltern aufgenommen worden waren, die andere Gruppe bildeten vierjährige Kinder, die von Beginn an bei ihren leiblichen Eltern bleiben durften. Das Oxytocin im Harn wurde vor und nach einer Schmusesituation mit der liebenden Mutter gemessen. Es zeigte sich dabei, dass leibliche Kinder wesentlich mehr Oxytocin im Harn hatten als diejenigen, die erst innerhalb des ersten Lebensjahres zu liebevollen Adoptiveltern gekommen waren.

Die Forderung nach der „good enough mother", die das neugeborene Kind gut genug versteht, ist schon beinahe 60 Jahre alt. Kinder, denen diese Chance verwehrt geblieben ist, müssen das Alleinsein trainieren und können ihre eigenen Bedürfnisse nicht intuitiv erkennen. Es handelt sich um Kinder, die gleichsam „in die Luft" weinen, und es ist niemand da, der sie hören kann. Es gibt keine Antwort auf all die Unbehaglichkeiten und Nöte, die ein Neugeborenes außerhalb des schützenden und labenden Mutterleibs empfindet und die es langsam bewältigen muss. Hunger, Kälte, Schmerz, Reizüberflutung, Störungen des Ruhebedürfnisses und Einsamkeit sind starke Frustrationen, die die innere Bilderlandschaft dieses Neugeborenen gestalten.

> In den ersten drei Monaten wird das Fundament der ersten seelischen Fähigkeit, andere „zwischen den Zeilen" lesen zu können, ausgebildet. In dieser Zeit entsteht auch das Fundament für die Fähigkeit, Aufmerksamkeit zu bekommen und aufmerksam sein zu können.

Ein Elternpaar erzählte mir im Rahmen der Therapie, wie lange es auf die Adoption seines Sohnes Laurenz warten musste. Eines Tages meldete sich die Sozialarbeiterin, brachte einen halbjährigen Buben im Kindersitz und übergab ihn an seine zukünftigen Eltern. Der Bub war seiner Mutter entzogen worden, da diese regelmäßig gegen 22 Uhr die Wohnung verließ und erst in den Morgenstunden zurückkam. Sie schlief bis in den Nachmittag hinein und überließ den Buben sich selbst. Sie ging davon aus, dass das Kind nachts schlafe und keine aktive Betreuung benötige. Bei den Adoptiveltern angekommen, fand sich Laurenz wiederum Eltern gegenüber, die noch nie ein Kleinkind im Arm gehalten hatten. Sie kauften Zeitschriften und Bücher und begannen zu lesen, was ein Kind brauchen könnte. Doch die innere Bilderwelt von Laurenz war schon bei seiner Ankunft voller Angst, Unlust und blindem Schreien. Erst als sich seine neuen Eltern therapeutische Unterstützung holten, konnte mit ihrer Hilfe die innere Bilderlandschaft von Laurenz übermalt beziehungsweise neu gemalt werden.

Das Kleinkindalter ist die Zeit, in der das Fundament für die Klarheit über die eigenen Bedürfnisse errichtet wird. Wird ein Kind schon in den ersten drei Monaten nicht wirklich verstanden, ist es sehr wahrscheinlich, dass es sich auch im weiteren Leben durchschlagen wird, ohne intuitiv zu wissen, was es eigentlich braucht, und ohne Menschen auskommen wird, die es verstehen. Auch diese Kinder sind jedoch gefordert, ein Teil einer Gemeinschaft zu werden und sich den Vorstellungen der verschiedenen Familienmitglieder anzupassen. Sie reimen sich dabei ihre Empfindungen zusammen.

Voller Misstrauen und aus einer tiefen Ungeborgenheit heraus bilden sie so ihren erkennenden Scharfsinn aus.

Wir wissen, es ist existenziell wichtig, gesehen zu werden. Um sicherzugehen, dass wir tatsächlich persönlich gesehen werden, ist es notwendig, unverwechselbar zu sein. Wenn ich meine eigenen Bedürfnisse und Wünsche nicht kenne, woher soll ich wissen, dass tatsächlich ich gemeint bin, wenn mich jemand wahrnimmt? Weiß der eigentlich über mich Bescheid oder denkt er, dass ich jemand ganz anderer bin? Diese Gedanken und ähnliche Qualen beschäftigen diese Kinder. Da sie keine Sicherheit über ihre eigenen Bedürfnisse aufbauen konnten, sind sie auch nicht imstande, andere intuitiv zu spüren. Sie müssen sich immer genau überlegen, was der andere wohl denkt oder fühlt.

Diese unermüdliche Übung schärft den beobachtenden Intellekt. Diese Menschen analysieren innerlich jedes Verhalten anderer und behalten dabei stets die Beobachterebene. Nie sind sie intuitiv involviert und wahren daher auch sehr gut den Abstand zu anderen. Nie passierte es ihnen, sich in Gefühlen zu verlieren. Sie kennen das Beteiligtsein nicht. In meinen Therapiesitzungen versuche ich meine Klienten gern in eine solche Beobachterposition zu führen. Wenn sie mir Gefühle und Verstrickungen anderen gegenüber beschreiben, ersuche ich sie immer wieder, sich wie im Theater zu mir in die Zuschauerreihe zu setzen und gemeinsam das Verhalten zu reflektieren, das uns gerade im Schauspiel dargeboten wurde. Ergebnisorientierte Talente entstehen, wenn von Beginn des Lebens an eine solche Beobachterrolle eingenommen werden muss.

Das Ergebnis-Talent im Leisten

Ergebnis-Talente sind geniale Denker. Sie sind oft ihrer Zeit weit voraus und werden erst nach ihrem Tod geehrt. Techniker, kluge Unternehmer, Anwälte, ehrgeizige Sportler und Sekretärinnen, die klug organisieren, sind häufig Ergebnis-Talente. Sie bilden das Rückgrat und die Seele der Firmen. Strebsam und ergebnisorientiert stehen sie meist an der Front. Sie haben den Erfolg immer im Blickfeld. Die analysierenden Fähigkeiten haben sie von klein an gelernt. Sie brauchen sich auf niemanden zu verlassen, denn sie haben sich. Mit unbeirrbarer Konsequenz und Effizienz sind sie dabei sehr oft viel zu schnell für andere. Es bleibt kein Platz zum Wachsen und Gedeihen. Ergebnis-Talente können nicht verstehen, dass andere länger brauchen. Die frühe Angst des Nichtwahrgenommen-Werdens, gebündelt mit Scharfsinn, bringt diese Menschen meist ganz nach vorn. Sie schaffen es, sich einer Firma zu verpflichten, ohne dass sie durch besondere Einfühlsamkeit gebremst werden. Die Angst vor der Ungeborgenheit treibt zur ewigen Kreativität an und sie werden selten verschlissen. Sie sind für konstruktive Kritik offen, solange sie sinnvolle Veränderungen einläuten könnte. Es sind meistens die anderen, die unter den Ergebnis-Talenten bewusst leiden.

Stärken und Schwächen im Job

Typisch ist, dass sie gut Prioritäten setzen können und logisch vorgehen. Sie sind bei all ihren Vorhaben zeitökonomisch. Sie analysieren und entwickeln und bewerten alle Ergebnisse an der Realität. Ergebnis-Talente haben ein starkes Bedürfnis nach Fakten und Grundlagen. Die Inhalte, mit denen sie sich beschäftigen, sind Problemlösungen, Statistiken und Zahlen. Als Ziele tragen sie das Erobern und den Erfolg permanent vor sich her. Sie brauchen auch ihre Wirkung auf andere. Typisch für Ergebnis-Talente sind kritische Auseinandersetzungen. Sie sind eigenständig, entscheidungsfähig und leistungsorientiert.

Im Konflikt sind sie rationalisierend. Sie analysieren alles und jeden und es kommt zum Versachlichen der Beziehungsebene. Ergebnis-Talente sind im Konflikt abweisend, aggressiv, unpersönlich, arrogant. Ergebnis-Talente kann man an theoretischen Reflexionen über Selbstverständlichkeiten und als Beziehungstheoretiker gut erkennen.

Sie bringen sachliche Klarheit. Fachkompetenzen und Experten werden scharfsinnig erkannt und klar den besten Aufgabengebieten zugeordnet. Ergebnis-Talente können Konfliktpartner auf die Metaebene bringen und die Konfliktinhalte kritisch benennen.

Probleme haben Ergebnis-Talente damit, zwischenmenschliche Beziehungen zu erkennen und sie zu fördern oder integrieren. Das kann zu Unnahbarkeit und Distanz führen.

Es kann zu Rationalisierungen kommen und die Unvereinbarkeit von den Konfliktparteien dabei übersehen werden. Konfliktpartner erledigen demnach ihre Arbeit oft nebeneinander und jeder kümmert sich nur um seine Angelegenheiten.

Will man als Mitarbeiter etwas von Ergebnis-Talenten, sollte das Anliegen klar formuliert und ohne zwischenmenschliche Färbungen oder Gefühlsbelange sein. Rationale Unterstützungen wie Vergleichstabellen sind empfehlenswert.

Das Ergebnis-Talent im Leben

Menschen mit diesem Talent sind unsicher in allen Belangen, die Nähe ausstrahlen. Von Anbeginn ihres Lebens fehlt ihnen die Möglichkeit, ihre eigenen Bedürfnisse zu erfassen und emotionale Empfindungen anderer intuitiv zu empfangen. Ihr Gehirn ist darauf trainiert, sich alle emotionalen Reaktionen im Verstand zusammenzureimen – was eine stete intellektuelle Kontrolle notwendig werden lässt. Ergebnisorientierte Talente befinden sich oftmals auf der Beobachterebene. Alles andere macht sie unsicher, weil ihnen das „Werkzeug“ fehlt, sich auf andere einzulassen. Mit dem Berechnen der emotionalen Reaktionen bei sich und anderen halten sie ihr Gegenüber stets auf Distanz. Dadurch werden allerdings die Kontaktlücken immer größer. Um diese zu benennen, brauchen sie immer mehr intellektuelle

Fähigkeiten. Intime Kontakte werden vermieden. Für Nähe gibt es keine Fähigkeiten.

Beziehungen mit Mehrwert

Ergebnisorientierte Talente fühlen sich am wohlsten, wenn sie Gruppen oder Kollektiven angehören, in denen sie nichts von sich preisgeben müssen. Am liebsten sind ihnen Kontakte mit Menschen, durch die sie anregende Kritik erfahren, die sie in ihrem Leben weiterbringt.

Ist diese Herausforderung nicht mehr gegeben, wird der Umkreis gewechselt und neue Menschen müssen sich bewähren. Ist das Interesse auf die intellektuelle Herausforderung beschränkt, so muss man sich nicht auf das Parkett der Zuneigung und Sympathie begeben, das diesem Talent so viel Angst macht, da ihm die Übung darin von Beginn seines Lebens an verwehrt war. Sind ergebnisorientierte Talente zu einem Fest eingeladen, so sagen sie ihr Kommen zu und fühlen sich dabei so wenig in den Gastgeber ein, dass mit ihrem Fernbleiben gerechnet werden muss und dieses auch unentschuldigt eintritt. Das Laternenfest der Kinder, die Freude des Partners am Kuscheln, die behagliche Wärme eines Kaminfeuers entlocken diesen Menschen oft nur ein Gefühl der Lächerlichkeit und Langeweile. Sie verfügen über keine passenden inneren Bilder, die irgendwelche Resonanzen in ihnen hervorrufen können. Berührt man solche Menschen und „klopft" ihnen zum Beispiel auf die Schulter oder streichelt zärtlich ihre Wange, so zucken sie förmlich zurück.

Wohnen im Technik-Tempel

Die Wohnsituation ist von Perfektion und technischer Brillanz gekennzeichnet. Monumente der jeweiligen Zeitepoche sind der

Ausdruck dieser Talente, so sie es sich finanziell leisten können. Sie können es auch kaum erwarten, bis das sichtbare Monument errichtet ist, und fühlen sich am wohlsten, wenn sie etwas Sichtbares schaffen können. Immer muss es außergewöhnlich sein, damit die tief wurzelnde Angst, übersehen zu werden, nicht eintreffen kann und besänftigt wird. Nach dem Motto: Umso auffallender meine Wohnung ist, umso auffälliger ist sie und umso eher werde ich gesehen.

Wenig Schutz durch Wände, große, unüberschaubare, aber technisch perfekte Glasfronten und glatte Flächen sind besonders beliebt. Oft greifen sie zu Wohn-Accessoires und Ausstattungslösungen, die zwar technisch auf dem letzten Stand sind, aber noch nicht so ausgereift, dass sie schon einen lebendigen Umgang damit ermöglichen. Farben wie Blau, Grau, Weiß und Silber finden sich im Wohn- und Arbeitsbereich. Stein, Leder und fein bearbeitetes Holz, hochglanzlackiert, werden gerne eingesetzt und spiegeln die Glätte ihres Verstandes wider, der jede Emotion in der Großhirnrinde im Griff hat.

Die Marke des Autos verdeutlicht ebenfalls das Besondere, denn auch hier ist das Abheben aus der Gruppe am wichtigsten. Je nach Budget ist das dann entweder der technisch bestausgestattete Ferrari oder der liebevoll restaurierte VW Käfer aus den 1970er Jahren.

Das Ergebnis-Talent und die Liebe

Die Liebe zu Ergebnis-Talenten ist im wahrsten Sinne des Wortes fesselnd. Der deutsche Psychologe und Psychotherapeut Fritz Riemann, der seine Persönlichkeits-Typologie entwickelt hat, schildert ein Beispiel, in dem ein Mann endlich einer Verlobung mit seiner langjährigen Freundin zustimmt. Er lädt gemeinsame Freunde ein, denn eigene hat er nicht, und gibt die Verlobung öffentlich bekannt. Gleichzeitig hat er vor dem Fest aber einen

Brief verfasst und aufgegeben, der die Verlobung sofort wieder beendete. So kreativ lösen ergebnisorientierte Talente ihre Beziehungsprobleme.

Wir erinnern uns daran, dass Sexualität der stärkste Reiz für Menschen ist und die Natur auf diesem Wege unser Weiterbestehen sichert. Auch der Mensch mit ergebnisorientiertem Talent kann nicht umhin, sich einer Partnerschaft zuzuwenden. In einer solchen ist es unausweichlich, dass es zu Gefühlen der Nähe kommt. Für Partner dieser Talente ist es extrem verletzend, wie sehr man durch sie gleichzeitig angezogen und abgestoßen wird.

Ein anderes Beispiel zeigt, wie sehr die Unsicherheit auf dem Sektor der Mitmenschlichkeit das Liebesleben steuert. Ein Mann suchte sich in einem Eheinstitut nach einem Foto eine Partnerin aus, die ihm am wenigsten gefiel. So konnte er sicher sein, dass er sich nicht verliebe. Und somit sicherstellen, die tief verwurzelten Ängste, die er als Kleinkind hatte, und alle unbezwingbaren Nöte dieses Kleinkindes, das so sehr auf die pflegende Person angewiesen war, nicht aufkommen zu lassen. So unerträglich war das Gefühl für das Neugeborene und so tief ist es in den inneren Bildern des Erwachsenen verwurzelt.

Nähe ist eines der Hauptprobleme von Ergebnis-Talenten. Gerald, ein 50-jähriger Architekt, war seit Jahren mit seiner Freundin liiert, sie lebten aber nicht zusammen. Dann bekam Gerald den Auftrag, bei einem Bekannten den Umbau von dessen Ferienhaus in Italien zu planen. Der Bekannte lud deshalb Gerald und seine Freundin für ein verlängertes Wochenende in das Ferienhaus ein, um bei der Gelegenheit gleich die Vorstellungen zu besprechen, die er zu dem Umbau hatte. Es war alles vorbereitet, doch Gerald kam nicht zu diesem Wochenende. Seine innere Sichtweise war geprägt von der Angst, drei Tage lang auf engstem Raum mit seiner Freundin verbringen zu müssen. Er verzichtete lieber auf den lukrativen Auftrag – und sagte nicht einmal ab.

Ein ähnlich schlimmes Erlebnis wie die Freundin von Gerald hat Beate erlebt. Sie hatte ihren Mann für Ferdinand, einen Arzt, verlassen. Sie durchlebte eine sehr schmerzvolle Zeit in dieser Beziehung, weil Ferdinand sie schlecht behandelte und seinen Blick für „Weiber" auch ihr zuliebe nicht veränderte. Beate hatte sich nach der Trennung von ihrem Mann so weit mit ihm geeinigt, dass sie schon mit Ferdinand und ihren beiden Kindern einen gemeinsamen Urlaub planen konnte. Sie flog voraus und nahm alle seine Tauchutensilien mit in einen Urlaub, in den er nicht nachkam und stattdessen per Telefon die Beziehung beendete.

Eine dauerhafte Beziehung hat hingegen Marianne mit ihrem Ehemann. Die beiden sind seit mehr als 15 Jahren verheiratet, leben aber genauso lange räumlich voneinander getrennt in zwei Wohnungen, die 40 Kilometer auseinanderliegen.

Liebe und Geborgenheit sind gefährlich

Es ist für ein Kleinkind existenziell bedrohlich, fallen gelassen zu werden. Wenn Kinder stundenlang im Bettchen unbeachtet vor sich hin schreien und niemand da ist, so ist das für den Säugling aber ebenfalls lebensbedrohlich. Die Natur hat es deshalb so eingerichtet, dass wir alle Gefühle als innere Erinnerungsbilder speichern, um künftig nicht wieder in eine solche Situation zu geraten. Die Natur zwingt uns, Gefahren auszuweichen. Wir erkennen diese sofort anhand unserer inneren Bilder und weichen ihnen spontan aus. Diese Entscheidungen kommen gar nicht erst in die Großhirnrinde und somit auch nicht zu unserem Verstand.

Das Gehirn erkennt: Mögliche Liebe bringt den Wunsch nach Zärtlichkeit und Geborgenheit mit sich. Liebe will Geborgenheit und Sicherheit. Das Gehirn des Ergebnis-Talents erinnert sich sofort an all die Einsamkeit und Verzweiflung des allein gelassenen Kindes und schaltet das Stresszentrum Furcht ein. Es bleibt ihm nur mehr die Flucht, der Angriff oder das Erstarren. Durch die Übung im „Ausrechnen" der Emotionen und Gefühle anderer trifft das Ergebnis-Talent oft messerscharf. „In einem Augenblick besonders inniger Zuwendung des Partners trifft er diesen seelisch an seiner verletzlichsten Stelle, indem er seine Haltung, seinen Gesichtsausdruck oder seine Worte ironisierend ins Lächerliche zieht: ‚Mach doch nicht so hündisch treue Augen', ‚Wenn du wüsstest, wie komisch du eben ausgesehen hast', ‚Lass doch die komischen Liebesspielchen und komm endlich zur Sache'", sind laut Psychoanalytiker Fritz Riemann typische Aussagen dieser Talente.

Es ist ihr wichtigstes Anliegen, sich den anderen richtig zusammenzureimen. Immer braucht das Ergebnis-Talent die Sicherheit, ein Zärtlichkeitsbedürfnis nicht bewusst werden zu lassen und zu kontrollieren. Für ergebnisorientierte Talente ist jede Geborgenheit die Aktivierung schmerzvoller Kleinkinderlebnisse. Der Reiz „Zuwendung" kommt nie als Zuwendung in den Verstand. Er wird bei der Abfrage der inneren Erinnerungsbilder im Wahrnehmungskreislauf immer zur Furcht verändert, und die Stressaktivierung beginnt. Wachsamkeit, Aggression und Flucht sind die Reaktionen, die Liebende treffen.

Aber auch ergebnisorientierte Talente brauchen Sex und Essen, Zugehörigkeit, Anerkennung und Sicherheit, um ihr Glückszentrum zu aktivieren und sich gut zu fühlen. Mit ihrem scharfsinnigen rationalen Verständnis von emotionalen Reaktionen anderer, die sie ja schon ein Leben lang üben, spielen sie bei ihrer Annäherung an den potenziellen Partner am Klavier der Beziehungstheoretiker meisterhaft und bringen jede Facette der Verliebtheit zum Ausdruck. Das Ergebnis-Talent ist und bleibt immer auf der Beobachterebene. Beim betroffenen Liebespartner fallen all diese meisterhaften Facetten auf den Boden gelebter Geborgenheit und Liebe. Alle Sehnsüchte und tiefe Geborgenheit scheinen nun erfüllt. Emotional reagiert das Ergebnis-Talent wie ein virtueller Spiegel, der für seinen Partner jedes abgebildete Liebesgefühl, das dieser jemals erhalten hat, zum Schwingen bringt. Niemals werden aktivierte Erinnerungsbilder durch eigene Emotionen dieses Talents aufgehalten. Ungebremst kann jede Liebesschwingung innerer Bilder aufwallen und zu einer der schönsten denkbaren Liebesempfindungen werden. Jede Emotion und jedes Gefühlsbild werden in dem scharfen glatten Spiegel sichtbar, und der Partner glaubt, es ist die Liebesantwort des ergebnisorientierten Talents. Jede Fantasie kann ungehemmt im Spiegel sichtbar werden und das Empfinden vollkommener Liebe ist das Ergebnis. Ähnlich wie der oben geschilderte Verlobte lässt das Ergebnis-Talent Hochgefühle zu, wie in einem Roman, und löst sie sofort nach dem Kapitel wieder auf. Zum Beispiel gibt er ein Eheversprechen, weil die Situation gerade danach ist, und später kann er sich nicht einmal daran erinnern.

Die Sexualität – triebhaft und notwendig

Für das Ergebnis-Talent ist Sexualität der Ausdruck einer triebhaften Notwendigkeit. Für ergebnisorientierte Talente ist das Wahrgenommenwerden gleichbedeutend mit Sicherheit. Gerne zeigen sie sich und wirken auch immer irgendwie besonders. So bekommen auch sexuelle Erlebnisse etwas von der Dimension des Herzeigenen und Sichtbarmachens. Gerne wird Sexualität zwischen Tür und Angel vollzogen. Ein Geschäftsmann einer sehr großen Firma musste immer wieder in seinem Büro mit seiner Mitarbeiterin sexuell verkehren. Die Spannung, dass die Tür aufgehen könnte und seine Sexualität sichtbar würde, war ihm ein großer Antriebsfaktor seiner Lust. Bei Paaren, die man immer wieder in ihren sexuellen Handlungen beobachten muss, kann so eine Neigung sichtbar werden. Bei Partys sind es diejenigen, die unaufhörlich miteinander schmusen oder ihre Genitalien betasten, ihre Beine zur Schau stellen oder sich tief ins Dekolleté blicken lassen. Die Spannung wird durch ein „In-den-Blick-Geraten" aufrechterhalten. Das Ergebnis-Talent kennt wenig Erotik, kein Vorspiel, kein Entstehen der inneren sexuellen Gefühle aus einem zärtlichen und liebenden Verhalten heraus. Es hat eher Resonanzempfindungen zur Verfügung. Auch ein Spiegel kann nur das zeigen, was man ihm darbietet.

Manchmal kann es sein, dass Erinnerungsbilder des verzweifelten Kindes aktiviert werden, als dieses im Arm gehalten wurde. Wenn die „good enough mother“ nicht gegeben und die tiefe Ungeborgenheit das bestimmende Gefühl war, das das ergebnisorientierte Talent hervorbrachte und trainierte, so gab es doch auch im Leben dieses Kindes Momente, in denen Bezugspersonen da waren und sich ihm zärtlich zugewendet haben. Hat das Kind in diesem Moment das Gefühl der Zärtlichkeit erlebt, so kann man sich vorstellen, wie sehr es dieses festhalten will. Diese Erinnerungsbilder brechen möglicherweise durch und führen dazu, dass ergebnisorientierte Talente beim Sex manches Mal „fester“ zugreifen. Diese Emotionsreaktionen treten dann irgendwie „unpassend“ zutage. Es ist ja auch das verzweifelte Festhalten einsamer Kinder, das in diesen Momenten sichtbar wird, und nicht die besondere Attraktivität des Sexualpartners. Im besten Fall werden solche Momente vom liebesfantasierenden Partner als besondere Zuwendung interpretiert. Aber auch Eifersuchtswahn und fetischistische Neigungen können in solchen Beziehungen quälend werden.

Tina, eine Klientin, die mit dem Leid einer jahrelangen „On-Off“-Beziehung mit einem Ergebnis-Talent zu mir in Behandlung kam, äußerte in einer Sitzung, nachdem sie die Dynamik von so einem Talent erfassen konnte: „Ich habe mir jetzt gedacht, immer wenn ich R. ansehe und mich nach ihm sehne, weiß ich, wie sehr ich mich lieb habe.“ Tina hat somit verstanden, dass es ihre eigenen Liebesgefühle sind, die durch seinen virtuellen Spiegel sichtbar werden. So erzeugen ergebnisorientierte Talente Bilder der vollkommenen Liebe und bewirken schmerzliche Abhängigkeiten. Nie im Leben wurde man so geliebt und war der Sex so großartig. Man hatte einen lebenden Spiegel seiner eigenen Gefühle. Im Normalfall bremsen immer Erwartungen und Bedürfnisse des liebenden Partners einen selbst in der Eigenliebe. Mit einem liebenden Partner hat man stets auch mit ihm und seinem Leben zu tun. Das bleibt einem bei diesen Talenten „erspart“.

Erinnern Sie sich an den Geschäftsmann, der sich immer wieder seiner Mitarbeiterin in der „Öffentlichkeit“ sexuell nähert. Seine innere Spannung und Erwartung, ob sein verzweifeltes Bedürfnis wohl wahrgenommen wird, bilden sich in diesem Verhalten ab. Die Spannung benötigt er, um überhaupt sexuell tätig sein zu können. Er braucht immer eine innere Ausrede, wenn ihm Liebe versagt bleibt, um nicht seine Einsamkeit hoch schwingen zu lassen. Und die Mitarbeiterin dieses Geschäftsmannes glaubt, sie sei so unwiderstehlich für ihn, dass er sie sofort brauche. In Wirklichkeit sind es seine Spannungslosigkeit und Einsamkeit, die er schon als Kleinkind kennenlernen musste, die ihm die Sicherheit des Gesehenwerdens zu einem dringenden Bedürfnis machen.

Gefühle im anderen zum Kochen zu bringen und ihn in Leidenschaft lodern zu spüren, bereiten dem Ergebnis-Talent Sicherheit. Und auch hier sind der Scharfsinn und die geübte Beobachtung emotionaler Reaktionen erneut das Element, dem andere nicht folgen können.

Verändern der inneren Bilderwelt

Diese Ausführungen zeigen uns, wie Ergebnis-Talente ihre Bilder der Sehnsucht nach Geborgenheit und Einfühlsamkeit haben verstummen lassen und die Kommandozentrale nicht mehr adäquat auf diese Bedürfnisse reagieren darf. Die unversorgten inneren Bilder von Ergebnis-Talenten bringen die Balance der seelischen Fähigkeiten aus dem Gleichgewicht. Im Mutterleib herangereift, haben Babys von glücklichen und zufriedenen Müttern die Erfahrung gemacht, sich bedingungslos wohlzufühlen und versorgt zu werden.

Wir kommen aus dieser Geborgenheit mit der tiefen Sehnsucht auf die Welt, ein verstehendes Echo für unsere Bedürfnisse zu erhalten.

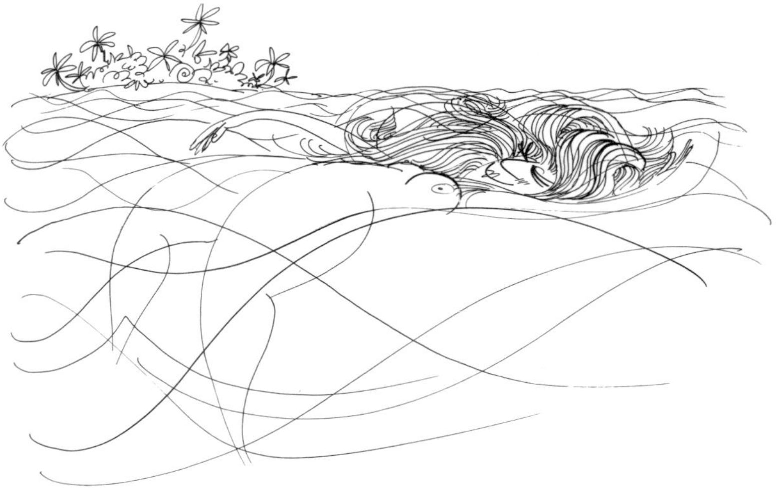

Wird ein Baby dann plötzlich nicht mehr verstanden und nicht mehr gespürt, hat das negative Konsequenzen. Solche Heranwachsende und später Erwachsene stehen oft daneben und bemerken es nicht.

Das Leben stellt permanent Reize bereit, die diese vergessenen inneren Bilder zum Schwingen bringen und immer wieder tiefe Ungeborgenheit fühlbar machen, ohne dies klar im Verstand erlebbar zu machen. Die inneren Bilder der Sehnsucht nach einfühlsamem Miteinander dringen trotzdem immer wieder durch und bleiben unversorgt. Diese ständige Ungeborgenheit wirft in der inneren Kommandozentrale Ergebnis-Talente aus dem Gleichgewicht und zwingt sie auf die Beobachterebene, anstatt sie ins Gefühlsleben zu involvieren. Ein ständig wachsendes Gefühl der „Ungeborgenheit" ist die Folge.

Es ist für unsere Gesundheit wichtig, diese inneren Bilder besser zu versorgen, um damit wieder ins Gleichgewicht zu kommen. Mit der PDM-Fähigkeiten-Balance können Sie dieses Gleichgewicht wieder erreichen. Bitte bedenken Sie, dass Sie als Ergebnis-Talent verlernt haben, genau die Bilder zu versorgen, die Ihre tiefe Ungeborgenheit zeigen. Das für Sie passende Training ist daher besonders ungewohnt und erzeugt manches Mal unangenehme Gefühle. Damit das Gehirn diese Versorgung als normal und gesund erleben kann, müssen Sie Handlungen etwa mindestens zehn Mal machen. Erst danach kann Ihr Gehirn diese Balance wieder erahnen und als normal und gesund für Ihren Verstand erlebbar machen. Ihr chemisches Gleichgewicht wird sich damit über die Zeit wieder einstellen und Ihr Hormonhaushalt wird sich gesundheitsfördernd ausbalancieren. Sie werden mit der PDM-Fähigkeiten-Balance immer klarer nur dort Ihre Kräfte einsetzen, wo Sie auch wirklich erlösende seelische Erfolge erwarten können. Ihr Gehirn wird Sie mit der natürlichen Vorfreude auf das, was Sie gerade zutiefst in Ihrer Kommandozentrale der inneren Bilder brauchen, in Ihren Entscheidungen führen.

PDM-Fähigkeiten-Balance für Ergebnis-Talente

Sie haben im Lauf Ihres Lebens gut gelernt, sich nicht durch Gefühle anderer ablenken zu lassen und haben dabei auf der anderen Seite ein Ungleichgewicht in der Fähigkeiten-Balance erlangt. Sie haben viele innere Bilder, die in Ihnen zu oft das Kommando zur Unabhängigkeit geben. Ihr Gehirn braucht zum Ausgleich Bilder, die den Befehl zum „Einfühlen in andere" geben.

Sollten Sie also in der Ergebnisorientierung stärker ausgeprägt sein, machen Sie zuerst die fünf Trainingswochen, die im Anschluss beschrieben sind. Wählen Sie danach den Aufbau der Aufmerksamkeit der 5. Woche als Ihr persönliches PDM-Training.

Mitmenschen-Training

Verbringen Sie begleitend einige Wochen in der Fantasie, dass Sie jemandem begegnen und einfühlsam die Gefühle dieser Person erspüren. Strecken Sie innerlich Ihre Gefühlsfühler zu anderen aus und versuchen Sie zu erraten, welche Emotionen diese gerade erleben. Emotionen sind in der Mimik erkennbar. Erlebnisse von Anerkennung, Zugehörigkeit und der Sicherheit kann man von anderen spüren. Versuchen Sie zu erfühlen, in welcher emotionalen Situation sich die von Ihnen einfühlsam betrachtete Person gerade erlebt. Konzentrieren Sie sich auf diese schmelzenden Gefühle, vielleicht können Sie etwas davon spüren. Üben Sie auch, Personen beim Lachen so zu erleben, dass Sie selbst mitlachen müssen, und versuchen Sie, andere in ihren Gefühlen zu erfühlen und nicht, sie im Verstand zu beschreiben. Es ist für Ihre Gesundheit wichtig, dass Sie innere Bilder des „Einfühlens in andere" aufbauen und sich in der Romantik üben, da auch Sie dadurch mehr Aufmerksamkeit erhalten. Dabei aktivieren Sie regenerierende Glückshormone und fördern Ihre Gesundheit.

Lassen Sie sich öfter mit einem nach Vanille duftenden Körperöl ganz einölen und umgeben Sie sich mit der Farbe Grün. Bleiben Sie über die nächsten Wochen in diesen Fantasiebildern und üben Sie romantische Begebenheiten. Ihr Gehirn baut damit neue Bahnen und Sie werden mit diesen Gefühlen vertraut. Immer mehr Menschen mit zärtlicher Geborgenheit werden sich Ihnen nähern und Sie entwickeln etwas mehr von dieser Qualität in sich. Teilen Sie Ihre Ideen und Vorhaben anderen mit und versuchen Sie diesen Mitmenschen zu vertrauen. Viele Manager verwirklichen die patriarchalische Macho-Kultur ihrer Väter und Großväter und fühlen sich zutiefst ganz anders. Sie würden vielleicht gerne dem Unternehmen ein anderes Flair verleihen, von gemeinsamen Ausflügen mit den Mitarbeitern angefangen über Betriebskrabbelstuben und Kinderwagenparkplätze bis hin zur gleichen Bezahlung von Männern und Frauen. Vielleicht können auch Sie einen kleinen Bereich solcher Gedanken in sich finden und umsetzen und mit dem gemeinsamen Erleben von Empfindungen mit anderen Ihren eigenen Hormonhaushalt ausbalancieren.

Tier- und Pflanzen-Training

Vielleicht haben Sie auch die Gelegenheit, sich einen kleinen Hund zuzulegen, den Sie überallhin mitnehmen können, und versuchen Sie den Hund nur mit Zeichen zu führen, ohne ihn zu bestrafen. Es soll Ihnen gelingen, dass der Hund Ihren Wunsch erkennt. Wenn es für Sie nicht möglich ist, einen Hund zu haben, dann können Sie es auch mit einer Pflanze versuchen. Und zwar ein ganzes Jahr lang. Bemühen Sie sich, diese Pflanze auch in der nächsten Saison wieder zum Blühen zu bringen. Erinnern Sie sich über Ihr Handy oder Ihren Terminkalender immer wieder an die Pflanze und versorgen Sie diese gut. Achten Sie darauf, ob die Lage im Raum passt und versuchen Sie sich zu merken, was der Gärtner Ihnen alles beim Kauf dieser Pflanze rät. Üben Sie sich darin, die Pflanze als Symbol Ihrer Liebesfähigkeit zu sehen, die sorgsam betreut werden muss und zärtlich viel Versorgung und Achtsamkeit braucht.

Wohnraum-Gestaltung

Sicher fühlen Sie sich in klaren Umgebungen wohl, die viel Glas und Spiegel, brillante Technik und hochwertige Materialien aufweisen. Beginnen Sie langsam farbige Elemente auszuprobieren. Bleiben Sie anfangs bei Grün und Rot, nehmen Sie später auch Gelb, Blau, Violett und Magenta dazu. Achten Sie darauf, dass die Farben für Sie einzeln erlebbar sind. Versuchen Sie hochflorige Polster oder Teppiche und flauschige Handtücher zu genießen. Üben Sie sich in Einladungen, auch von entfernten Bekannten. Laden Sie Menschen ein, von denen Sie sich auch keine Vorteile erwarten können, ganz unbedeutende Menschen, und ergründen Sie neugierig deren Wünsche. Bringen Sie Kerzenschein und Romantik in Ihre Wohnung.

Bewegungs-Training

Sie können auch Ihre innere Bilderlandschaft über Bewegung bereichern. Ersuchen Sie eine Person, sich hinter Sie zu stellen und Sie wie eine Alge im Wasser hin und her zu bewegen. Die Person sollte nur mit den Fingerspitzen Ihre Schultern berühren und Sie mehrmals ganz langsam hin und her und vielleicht etwas nach vorne und zurück bewegen. Es ist dabei wichtig, dass Sie spüren, was die Person hinter Ihnen will.

Oder Sie ersuchen einen Tanzlehrer, Sie zu führen. Es ist dabei unwichtig, ob Sie die Tanzschritte kennen oder nicht. Es soll Ihnen nur gelingen, sich in den Körper des Gegenübers so einzufühlen, dass Sie sich nach seinem Kommando bewegen. Bedenken Sie, Ihrem Gehirn ist es egal, über welches Organ der Reiz hereinkommt. Einfühlung wird immer neu ausgebaut, egal, ob Sie über den Duft einfühlsame Erinnerungen trainieren, auf der Straße Emotionen anderer erraten oder ob Sie sich im Tanz in der Hingabe trainieren.

Trainingsleitsätze

Diese Sätze sollten Sie in den nächsten sechs Monaten einen nach dem anderen leben:

- Ab jetzt bin ich unvernünftig und übe, ausschweifend zu reden.
- Ich übe, andere zu umarmen und ihnen körperlich näher zu kommen.
- Ich verbringe ausschweifend Zeit mit einem Thema.
- Ich übe regelmäßige Pausen.
- Ich übe lange Reden und beschreibe viele Einzelheiten.
- Ich beschäftige mich ausführlich und liebevoll mit Gefühlsausbrüchen anderer.
- Ich bemühe mich so zu sein wie alle anderen.

- Ab jetzt suche ich häufig gefühlsmäßig die Nähe anderer Menschen. Ich sorge vermehrt für Menschen, mit denen ich zusammen sein kann, um zwischenmenschliche Kontakte zu leben.
- Ab jetzt bemühe ich mich darum, die Zuwendung anderer Menschen nicht zu verlieren.
- Es fällt mir leicht, auf Ansprüche zu verzichten, die mir einen Vorteil bringen würden.
- Sehen und gesehen werden: Ab jetzt ist es mir wichtig, intensive zwischenmenschliche Kontakte zu knüpfen.
- Ab jetzt gebe ich mir wirklich Mühe, die Meinung anderer ganz genau zu verstehen.
- Ab jetzt finde ich die Anteile bei anderen, speziell bei meinem/r Partner/in, die ideal sind.
- Ab jetzt finde ich Bereiche, in denen ich selbstlos handeln kann.
- Ab jetzt übe ich, mich in (auch noch so verrückte) Personen einzufühlen.
- Ich übe, nicht immer gleich „Nein" zu sagen.
- Ich übe, die Bedürfnisse und Wünsche anderer rasch richtig zu erkennen.
- Ich bemühe mich darum, dass mich andere Menschen nicht zurückweisen.
- Ich bemühe mich darum, dass ich auf andere Menschen auch passiv wirke.
- Ich übe mich darin, meine eigenen Bedürfnisse zurückzustellen.
- Wenn ich Aggressionen verspüre, bemühe ich mich darum, den Auslöser zu begreifen.
- Für zwischenmenschliche Beziehungen ist mir der intensive Gefühlsaustausch wichtig.
- Ich übe mich darin, häufig zärtlich zu sein.
- Ich übe mich darin, mir manchmal selbst leid zu tun.
- Ich übe mich darin, es auszuhalten, bei Konflikten nachzugeben.
- Ab jetzt probiere ich aus, manchmal überfürsorglich zu sein.
- Ich übe, den Fähigkeiten anderer zu vertrauen.

Das Motivations-Talent entsteht

Ist die bisherige Beziehung zu den Bezugspersonen gut verlaufen, ist im Kind eine innige Verbundenheit entstanden. Die Reaktionen der Eltern lassen im Heranwachsenden die Fähigkeit entstehen, „den anderen in sein Herz zu schließen“. Bekamen Menschen aber im Lauf der Entwicklung nicht ausreichend ihre Bedürfnisse erfüllt, wurde etwa nach der Uhr gefüttert oder mussten sie ihre eigenen Impulse unterdrücken, werden sie eine Empfindungswelt aufbauen, in der sie glauben, nur über die Befriedigung anderer selbst zur Zufriedenheit gelangen zu können. Diese Menschen werden immer versuchen, andere zu allen möglichen Belangen zu motivieren und selbst etwas dabei abzubekommen. Wurde diese Fähigkeit so stark trainiert, dass sie den Charakter formt, so kann man den Melancholiker oder den Erdmenschen erkennen, der hier bei uns als Motivations-Talent beschrieben wird. Eigenschaftswörter, die das Motivations-Talent beschreiben, werden in Studien zur Farbe Rot assoziiert. Dazu gehören warm, weich, sinnlich, zärtlich, schwer, genießerisch, kuschelig, verliebt, appetitlich, liebevoll, fürsorglich, intim, verträumt, hübsch, warmherzig, anhänglich, duftig, sanft und gefühlvoll.

Der Wunsch nach vertrauter Nähe und die Sehnsucht, andere lieben zu können, gehören zu unserem Wesen. Die Vorfreude auf Zärtlichkeit und Sympathie spornt zu allerlei Aktivität an. Menschen wollen geliebt werden und Empfangenes auch wieder zurückgeben. Von Natur aus noch nicht für das Leben gerüstet, kommen wir mit der Sehnsucht, zu anderen dazuzugehören, auf die Welt. Wir bringen diese Liebesfähigkeit in unserer Anlage mit, sie muss aber aktiviert und vorgelebt werden. Konnten Menschen nicht erleben, wie viel Freude es macht, ihre Bedürfnisse und Wünsche erfüllt zu bekommen, und mussten eigene Impulse unterdrücken, so werden sie nicht selbstverständlich ihre Wünsche in den Vordergrund stellen. Sie werden sich nicht mehr spüren und wesentlich besser verstehen, was andere wollen, als das, was sie selbst wollen. So entstehen Menschen, die gerne dafür sorgen, dass es ein Team gibt, oder eine Gruppe, die gemeinsam etwas bewirkt. Sie leben eher in Großfamilien und sind wie Hirtenhunde erst glücklich, wenn alle zusammen sind.

Überfürsorglichkeit oder Impuls-Kontrolle

Es gibt zwei Erlebniswelten, die Motivations-Talente entstehen lassen: ein fürsorgliches Klima und ein frustrierendes Klima.

Beim fürsorglichen Klima gibt es Bezugspersonen, die dem Kind jeden Wunsch von den Augen ablesen und bei jeder vitalen Äußerung mit einer Reaktion parat stehen. Kraxelt das Kind zur Türschnalle empor, um zu versuchen, diese selbst zu öffnen, eilt die Mutter schon herbei, um die Tür für das Kind zu öffnen. Das Kind wird beobachtet und beschützt und hat keine Chance, auch nur einen Schritt in Richtung Selbstständigkeit zu machen. Meist brauchen diese Eltern ihre Kinder auch sehr für ihr Zärtlichkeitsbedürfnis und als Zielscheibe ihrer großen Liebe. Diese Kinder hatten so keine Möglichkeit, ihre eigenen Wünsche als echten Bedarf zu erleben und lernen auch keine eigenen Lösungen für ihre Probleme zu finden. So lernen sie von ihren Vorbildern, alles für den anderen zu tun und die eigene Zufriedenheit nur über das Glück des anderen zu erfahren. Je größer der Wert des anderen ist, umso kleiner muss der eigene werden. Ihr ständiges Einfühlen in andere lässt den Blick für das Eigene nicht entstehen. Das Familienmotto „Ich mache alles nur für Dich“ lässt diese Menschen in ihrer eigenen Gefühlswelt völlig ungeübt sein und den Glauben entstehen, auch die Welt da draußen sei eine fürsorgliche. Sehr bald wird es eine herbe Enttäuschung geben und sichtbar werden, dass andere durchaus auf ihre eigenen Vorteile schauen und sich dabei auch noch gut fühlen und erfolgreich sind. Die ständigen Frustrationen führen zu einer inneren moralischen Überlegenheit, die das Gefühl entstehen lässt, einfach der bessere Mensch zu sein.

Diese Menschen wurden nur für die Liebesbedürfnisse ihrer Bezugspersonen trainiert und nicht für das eigene Leben. Ein so heranwachsender Mensch wird schon sehr früh lernen, seine Bezugspersonen zu befriedigen und seine eigenen Empfindungen als unbedeutend erleben. Der Heranwachsende muss in diesem Fall auch klein bleiben, möglichst ein Baby, damit man ihm immer alles geben kann. Dem Heranwachsenden wird keine Chance eingeräumt, eigene Impulse zu erleben und Möglichkeiten und Fähigkeiten zu entwickeln, diese auch selbst zu erfüllen. Oft werden diese Kinder dazu erzogen, Eltern zufrieden zu machen, und zwar in jeder Hinsicht. Es wird gegenseitig trainiert, sich „alles von den Augen abzulesen". Beim kleinsten Windhauch hat die Mama ein Häubchen bereit und der Vater gleich zwei. Niemand will die Verantwortung tragen und etwas riskieren. Das eigene Erleben des Kindes wird überformt durch die Vorstellung der Bezugspersonen vom Leben. Eigene Wünsche werden nur durch die Zufriedenheit anderer bewusst.

Dasselbe Ergebnis werden auch die Bezugspersonen des frustrierenden Klimas erreichen, wenn sie dem Heranwachsenden beibringen, dass seine eigenen Impulse als Unersättlichkeit erlebt werden und dem jungen Menschen vorhalten, dass er gierig und unbescheiden ist, wenn er eigene Impulse versorgen will. Sie ersticken damit langsam keimende Vitalimpulse dieser Menschen. Hass, Wut und Neid sind unvermeidbare Regungen eines kleinen Kindes und müssen geübt werden. Das Leben stellt immer wieder die Aufgabe, diese Emotionen zu erleben, und das Zusammenleben in der Gemeinschaft braucht einen kompetenten Umgang mit den aus diesen Emotionen entstehenden Gefühlen.

Dürfen heranwachsende Menschen diese Gefühle nicht äußern und erleben diese vitalen Regungen als Gefahr, werden sie bald in der inneren Kommandozentrale die Bilder verfälschen. Gibt es nun Reize, die diese Bilder zum Schwingen bringen, darf sie der Verstand nicht mehr bewusst wahrnehmen. Bald geraten diese Reize in Vergessenheit und werden nicht mehr bewusst erkannt.

Das eigene Wollen ist damit in den Hintergrund getreten. Es entsteht eine verzerrte Meinung über sich selbst und die Wahrnehmung wird verrückt. Die Kommandozentrale wird nicht mehr adäquat funktionieren und eigene Wünsche geraten völlig in den Hintergrund. Diese Haltung beginnt schon sehr früh, indem die Eltern dem Kind nach bestimmter Uhrzeit erlauben zu essen, genau festgelegte Rituale des Einschlafens produzieren und dem Kind wenig Platz für eigene lustbestimmte Impulse einräumen. Es sind dies Bezugspersonen, die dem Heranwachsenden möglichst alle eigenen Impulse wegerziehen. Es können sich daraus Menschen entwickeln, die nicht einmal mehr wissen, ob sie Hunger haben oder nicht, ob ihnen warm oder kalt ist, ob sie vielleicht länger wach sein wollen oder nicht.

Beide Lebensstile der Bezugspersonen – der „von den Augen ablesende" und der „eigene Impulse wegerziehende" Stil – veranlassen den heranwachsenden Menschen dazu, sich immer darin zu üben, andere zufriedenzustellen.

Die Zufriedenheit der anderen

Das Größerwerden dieser Kinder und die Entwicklung zur eigenständigen Person der Kinder werden eher mit Schrecken beobachtet als mit Freude. Die Angst, das Kind in eine eigene Welt zu entlassen, und die Vorstellung davon, dass es sich ein eigenes Leben aufbauen könnte, verunsichern solche Bezugspersonen zutiefst. In beiden Fällen entsteht in den heranwachsenden Menschen eine Meinung darüber, dass man zu einer Gemeinschaft gehören muss und nur in dieser seine Erfüllung finden kann. Und so wird das Motivations-Talent immer alle zufriedenstellen wollen.

In der langen Übungsphase während ihrer Kindheit und Jugend mussten sie das eigene „Haben-Wollen" wegtrainieren und die Wünsche anderer erraten und ihnen diese auch erfüllen. So früh schon geübt, entwickeln sich feine Fühler für die Bedürfnisse und Wünsche anderer und sie werden zu hervorragenden Vertretern für Interessen aller Mitglieder einer Gemeinschaft. Ob das eine Familie ist, ein Verein, eine Gesellschaft oder ein Unternehmen, sie werden zu Motivations-Talenten, die versuchen, alle Interessen vorwegnehmend zu erraten und sie auch zu erfüllen. Sie organisieren Veranstaltungen und fühlen sich auch für die gute Stimmung beim Kongress verantwortlich. Hervorragend loten sie alles aus, was an Wünschen und Anforderungen da ist.

Das herrliche Gefühl des „Satt-Seins"

In den ersten paar Lebensmonaten hilft die Reaktion der Mutter auf das Neugeborene diesem zu erkennen, welche Bedürfnisse es hat und wie es seine Mutter locken muss, damit sie es auch versteht. Nach einigen Monaten funktioniert das Zusammenspiel zwischen Mutter und Kind. Die Natur hat mit dem Organ der Mutterbrust, die Nahrung für den Säugling immer genau in der richtigen Temperatur und Zusammensetzung bereithält, die ideale Voraussetzung für das Überleben der Kinder geschaffen. Wann immer das Kind Lust hat zu essen, hat die Mutter die Nahrung auch ideal zur Verfügung. So kann das Kind in seiner inneren Bilderwelt die Sicherheit aufbauen, dass es genau weiß, wann es Hunger hat und was es braucht. Es lernt das herrliche Gefühl des „Satt-Seins“ und kann lernen, dass es wieder hungrig werden kann. Immer ist genau zu dem Zeitpunkt, an dem das Kind die Nahrung braucht, diese auch da. Diese perfekte Einrichtung der Natur wird aber leider manchmal zerstört, indem man den neugeborenen Mamas den eigenen zarten Instinkt mit Ratschlägen vernichtet. Kliniken machen das Angebot, die Kinder wegzunehmen, damit sich die neugeborene Mama erholen kann, während sie die Erholung nur findet, wenn sie die Signale des Kindes gut versteht. Die starke Oxytocin-Ausschüttung, unser Bindungs- und Kuschelhormon, bereitet die Mutter auch darauf vor, dass sie ihr Kind stillen und es verstehen will. Keine andere Fähigkeit im Kind ist so gut ausgebildet bei der Geburt wie der Saugreflex. Der Geruch des Fruchtwassers in der Brustwarze zeigt dem Neugeborenen den Weg zur nährenden Quelle. Die vielen kleinen Öffnungen der Brustwarze zwingen das Kind zu saugen und reizen damit das Gehirn, sich sofort zu entwickeln und weiter zu vernetzen.

Wie wir schon wissen, ist bereits zu diesem Zeitpunkt ein Drittel des gesamten Baumaterials unserer Vernetzungen im Gehirn aufgebaut oder verworfen, weil wir es nicht brauchen. Bei der Geburt ist gleichsam der Aushub des Baus der seelischen Häuser fertiggestellt. Man weiß ungefähr, wie groß die einzelnen Areale der Glücksfirma und der Stressfirma des neuen Menschen sind. Es kommt darauf an, wie es der Mutter in der Schwangerschaft gegangen ist, wie genau sich diese Areale bereits im Aushub abzeichnen. Stressgeplagte werdende Mütter haben schon die Stressareale ihrer ungeborenen Kinder intensiv vorbereitet. Glückliche werdende Mamas haben das Glücksareal gut vorbereitet und die Umrisse schon genauer definiert. Nachdem die werdende Stressmama auch nach der Geburt noch ein bisschen die Stressmama bleiben wird, ist es auch nicht verwunderlich, dass diese Kinder auf Stress leichter ansprechen als Kinder, die gelassene werdende Mamas hatten. Stress und Glück während der Schwangerschaft hängen sehr davon ab, wie sehr der Partner auf die Veränderungen eingeht und wie sehr sich alle Beteiligten auf das Kind freuen. Erfährt eine Mutter in spe rundum nur Zuspruch, macht das glücklich. Wird die Schwangerschaft nicht von allen positiv aufgenommen und die zukünftige Mutter muss viel allein bewältigen, führt das zu Stress.

Wir haben schon gesehen, das Kind kann sich nach der Geburt zu Hause fühlen. Hat die Mutter die Fähigkeit, sich ausreichend gut dem Bedürfnis des Kindes anzugleichen, wird das Kind Zufriedenheit durch sich selbst entwickeln können. Es wird das Vertrauen lernen können, dass es hungrig sein kann und dass es immer wieder Sättigung gibt. Und zwar dann, wenn es Nahrung braucht. Hatte die Mutter in der Schwangerschaft die Möglichkeit, sich natürlich zu ernähren und hat keine industriell gefertigte Nahrung gegessen, kann auch das Kind seinen Geschmackssinn als Kontrollsinn ausbilden. Das gilt auch für die Ernährung der Mutter, während sie ihr Kind stillt. Kann das Kind seinen Geschmackssinn als Kontrollsinn ausbauen, so wird es immer wissen, was es gerade braucht, um satt zu sein. Dieses Satt-Sein prägt die innere Bilderlandschaft, unsere Kommandozentrale für unsere Gedanken und Gefühle. Dieses Gefühl der Zufriedenheit dehnt sich in dem jungen Menschen ganz allgemein auf die Fähigkeit zur Zufriedenheit aus. Wenn Menschen ihre innere Bilderlandschaft mit Befriedigung aufbauen können, haben sie Gewissheit über ihre Fähigkeit, Zufriedenheit erleben zu können. Solche Menschen wissen, dass uns die Natur so eingerichtet hat, dass auf Befriedigung wieder Hunger folgen wird und wir neues Essen heranschaffen können. Sie vertrauen darauf, dass sie immer wieder „Essen“ finden werden.

Funktioniert das Stillen nicht, ist es auch kein Problem. Sehr viele junge Mütter in der westlichen Welt haben ihre Kinder mithilfe eines Kaiserschnittes auf die Welt gebracht. Sehr häufig ist die Folge davon, dass sich diese Mütter und Neugeborenen mit dem Stillen etwas schwerer tun. Mutter und Kind müssen sich dann mit

Fläschchen und Zubereitungslogistik aufeinander einstimmen. Die Sicherheit des satten Babys wird sich bei beiden und dem Rest der Familie in den ersten Lebensjahren gut einspielen. Spätestens wenn das Baby alt genug ist, um Lebensmittel zur Milchnahrung zuzufüttern, kann seine Mutter auf natürliche Lebensmittel (Fertignahrungsprodukte sind ungeeignet, weil darin enthaltener Zucker, Glutamat und Aromastoffe dafür sorgen, dass chemisch kein Sättigungsgefühl entstehen kann) zurückgreifen und so den Geschmackssinn als Kontrollsinn entwickeln lassen.

Wir müssen wissen, das menschliche Gehirn braucht etwa zehn Mal den neuen Reiz, um diesen im Gehirn vernetzen zu können und ihn als gut und normal zu empfinden. Wir müssen also Dinge einfach öfter machen, um sie uns gut zu merken. Auch bei Kindern ist das so. Wenn Sie beginnen, die ersten Lebensmittel zu füttern, dann bleiben Sie zehn Mal hintereinander beim gleichen Lebensmittel. So können sich der Körper und das Gehirn auf diese Nahrung einstellen.

Kinder lernen also den Mechanismus: Satt-Sein, wieder hungrig werden und wieder Satt-Sein. Wir haben schon darauf hingewiesen, dass die Natur uns auf Anspannung und Entspannung angelegt hat. Gelingt es, diese Mechanismen auch natürlich in Gang zu halten, haben wir gute Grundlagen für die Fähigkeit, Zufriedenheit zu empfinden. Es gibt aber vielfach Eltern, die ihren Kindern die natürliche Lust zu essen nehmen. Von Beginn an wollen sie, dass ihr Kind nur zu bestimmten Zeiten isst und füttern es nach vorgegebenem Plan. So kann sich dieser natürliche Rhythmus von hungrig und satt nicht einpendeln und Kinder lernen so, nur dann satt zu werden, wenn andere zufrieden sind.

Und in Folge trainieren sie dann, andere möglichst gut zufriedenzustellen, um selbst dieses Gefühl zu erlangen. Eine tiefe Unzufriedenheit wird in den Seelen dieser Kinder entstehen, die eine Entwicklung zum Subjekt unmöglich macht. Sie werden der Ich-Werdung ausweichen, da sie immer Angst haben, aus den versorgenden Händen herauszufallen. Sie lernen, wie Seismografen andere zu fühlen, weil sie wissen, dass es immer nur um die Gefühle anderer geht, und entwickeln sich so zum Objekt. Sie können sich so sehr in andere hineinversetzen, dass sie oft nicht zu sich selbst zurückfinden.

Dieser tiefe Verzicht auf eigene Impulse erzeugt eine allumfassende Unzufriedenheit in der inneren Bilderlandschaft dieser Menschen. Die innere Kommandozentrale sucht nach dem großen Ereignis, das die Erlösung in der allumfassenden Zufriedenheit bringt. Diese Menschen bleiben innerlich leer und hoffen eines Tages, den „großen Fang" machen zu können und dann ein Leben lang satt zu sein. Da sie aber am falschen Ort ihre Zufriedenheit suchen – nämlich bei anderen Menschen –, können sie niemals auf den „großen Fang" der eigenen Zufriedenheit treffen.

Das Motivations-Talent im Leisten

Motivations-Talente können herausragend gut Kontakte und Beziehungen zwischen anderen herstellen. Sie können Positionen einzelner Mitarbeiter gut erkennen und nach außen vertreten. Sie übernehmen gerne die führende Rolle und treten nach vorne. Sie sind bereit, ein Risiko einzugehen und Aufgaben zu hinterfragen. Häufig überraschen sie mit intuitiven Lösungen, weil sie andere Bedürfnisse gut einschätzen können. Werden Marketingstrategien entwickelt, sind sie unverzichtbar. Sie finden die richtigen Antworten auf die Bedürfnisse der Kunden und Konsumenten. Haben Motivations-Talente die Positionen und Interessen der Einzelnen gut versorgt, sind sie Meister in der Motivation und begeistern andere für das anstehende Projekt. Sie richten ihren Blick stets nach vorne und haben die Befriedigung und Zufriedenheit vor Augen. Sie planen schon den nächsten großen Wurf und können andere echt neugierig machen.

Nur wenn wir Neues gierig erreichen wollen, haben wir auch die Chance, tätig zu werden. Das „Haben-Wollen" ist der wichtigste Antrieb bei derart gestellten Aufgaben und für solche Projekte auch unverzichtbar. Sie sind sehr selbstständige Mitarbeiter mit klarer Zielorientierung für alle. Motivations-Talente finden sich in Berufsfeldern, die in erster Linie den Menschen und Tieren zugewandt sind. Hier kann sich das Motivations-Talent gut entfalten. Motivations-Talente sind oft Ärzte, Bauern, in pflegenden Berufen oder Bereichen der Psychologie, Pädagogik und der Kunst tätig.

Stärken und Schwächen im Job

Typisch für sie ist das Bedürfnis nach harmonischer Verbundenheit und Teamarbeit. Geht es um das Erkennen der Bedürfnisse von Kunden, sind sie unverzichtbar. Mit ihrem ausgeprägten Sinn für Interaktionen und ihrem Einfühlungsvermögen wird es ihnen oft gelingen, Menschen richtig zu beurteilen. Sie können dahinterblicken und den Schein des Vordergründigen gut erkennen. Moral, Ethik und menschliche Werte sind wichtig für Motivations-Talente. Sie haben die Fähigkeit und die Geduld, für eine Sache zu kämpfen. Sie haben viel Weitblick und immer die Hoffnung, alles zum Guten zu bewegen.

Motivations-Talente wollen aber auch dominieren. Sie können sich zum Wortführer machen und Gruppen einschwören, wobei sie Gefahr laufen, Gruppenzwang zu erzeugen. In ihren Sensoren für andere verfügen sie über ein Geschick für Präsentationen nach außen. Dabei kann ihr Dominanzstreben eigene Interessen über die Interessen des Teams stellen und können Regeln und Vereinbarungen über den Haufen geworfen werden. Sie sind manchmal sprunghaft und riskieren möglicherweise die Ergebnisse des Teams.

Stärken und Schwächen als Führungsperson

Motivations-Talente können begeistern und andere motivieren. Sie formulieren verschiedene Interessen und sind in der Lage, Herausforderungen für jeden Einzelnen aufzuzeigen. Sie sind sehr schnell in der Entscheidung und legen großen Wert darauf, dass die entscheidenden Anstöße von ihnen kommen. Motivations-Talente können Dinge gut auf den Weg bringen und sie in Gang setzen. Sie zeigen auch selbst hohes Engagement über ihre vorgeschriebene Arbeitszeit hinaus. Wie von Zauberhand werden sie Anlaufstelle für Fragen, die andere nicht beantworten können oder wollen. Sie lieben schwierige Situationen mit ungelösten Problemen, sind aber schnell frustriert, wenn sie angezweifelt werden.

Motivations-Talente haben das Ziel ständig vor Augen und begeistern mit hoher Sensibilität andere bei der Mitarbeit. Sie übernehmen gerne die Führerschaft, vertreten einzelne Positionen und führen die Auseinandersetzung.

Probleme haben Motivations-Talente mit der Wahrnehmung der Teammitglieder als individuellen Einzelwesen. Sie haben ein starkes Bedürfnis, immer alle einzubeziehen und können dadurch ziemlich dominant werden. Auch demonstrieren sie gerne ihre Überlegenheit und sind ungeduldig. Sie üben früh Druck aus, und es besteht die Gefahr, dass Konflikte eskalieren und sich Fronten bilden. Es kann dadurch leicht zur Konkurrenz und sogar zur Auflösung im Team kommen.

Will man als Mitarbeiter etwas von Motivations-Talenten, sollte das Anliegen eine Vision sein oder zumindest eine Herausforderung darstellen. Bereiten Sie sich auf Diskussionen vor, weil das Motivations-Talent genau verstehen will, warum Sie dieses Anliegen vertreten. Der Chef/die Chefin mag es, wenn Sie bei Ihrer Darstellung intuitiv vorgehen und Fairness, Moral und Ethik im Blick behalten.

Das Motivations-Talent im Leben

Motivations-Talente sind Träger großer Opferbereitschaft und Großzügigkeit. Sie lieben Menschen, die sie bedingungslos umsorgen können und neigen zum Helfersyndrom. Erdverbundenheit und Verwurzelung sind stark ausgeprägt. Auch auf Reisen tendieren sie dazu, „Wurzeln zu schlagen", eine Umgebung zu schaffen, in der sie andere zufriedenstellen können, Mitreisende zu versorgen und umhegen.

Geduld und die Interessen der anderen bestimmen das Leben der Motivations-Talente. Sie wollen anderen helfen, für andere „da sein" und sind schon mit dem Gefühl des Helfens zufrieden. Es ist nicht verwunderlich, dass diese Hilfsbereitschaft oft nach Strich und Faden ausgenutzt wird, wenn sich die Gelegenheit bietet.

Sie achten nicht darauf, dass Hilfe Beistand zur Unabhängigkeit ist. Die Form der Hilfe, die Motivations-Talente bieten, beraubt andere ihrer Selbstständigkeit und Freiheit und schafft materielle und seelische Abhängigkeiten. Dieser Drang, anderen zu helfen, bewährt sich in der Pflege von Abhängigen. Motivations-Talente versorgen diese über Jahre und werden die angemessene Pflege von Pflanzen, Tieren, Kindern und Pflegebedürftigen nie als lustlose Pflichtübung sehen.

Manuela, aufgewachsen mit einem ein paar Jahre jüngeren Bruder, kümmert sich um die schwer depressive Mutter. Jedes Wochenende besucht sie ihre Eltern und versucht der kranken Mutter zu entsprechen. Die Mutter kritisiert sie jedoch ständig und jammert nur über ihr Leben und ihren zweiten Mann – Manuelas Stiefvater. Manuela schafft es nicht, für ihre eigenen zwei Kinder und ihren eigenen Mann auch nur an einem einzigen Wochenende eine lustvolle und fröhliche Mutter und Ehefrau zu sein. Zu sehr plagt sie das Leid ihrer Mutter. Dennoch – wie selbstverständlich wird alles versorgt und gepflegt, was in die Hände der Motivations-Talente gelangt. Versuchen aber die Zöglinge in die Welt hinauszugehen, versuchen sie diese Abenteuerlust zu stoppen. Mit allen Mitteln. Schuldgefühle sind eine der Waffen und Motivations-Talente hantieren damit sehr freizügig. Ihr Lebensmotto, „anderen zu helfen und nur gut zu sein", verwenden sie oft in einer Dominanz, mit der sie den Mitmenschen Lebensfreude und eigene Impulse abschmettern. Im Dienste des Leides der Abhängigen entwerten sie alles und jeden, der nicht abhängig ist.

Motto: „Liebe Deinen Nächsten mehr als Dich selbst"

Finden Sie sich ein bisschen in dieser Beschreibung, haben Sie hier die Chance, ganz kontrolliert etwas von Ihren schlummernden inneren Bildern zu wecken, die nur Ihr eigenes ganz persönliches Wohlempfinden wünschen. Hören Sie ganz genau in sich hinein und versuchen Sie ein bisschen Respekt und Hochachtung vor anderen zu erleben, die egoistisch und selbstverständlich ihre Neigungen leben und sich dabei wohlfühlen. Es kann gelingen, dass Sie in Ihrer inneren Bilderwelt auch noch eigene Wünsche gespeichert haben, bevor diese bei Ihnen wegerzogen wurden oder Sie sich diese selbst wegerzogen haben, um für andere „gut" zu sein.

Fritz Riemann hat in seinem Buch „Grundformen der Angst" folgendes Beispiel beschrieben: „Ein junges Mädchen lernt im Café einen Mann kennen, der sie in eine Unterhaltung zieht, und durch Schilderung seiner Lage (Ehescheidung, Einsamkeit) ihr Mitleid zu erwecken versteht. Er hängt sich an sie, bittet immer wieder um ein Treffen, belegt sie immer mehr mit Beschlag und will sie schließlich heiraten. Obwohl er ihr nie besonders sympathisch war und sie ihn keineswegs liebte, hatte sie das Gefühl, ihn nicht enttäuschen zu dürfen, wo er sie doch so zu brauchen schien. Sie kann nicht nein sagen und hätte sich wohl schon viel früher ablehnend verhalten sollen; ohne es zu wollen und zu merken macht sie ihm durch ihr Verhalten Hoffnungen und gerät in

Schuldgefühle, als sie ihm schließlich eine Absage gibt." Wäre das Talent, sich in andere einzufühlen, noch stärker ausgeprägt gewesen, hätte sie ihn geheiratet. Ihre innere Bilderwelt für eigene Wünsche wäre derart in Vergessenheit geraten, dass sie nicht mehr bemerkt hätte, dass sie ihn gar nicht liebte. Nur in ihrer Balance zwischen den eigenen Bedürfnissen und denen der geliebten Person kann Gesundheit gedeihen. Motivations-Talente weisen wenig Eigenimpulse und Eigenwünsche auf und haben anderen wenig entgegenzusetzen. Sie sind es gewohnt, in Situationen zu kommen, die sie nicht gewollt haben. Das Motivations-Talent kann manchmal in der Identifikation mit dem anderen darin stecken bleiben. Sie finden nicht mehr zu sich selbst zurück. Zu sehr sind die eigenen inneren Bilder der eigenen Wünsche in Vergessenheit geraten. Schnell können andere von außen die labile eigene Bedürftigkeit des Motivations-Talentes zurückdrängen und mit den fremden Gefühlen in ihren inneren Bildern Platz nehmen. Das Motto „Liebe Deinen Nächsten mehr als Dich selbst" prägt den Alltag der betroffenen Talente. Das zeigt sich in allen Orten des Umgangs mit anderen. Sind Gäste eingeladen oder ist unser Motivations-Talent zu Gast, wird es sich immer allein dafür verantwortlich sehen, dass die Einladung gelingt. Unser Talent kommt gar nicht auf die Idee, dass es auch der Anstrengungen anderer bedarf, um ein gemeinsames Projekt gelingen zu lassen.

Letztlich entstehen durch dieses nicht gelebte Eigenleben Hass- und Ohnmachtgefühle anderen gegenüber. Die ständige Anstrengung, für andere da zu sein, führt zu einer Ideologie der Bescheidenheit, Demut, Friedfertigkeit und Bedürfnislosigkeit, in der man versucht, diese Überforderung auszuhalten. Eine graue, wunsch- und bedürfnislose Welt umgibt diese Menschen, denen es selbst oft nicht gelingt, einen lustvollen Alltag zu erleben. Nur wenn andere zufrieden sind, ist ihre Welt bunt.

Innenarchitekt: die anderen

Aus dem, was wir bis jetzt gesehen haben, setzen sich in der Wohnung eines Motivations-Talents andere in der Gestaltung und Einrichtung durch. Selten leben Motivations-Talente allein, sie brauchen ja die Zufriedenheit der anderen, um selbst Zufriedenheit erleben zu können. Der Wohnbereich, der Kühlschrank, sonstige Vorräte sind für alle da und die Tür ist immer für jeden offen. Je nach Wunsch der beliebigen Bezugspersonen wird dekoriert und gestaltet. Durch den ständigen Fokus auf die Befindlichkeiten der anderen ist die Gedächtnisleistung natürlich überfordert. Bei so vielen Fremdwünschen kommt es auch zur Vergesslichkeit und Verwirrung. Zerstreut versuchen Motivations-Talente, es als Gastgeber allen recht zu machen. Kommen Gäste, was bei Motivations-Talenten fast immer der Fall ist, entsteht oft ein „nörgeliges" Klima, weil sich nicht alle Mitbewohner so sehr auf die Wünsche der anderen einstellen können. Dominanz und Unterdrückung, wie das Erzeugen von Schuldgefühlen bei geliebten Personen, sind das Ergebnis.

Die Einrichtung ist ein buntes Gemisch von allem – jeder und jede soll seinen und ihren Geschmack in der Wohnung des Motivations-Talentes auch wiederfinden.

Motivations-Talente im Lieben

Lieben und Geliebtwerden ist natürlich für Motivations-Talente eine große Befriedigung. In ihrem Dominanzstreben ist es für unser Talent schwer vorstellbar, dass der Partner nicht so ein starkes Bedürfnis hat, den anderen glücklich zu machen, wie es selbst. Das führt unvermeidbar zu Konflikten und Spannungen. Der Wunsch von Kindern, etwas ohne die fürsorgende Hand erleben zu wollen, wird mit endlosen Ängsten vernichtet. Gelingt es geliebten Personen, aus der Umklammerung zu entkommen,

Eigenimpulse zu leben und dabei glücklich zu sein, klopfen Empfindungen von Neid an die vergessene innere Wunschwelt unseres Talentes. Motivations-Talente wollen die einzige Person sein, die anderen Menschen Freude bereitet.

Zu viel Nähe, zu viel Liebe

Motivations-Talente können nahestehenden Menschen so nahe kommen, dass deren ganzes Wesen in liebender Zuneigung miterlebt wird. Diese große Liebesfähigkeit, Hingabe und Opferbereitschaft sowie die Fähigkeit, auch Belastungen mit dem Partner zu tragen, geben ein tiefes Gefühl der Geborgenheit und des Sich-verlassen-Könnens. Mit extremer Ausformung der Einfühlung kann die Angst der Motivations-Talente, den anderen zu verlieren, größer sein als die Liebe zu ihm, wie wir bei dem Mädchen gesehen haben, das den geschiedenen Mann beinahe aus Mitleid geheiratet hätte. Das Motivations-Talent ist ja darin geübt, den anderen zufrieden zu machen und wird sich vor lauter Schuldgefühlen noch mehr anstrengen, ihn zu befriedigen. Das führt schließlich dazu, dass alle Gefühle nur mehr über den Partner gelebt werden. Man übernimmt seine Ansichten, weiß, was ihn stört, räumt ihm alles aus dem Weg und man erlebt schon ein „anders Denken" als gefährlich. Der Partner kann sich verhalten, wie er will, man liebt letztlich sein Gefühl zu ihm mehr als den Partner selbst. Die eigenen Gefühle der Hingabe werden unabhängig von seinem Verhalten zum Objekt der Begierde. Auch eine Form der erpresserischen Liebe kann dabei sichtbar werden. Erreicht man nicht, was man erreichen will, so greift man zu Selbstmorddrohungen und Liebesentzug. Stark ausgeprägte Motivations-Talente versuchen so, im Partner Schuldgefühle auszulösen. Je tiefer wir lieben, umso mehr können wir verlieren. Die schöpferische Distanz, die zu einer Partnerschaft gehört, verliert sich in solchen Beziehungskonstellationen.

Die Sexualität – grenzenlose Hingabe

Was wir bisher über Motivations-Talente wissen, gilt auch für die Sexualität. Intensives Erleben ist nur über das Erlebnis des Partners möglich. Nur das Sichtbarwerden der sexuellen Lust des anderen führt zur eigenen sexuellen Erregung. Je intensiver das Haben-Wollen des Partners erlebt wird, desto mehr entsteht das eigene Gefühl der Erregung. Motivations-Talente können ihren Körper beglückend herschenken und haben die Einstellung, dass Liebe keine Grenzen kennt. Sie wünschen alles, was dem Partner dient. Da auch Lust in ihrer eigenen inneren Bilderlandschaft in Vergessenheit geraten ist, liefern sie sich häufig dem Willen anderer aus, ohne dies bewusst wahrzunehmen. Ihre Grenzenlosigkeit in der Hingabe zum anderen bringt sie auch in der Sexualität in Situationen, in die sie gar nicht geraten wollten. Carolina, ein sehr attraktives junges Mädchen, begleitete ihre ausgesprochen unattraktive Kollegin immer wieder, wenn diese sie bat, mit ihr auszugehen. Die Kollegin verwendete sie immer wieder, um in der Freundesrunde Aufmerksamkeit zu erwecken. In der Folge fand sich das wohl in ihrem Motivations-Talent gut geübte attraktive Mädchen in den Betten der Burschen, für die sich eigentlich ihre unattraktive Kollegin interessierte. Diese sicherte sich im Missbrauch der schönen Carolina die Nähe für sie interessanter Männer. Wenn Motivations-Talente von geliebten Personen stark abhängig sind, finden sich hier Formen der Willfährigkeit bis zu allen möglichen Formen des Masochistischen – im Extremfall zur Hörigkeit. Dieses Locken, „für alles da zu sein“, untergräbt oft die eigene Existenz.

Verändern der inneren Bilderwelt

Die Ausführungen haben gezeigt, wie sehr in Motivations-Talenten das eigene Haben-Wollen zum Schweigen gebracht wurde.

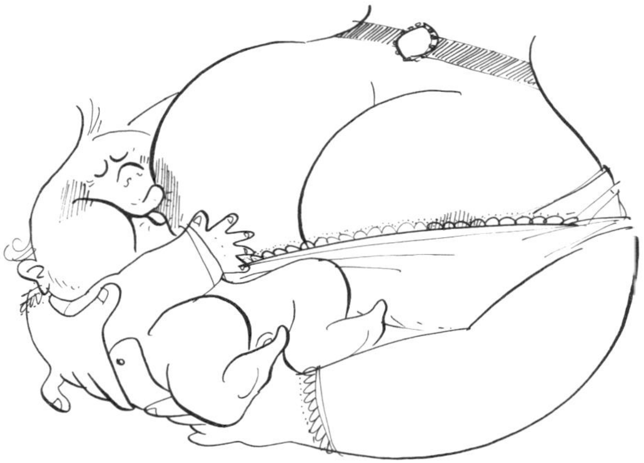

Die innere Kommandozentrale darf nicht auf Schwingungen innerer Erinnerungsbilder reagieren. Die unversorgten Bilder bringen die seelischen Fähigkeiten der inneren Erlebniswelt von Motivations-Talenten aus dem Gleichgewicht. Aus vollkommener Befriedigung und vollkommener Abhängigkeit im Mutterleib kommen wir mit einer unbändigen Sehnsucht nach eigener Wesenhaftigkeit auf die Welt.

Die naturgegebene Forderung, ein einzigartiges Wesen zu sein, bewirkt zwingend die Sehnsucht, in ein Leben vollständiger Autonomie hineinzuwachsen. Das Leben in einem eigenen Revier mit der Umsetzung ganz individueller Vorstellungen ist eine unserer befriedigendsten Gestaltungen, die uns das Leben zur Verfügung stellt.

Wird die Verwirklichung dieser inneren Sehnsucht nach eigenen Wünschen und Prinzipien verhindert, wird der Heranwachsende einer der wichtigsten Forderungen der menschlichen Individuation beraubt. Hat ein Mensch aber verlernt, eigene Ansprüche zu versorgen, erlebt er sich als sorgenreicher Mensch, der immer wieder aus dem Grübeln nicht herausfindet.

Lassen auch Sie sich ausnutzen, bleiben Ihre eigenen Bedürfnisse auf der Strecke und erleben Sie Vergesslichkeit und Zerstreutheit, dann ist es Zeit, Ihre schlummernden inneren Bilder aufzuwecken und zu versorgen. Bedenken Sie, dass Sie schon sehr früh angefangen haben, für die Zufriedenheit anderer zu sorgen. Sie sind es nicht gewohnt, auf sich zu hören und erleben diese Eigenschaft als egoistisch und vielleicht sogar als gefährlich. Vielleicht haben Sie auch innerlich Angst, geliebte Personen zu verlieren oder aus Ihrer Gemeinschaft und Verwurzelung herauszufallen.

Für alle Talente gilt, dass die Übungen anfangs unvertraut und unnatürlich wirken. Das Gehirn braucht an die zehn Wiederholungen von Erlebnissen, um sie auch als normal und natürlich zu erleben. Sie brauchen diese Übung anfangs vielleicht sogar unangenehmer Empfindungen, um Ihre gesunden inneren Bilder zu wecken.

PDM-Fähigkeiten-Balance für Motivations-Talente

Sind Sie jemand, der schon von Weitem den Weg erkennt, den ein entgegenkommender Läufer auf einem kleinen Waldweg einschlägt, ihm breiträumig Platz macht und dabei in die lehmige Erde tritt und so die eigenen Schuhe dabei komplett durchnässt – dann wählen Sie den Aufbau der Eigenwahrnehmung der dritten Trainingswoche als Ihr persönliches PDM-Training. Es ist von großer Bedeutung für Ihre Gesundheit, diese schlummernden inneren Bilder der Berechtigung nach Autonomie zu wecken.

Sollten Sie in der Motivationsorientierung stärker ausgeprägt sein, haben Sie viele innere Bilder in Ihrer Kommandozentrale sitzen, die den Befehl zum Mitfühlen geben. Machen Sie zuerst die fünf Trainingswochen, die im Anschluss beschrieben sind. Freuen Sie sich auf das folgende Autonomietraining der dritten Trainingswoche und versorgen Sie dauerhaft die schlummernden inneren Bilder der eigenen Ansprüche. Es geht darum, all jene Impulse zu bergen, für die Sie als Heranwachsender in Ihrer Herkunftsfamilie kein Verständnis vorfanden.

Mitmenschen-Training

Sie haben unglaubliche Sensoren in Ihren Fühlern, die Sie nach anderen ausstrecken. Üben Sie im Kontakt mit anderen Menschen, Ihre Fühler eingezogen zu lassen. Machen Sie den anderen einmal keinen Gefallen, wenn Sie nicht ausdrücklich von Ihrer geliebten Person oder von Kollegen dazu aufgefordert werden. Andere sind es gewohnt, bei Ihnen zu Gast zu sein. Drehen Sie den Spieß für eine Zeit lang um und lassen Sie sich einladen. Kommt die Rede unter Freunden zum Beispiel auf das Silvesterfest und sind Sie für gewöhnlich die Person, in deren Wohnung gefeiert wird, dann schlagen Sie diesmal das Fest bei demjenigen vor, der als Erster die Rede auf das Silvesterfest bringt. Auch wenn Ihre unbändige Lust, alle zu sich einzuladen, Sie daran zu hindern sucht. Bedenken Sie, Sie sollten für die Balance Ihres Hormonhaushaltes lernen, dass es nicht nur bei Ihnen schön ist. Auch andere können Freunde und Familien gut versorgen. Selbst wenn es bis heute viel Kraft gekostet hat, all die eigenen Sehnsüchte zu überwinden, bis man sie verlernt hat, sollten Sie jetzt umkehren. Wenn Sie nicht aufhören, andere zu versorgen, gehen Sie irgendwann gar nicht mehr aus Ihren vier Wänden heraus, und Ihr Horizont beschränkt sich so sehr, dass Sie sich nur mehr sicher fühlen, wenn Sie anderen Geld und Gemütlichkeit spenden können.

Suchen Sie Mitmenschen, die Sie als materialistisch, gierig und unbescheiden erleben. Nehmen Sie diese zum Vorbild. Betrachten Sie genau, welche Verhaltensweisen es sind, die Sie als unmoralisch ablehnen, und überwinden Sie sich, etwas davon selbst einmal auszuprobieren. Zügeln Sie Ihre Sucht, anderen zu helfen, und sehen Sie einmal nur dabei zu, wie geliebte Personen selbst Lösungen für ihr Problem suchen, ohne sie dabei zu unterstützen. Überhören Sie einfach, wenn Sie jemand um Hilfe bittet, und haben Sie häufig keine Zeit, um einzuspringen. Beobachten Sie Ihre Lieben dabei, wie sie sich langsam ihr eigenes Revier aufbauen, und halten Sie sich mit Unterstützungen zurück. Sie werden staunen, was Ihre innerlich für Sie Schutzbefohlenen alles erleben und erarbeiten können. Möglicherweise können Sie auch mit zunehmender Erfahrung die Erleichterung spüren, dass Sie für das Glück der anderen gar nicht so wichtig sind, wie Sie es sich gedacht haben.

Tier- und Pflanzen-Training

Sind Sie ein Motivations-Talent und haben einen eigenen Wohnbereich, so werden sich alle möglichen abhängigen Wesen darin tummeln. Ihnen bereitet es zu sehr Freude, sich um den anderen zu kümmern, als dass Sie nicht irgendetwas oder irgendjemand haben, der von Ihnen abhängig ist. Keine Angst, Sie sollen nicht alle hinauswerfen oder Ihre Tiere vernachlässigen und Ihre Pflanzen verdursten lassen. Aber Sie sollen versuchen, innerlich umzudrehen. Beschäftigen Sie sich damit, dass kein Wesen mehr über Ihre Schwelle kommt, das nicht in irgendeiner Weise Ihnen hoch überlegen ist. Suchen Sie Menschen, die möglichst viele Eigenschaften haben, die Ihre Fähigkeiten übertreffen. Fangen Sie an, immer mehr Verantwortlichkeiten an diese Mitmenschen innerlich abzugeben. Ruft Sie eine Bekannte an und hat einen armen Hund gefunden, der dringend ein Zuhause braucht, dann wissen Sie ganz einfach niemanden, der so etwas auf sich nimmt. Probieren Sie wie ein Schauspieler aus, eine Person zu sein, die gar nicht helfen kann, die keine Ressourcen hat. Die Bekannte muss in diesem Fall einfach eine ANDERE Lösung finden, als Sie zu bitten. Machen Sie bitte bei diesen Übungen nicht den Fehler, der Bekannten zu erklären, dass Sie diese Erlebniswelt, „nicht für ihr Anliegen zuständig zu sein", ausprobieren. Tun Sie es einfach nur, um Ihre eigenen Ansprüche entdecken zu können. Finden Sie ab jetzt andere, die für Sie zuständig sind und so viel wie möglich besser können als Sie. Lassen ab jetzt Sie sich verwöhnen, und hören Sie damit auf, andere in Ihren Erlebniswelten wie ein Spürhund zu verstehen.

Wohnraum-Gestaltung

Weiß ist die Farbe, die Sie unterstützt. Schauen Sie sich in Ihrer Wohnung um und finden Sie Möglichkeiten, um in Ihre Höhle Klarheit zu bekommen. Reduzieren Sie so weit wie möglich die Farben und ersetzen Sie diese durch Weiß oder Beige. Vermeiden Sie Rot in Ihrer Umgebung. Tauschen Sie bunte Kerzen gegen weiße aus, wechseln Sie farbige Schreibtischunterlagen gegen hellbraune und cremefarbene aus, verwenden Sie ausschließlich weiße Handtücher und weiße Bettwäsche. Ihre innere Erlebniswelt ist durch die Empfindungen anderer so bunt, dass Sie für Ihr Auge alles möglichst reduzieren sollen. Dunkle Böden, helle Decken und Vorhänge sowie klare Linien wirken für Sie unterstützend. Auch wenn es schwierig ist, sich in diese Welt einzufühlen, üben Sie es. Äußere Klarheiten tragen immens zur inneren Klarheit bei.

Lassen Sie sich auf einem großen weißen Badetuch massieren und duften Sie den Raum mit Lemongras ein. Nehmen Sie geräumig Platz zu Hause ein, um Ihre Haare zu waschen und sich zu pflegen. Sind Sie eine Frau, dann muten Sie Mitbewohnenden den Geruch nach Nagellack oder den -entferner zu. Breiten Sie Ihr Strickzeug oder Männer ihre Basteleien und Werkzeuge ruhig im Wohnbereich der anderen aus. Verbieten Sie den Mitmenschen, Ihre Kleidung und Ihre Kosmetikartikel zu verwenden. Probieren Sie einfach persönliche Grenzen aus, wo immer es Ihnen möglich ist. Auch Ihre Umwelt wird sich freuen, einen immer klarer werdenden Mitmenschen in Ihnen zu entdecken.

Trainieren Sie regelmäßig die dritte Trainingswoche als persönliches PDM-Training. Machen Sie nach sechs Monaten den zweiten Test und sehen Sie nach, ob sich schon die seelischen Fähigkeiten ein wenig ausbalanciert haben.

Bewegungs-Training

Beginnen Sie allein für sich kleine Spaziergänge zu machen und sich selbst genug zu sein. Versuchen Sie, allein schwimmen zu gehen oder Ski zu fahren. Machen Sie Wanderungen in belebten Gebieten allein, nur für sich.

Trainingsleitsätze

Diese Sätze sollten Sie in den nächsten sechs Monaten einen nach dem anderen leben:

- Ich übe, autonom und gerne allein zu sein.
- Ab jetzt vertraue ich meinen eigenen Gefühlen.
- Mir ist meine persönliche Freiheit und Unabhängigkeit in meinem Leben sehr wichtig.
- Auf gefühlsbetonte Situationen lasse ich mich ab jetzt weniger gerne ein.
- Ab jetzt übe ich, mich anderen Menschen gegenüber weniger verpflichtet zu fühlen.
- Ab jetzt bemühe ich mich darum, dass andere Menschen mich öfter als kühl, distanziert und introvertiert beschreiben.
- Ich übe, mich von anderen in meinen Gefühlen nicht beeindrucken zu lassen.
- Ab jetzt übe ich, menschliche Beziehungen mehr zu versachlichen.
- Ich übe, beim Planen neuer Sachen möglichst logisch vorzugehen.

- Ich übe, meine Fähigkeit, rationell und logisch zu denken und zu handeln, auszubauen.
- Ab jetzt mache ich mir möglichst wenig Gedanken über meine Umwelt (Familie, Job, Freunde etc.) und stelle keine Theorien über sie auf.
- Ich übe zwischenmenschliche Distanz.
- Ich übe, mich nicht mehr von anderen beeinflussen zu lassen.
- Ab jetzt bemühe ich mich bei wichtigen Themen, mich immer für das Grundsätzliche zu interessieren und frage nach dem Wesentlichen.
- Ich übe mich darin, es auszuhalten, dass auch ich bei zwischenmenschlichen Kontakten abgelehnt werde.
- Ab jetzt bemühe ich mich darum, als scharfe/r Kritiker/in zu gelten.
- Ich übe mich darin, nicht schnell Kontakte zu knüpfen und mögliche Kontakte gut zu überprüfen.
- Ich bemühe mich darum, von mehreren Menschen als unabhängiger Mensch gesehen zu werden.
- Ich bemühe mich darum, von meinen Mitmenschen auch in meinen kritischen Merkmalen erkannt zu werden.
- Ich trainiere meine Fähigkeiten, allein zu arbeiten und lerne, das auch zu genießen.
- Ich bemühe mich darum, nicht mehr so leicht andere Menschen an mich zu ziehen.

Das Struktur-Talent entsteht

Wir kommen mit der Sehnsucht nach jener Geborgenheit auf die Welt, die uns im Mutterleib zuteil wurde. Gleichzeitig zwingt uns die Geburt, ein individuelles Wesen zu sein und uns unabhängig vom nährenden Boden der Mutter zu entwickeln. So haben wir den Auftrag, in die Autonomie zu wachsen, um die Fähigkeit zu entwickeln, uns in einer Gemeinschaft einzufügen und unseren ganz persönlichen Teil zum Wohle aller beizutragen.

Je weniger es dem Menschen als Kind möglich war, sich frei zu bewegen und spontan die Welt zu erforschen, umso mehr hat er sich in Regeln und Normen geübt. Ist der Heranwachsende in einem Klima des Gehorchen- und des Entsprechen-Müssens aufgewachsen, so werden Hierarchien und Regeln seine zukünftige Denkwelt bestimmen. Menschen, die in Machtstrukturen gut geübt sind, finden wir bei Hippokrates im Choleriker beschrieben und in der traditionellen chinesischen Medizin dem Feuer zugeordnet. Wir beschreiben diese Person als das Struktur-Talent in seinem Leisten, Leben und Lieben. Die Eigenschaften des energiegeladenen Willensmenschen werden mit der Farbe Grün assoziiert: beharrlich, ernst, ergebnisorientiert, ruhig, stolz, langsam, höflich, charmant, arbeitsam, ordentlich, diszipliniert, förmlich, ausdauernd, farblos, schlicht, eigenwillig, seriös, solide, tüchtig und sparsam.

Anpassung statt Neugier

Die Zeit der völligen Abhängigkeit von der Mutter wird von der Sehnsucht nach Selbstständigkeit abgelöst. Langsam reifen die motorischen Fähigkeiten. Nach etwa drei Monaten beginnt das Kind bewusst zu greifen und die Gegenstände, die es erreicht, zu erforschen. Das Kind fängt an, sich aufzusetzen, dann zu krabbeln und schließlich zu stehen und zu gehen. Der Bewegungsraum wird größer, der heranwachsende Mensch begibt sich in Gefahren und lernt räumliche Grenzen kennen. Diese expansiv-motorische Entwicklung lässt Heranwachsende ein gesundes Selbstbewusstsein und Lebensmut erwerben. Und hinterlässt dementsprechende Spuren in der inneren Bilderlandschaft des Gehirns.

Die erste Orientierung nach Erlaubtem und Nichterlaubtem passiert in dieser Zeit. Die Ausbildung des Eigenwillens, der

Zivilcourage und der Spontaneität hat immer das „Du darfst“ und das „Du darfst nicht“ als formende Kraft im Hintergrund. Bei späteren Struktur-Talenten wurden schon sehr früh in ihrer Kindheit gestaltende Impulse gedrosselt. Denken wir an die ersten Eigenimpulse bei gemeinsamen Essenserlebnissen. Das Kind bekommt anfangs noch pürierte Nahrung mit dem Löffel. Bevor es lernt zu essen, erforscht es die Nahrung. Es pustet den Karottenbrei über das weiße Tischtuch und erlebt dieses Phänomen als ausgesprochen spannend. Es will mit dem Brei spielen, ihn mit den Händchen verteilen und die verschiedenen Muster und Formen entdecken, die man mit dem Brei erzeugen kann. Es hängt sehr von den Bezugspersonen ab, ob diese den spielerischen Umgang mit neu entdeckten Möglichkeiten zulassen oder verhindern. Jeder Heranwachsende muss eine individuelle Lösungsmöglichkeit finden, inmitten der Verbote und Gebote seine eigene Kreativität und Neugier zu bewahren.

Bei Struktur-Talenten finden wir in der Vergangenheit mit Sicherheit nicht altersgemäße Anforderungen an den Heranwachsenden. Zu früh musste er schon angepasstes Verhalten statt seiner Neugier pflegen. Was dem Motivations-Talent als Unersättlichkeit angekreidet wurde, wird dem Struktur-Talent als Unsauberkeit vorgeworfen. Sein Verhalten wird durch Sauberkeit, Ordnung, Unterordnung und Macht, Gesetze und Normen geprägt sein.

Kinder werden „zurechtgerückt“

Diese zu frühe Anpassung der Kinder ist möglicherweise mit dem Bedürfnis nach einem höheren Rang der Familien zu erklären. Pavianbeobachtungen zeigen, dass Kinder von ranghöheren Paviandamen in ihren Fertigkeiten früher entwickelt sind als Kinder von rangniederen Paviandamen. Es zeigte sich, dass die Kinder Ranghöherer jünger waren, als sie die Fertigkeiten des Kampfes und der Brutpflege erlernten. Es werden vielleicht noch Reste dieser ursprünglichen Erfahrungen sein, die Familien in den Ehrgeiz treiben, ihre Kinder schneller von der Windel wegzuerziehen, die Sprachentwicklung rascher voranzutreiben und ausschließlich Lernspiele dem Heranwachsenden zur Verfügung zu stellen. Kinder sollen anständig bei Tisch sitzen und werden früh schon in fremde Länder geschickt, um den prestigeträchtigen Umgang mit fremden Kulturen zu erlernen.

Werden Heranwachsende zu früh zum „Anpassen" angehalten, werden sie sich Autoritäten gegenüber trotzig verhalten und auflehnen. Werden sie auch dabei dann unterdrückt, müssen sie sehr früh schon Normen und Gesetze üben. Fähigkeiten und Verhaltensweisen, die zu größerer Eigenständigkeit und Unabhängigkeit führen sollen, werden nur sehr strukturiert in Bahnen gelenkt. Alles, was den Heranwachsenden umgibt, darf nur in einer bestimmten Art und Weise geschehen und getan werden, und Abweichungen von dieser Norm werden als Gefährlich- oder als Bösesein gelernt. Das Klima der Bezugspersonen ist durchzogen von Tadel, Warnungen, Drohungen, Liebesentzug und Strafen. Egal, ob das Kind vergnügt den Brei verteilen und so die Konsistenz der Nahrung erforschen will, etwas freudig umwirft, was das intuitive physikalische Verstehen fördern würde, oder etwas kaputt macht, was die Trauer über etwas, das nicht mehr funktioniert, schulen kann. Durch eine vorwurfsvolle Umgebung und tadelndes Klima wird der Heranwachsende immer vorsichtiger, zögernder und kontrollierter. Ständig werden Eigenimpulse gebremst und gehemmt. Strukturen, Normen und Regeln werden intensiv geübt, oft so lange, dass lebhafte intuitiv kooperative Impulse nicht mehr möglich sind.

In meinem Institut habe ich vor Kurzem das Wartezimmer verlegt und auch gleich die Einrichtung geändert. Es war wirklich herzzerreißend zu sehen, wie einer der Patienten, ein Geistlicher, damit nicht zurechtgekommen ist. Er schritt auf und ab und fragte mehrmals, ob er sich in der richtigen Etage befinde. „Sein"

Wartezimmersessel war weg und es war ihm nicht möglich, Platz zu nehmen.

Wie sehr uns bleibende Möbel Sicherheit geben, können wir sehr früh bei Kindern beobachten, die gerade das Krabbeln entdecken. Sie krabbeln auf die Tür zu und gelangen schließlich in einen anderen Raum. Sie erschrecken urplötzlich, beginnen zu weinen und Angst ist deutlich in ihr Gesichtchen geschrieben. Endlich wieder im Wohnzimmer angekommen, können sie sich aufsetzen und wieder beruhigt die Umgebung betrachten. Die Angst entsteht, weil sie sich aus der gewohnten Umgebung hinaus bewegen – Gewohntes hingegen gibt Sicherheit. Das „junge" Gehirn weiß noch nicht, dass die Dinge am selben Platz bleiben, auch wenn man selbst die Umgebung wechselt. Darf der Heranwachsende ausprobieren und entdecken, dass die Welt stehen bleibt, auch wenn er selbst etwas verändert, können vitale Impulse zur lebendigen Kooperation oder zu einem lebendigen Fluss miteinander werden. Musste der Heranwachsende hingegen lernen, dass er keine lebhaften Reaktionen haben darf, dann wird er stark kontrolliert seine Lebensäußerungen bewachen müssen. Die sich bewegende Welt ist für solche Menschen ein chaotisches Durcheinander, das immer wieder sehr wachsame Anpassung braucht. Man könnte ja etwas falsch machen. Tadel, Strafen und Verbote begleiteten den Heranwachsenden und stellten ihm die Welt gefährlich und als Bedrohung dar.

Innere Bilderwelt voll Strafen und Regeln

Ein junger Mann, an sich sehr hilfsbereit und sehr beliebt in seinem Team, kann nicht auf Zuruf lebendig kooperieren. Eine Aufforderung „Gib mir das schnell herüber" beantwortet er immer mit „gleich" und braucht eine gewisse Zeit lang dafür. Er benötigt diese Zeit, bis er die Sicherheit hat, dass er jetzt ganz persönlich entschieden hat, den Gegenstand zu reichen. Er kann nicht lebhaft spontan dem anderen in die Hand arbeiten, es fehlt ihm das „Bitte“, das „Danke“ und die Sicherheit, niemandem zu unterstehen. Seine innere Bilderwelt hat zu viele Tadel und Strafen bereit, wenn er spontan einem Impuls nachgibt. Die lebhafte Kooperation würde all diese Entwertungen in seiner inneren Bilderwelt aktivieren und diffus spürbar werden lassen. Auch bei dem sehr stark strukturierten Geistlichen wurde im Wartezimmer sichtbar, dass es ihm unmöglich war, spontan Platz zu nehmen. Alle seine lebhaften Impulse wurden ihm aberzogen. Das Leben von so stark ausgeprägten Strukturtalenten hat etwas Holperndes, immer so etwas wie ein bisschen Widerstand. Immer wieder kommt es auch zu starker Wut, Abwertungen und Strafen anderen gegenüber. Der starke Willensmensch hat keine spontanen Lebensäußerungen in seiner inneren Bilderwelt abgebildet und kann daher nicht anders reagieren. Für alle Entscheidungen werden erst Unmengen von Faktoren gesammelt. Struktur-Talente gehen kein Risiko ein, bremsen Impulse ab und drosseln auch ihre Gefühle, um keinen Fehler zu begehen und nicht abgewiesen zu werden. Es entsteht ein permanentes Zweifeln und Grübeln. Man kann sich nicht zu etwas hinreißen lassen, weil man es später ganz sicher bereuen wird.

Aristoteles hat die Unmöglichkeit aufgezeigt, sich mit logischen Argumenten für eine von zwei gleichwertigen Alternativen zu entscheiden. Auf dieses Problem stoßen auch Struktur-Talente. Bei ausschließlich logischer Abwägung und Sammlung von Fakten, um ein Problem zu bewältigen oder eine Lösung zu finden, tauchen immer wieder neue Informationen auf. Und das ständige Sammeln von noch genaueren Daten führt leider zum kompletten Stillstand anstatt zur Fehlerlosigkeit. Aus diesem Grund haben wir ja unsere innere Bilderwelt, die uns gut balanciert intuitiv leitet.

Und im Idealfall hat diese Bilderwelt Folgendes abgespeichert: Heranwachsende erleben in einer gut strukturierten Umgebung verlässliche und verantwortungsbewusste Bezugspersonen. Diese vertreten überzeugt Werte und geben Halt und Sicherheit.

Struktur-Talente haben diese Erfahrung nicht und geraten am ehesten in Krisen, wenn festgehaltene Prinzipien, Meinungen oder Theorien mit neuen Entwicklungen zusammenstoßen. Neue Erkenntnisse und Fortschritte in der Forschung etwa, die ihre bisherige Orientierung bedrohen, bringen große Unsicherheit und Widerstände bei diesen Personen zum Vorschein. Struktur-Talente, herangewachsen im Klima von Macht und Tadel, kennen auch kein anderes Mittel, um mit bedrohlichen Fortschritten umzugehen. Struktur-Talente geben die Traditionen unverändert weiter, die sie selbst gelernt haben, obwohl sie selbst darunter gelitten haben. Sie haben keine anderen inneren Bilder zur Verfügung. Man kann nicht wissen, was abgeht, wenn man es nicht kennt. Struktur-Talente finden sich häufig im Bildungswesen wieder, weil es zur Natur der Bildung gehört, Bewährtes der nachkommenden Generation zu vermitteln.

Das Struktur-Talent im Leisten

Diese Personen neigen eher zu Berufen, die mit Macht und Strukturen zu tun haben. Genauigkeit, Solidarität, Präzision, Sorgfalt, Ausdauer und Gründlichkeit liegen ihnen. Struktur-Talente erwerben sich meist eine hohe Sachkenntnis in ihrem Fachgebiet und sind sehr zuverlässig und gleichmäßig in ihrem Einsatz. Improvisation liegt ihnen gar nicht. Exakte Naturwissenschaftler, Finanzbeamte, Bankiers, Pädagogen und Geistliche findet man häufig unter Struktur-Talenten. Sie brauchen genaue Rahmenbedingungen für ihre Arbeit, am besten schriftlich ausformuliert. Überhaupt ziehen Formalismen ihr Interesse an und Zertifizierungen, Evaluierungsprozesse sowie Richt- und Leitlinien werden von Struktur-Talenten entwickelt.

Stärken und Schwächen im Job

Sie sind ausdauernd im Verfolgen von Zielen und geben nicht gleich auf, wenn sich größere Hindernisse auftun. Meist nehmen diese Menschen Hindernisse gar nicht so wahr wie andere und betrachten sie eher als natürliche Barrieren, die man nur zu überwinden braucht. Sie sind effektive Richter, weil sie das Verborgene leicht erkennen, gute Forscher, weil sie klar und weit sehen. Sie sind auch zuverlässig, systematisch, pflichtbewusst und berechenbar.

Struktur-Talente stecken Rahmenbedingungen für Unternehmungen gut ab. Sie sind Meister im Organisieren und Dokumentieren. Sie können sehr systematisch vorgehen und Vorgaben überprüfen. Struktur-Talente stellen Ordnungen her und erstellen ausgezeichnete Rahmenbedingungen für Evaluierungen.

Auf der anderen Seite betrachten Struktur-Talente andere als untergeordnete Helfer auf ihrem Weg, als Menschen, die ihnen zuarbeiten. Geht etwas schief, suchen Sie nach Schuldigen oder nach widrigen äußeren Umständen. Struktur-Talente brauchen Macht und Einfluss und wollen ihre Wege zur Zielerreichung mit Hierarchie durchsetzen.

Manchmal entmutigen sie auch andere durch ihren Perfektionismus. Ohne klare Rahmenbedingungen ist ihnen Arbeiten fast unmöglich. Sie haben Firmentraditionen im Blick und schätzen, wenn sich Unternehmen auch traditionell geben. Sie gehen davon aus, dass es Richtig und Falsch gibt und brauchen auch solche Klassifikationen.

Stärken und Schwächen als Führungsperson

Struktur-Talente können den Rahmen einer Aufgabe klar abstecken und den Überblick geben. Sie beachten den Zeit- und Machbarkeitsfaktor und achten auch darauf, dass Vereinbarungen eingehalten werden. Struktur-Talente sorgen für Kontinuität und für systematisches Arbeiten. Sie kontrollieren den Prozess und füllen eine Expertenrolle ausgezeichnet aus.

Im Fall von Konflikten können sie Standpunkte sachlich vertreten und die Fachlichkeit herausarbeiten. Sie können Gruppen von Gleichgesinnten bilden und Regeln aufstellen sowie diese überprüfen. Sie neigen dazu, mit formalen Abläufen die Mitarbeiter zu disziplinieren.

Probleme haben sie mit zwischenmenschlichen Beziehungen in Arbeitsabläufen. Struktur-Talente sind wenig experimentierfreudig, können den Mitarbeitern durch perfektionistische Ansprüche den Elan nehmen und neigen zu Überorganisation.

Unter ihrer Führung kann ein strenges Regelsystem entstehen, das spontanes und lebhaftes Kooperieren verhindert. Der Arbeitsfluss kann so ins Stocken geraten und es wird nur das vorgeschriebene Pensum abgearbeitet. Struktur-Talente tendieren dazu, Mitarbeiter aufzunehmen, die ihnen im Expertenstatus unterlegen sind.

Will man als Mitarbeiter etwas von Struktur-Talenten, sollte das Anliegen konkret und am besten schon durchgeplant sein. Haben Sie immer einen Blick darauf, wie Sie bestehende Strukturen integrieren, und betonen Sie diesen Aspekt beim Vortrag Ihres Wunsches. Geben Sie eine schriftliche Unterlage zu Ihrem Anliegen ab, und gehen Sie genau entsprechend dieser vorliegenden Unterlage bei der Darstellung vor.

Das Struktur-Talent im Leben

Struktur-Talente haben meist Interesse an der Historie. Jede Materie, der sie sich zuwenden, wird in ihrer Tradition erforscht. Alles, was vergangen ist, erhält ihr Interesse. So haben auch Museen eine hohe Anziehungskraft. Grundsätzlich neigen Struktur-Talente eher zum Konservatismus und lieben Altes, Erprobtes und auch Zeitloses.

Neues mögen sie hingegen nicht und nehmen es daher auch über lange Strecken nicht wahr. Struktur-Talente sind stabil und tragfähig. Sie sind strebsam, fleißig und vernachlässigen in ihrem Eifer schnell einmal, das bereits Erreichte zu genießen. So geht es ihnen auch mit Geld. Lieber wird es gehortet als ausgegeben.

Ist man mit einem Struktur-Talent befreundet, kann man sich auf hohe Solidarität und ein starkes Verantwortungsbewusstsein verlassen. Sie sind anständig, sittsam und treu, und man ist sich ihrer Zuwendung dauerhaft sicher. Auch wenn sie mit ihren Gefühlen eher zurückhaltend sind.

Sicherheit durch Rituale

Sie pflegen alles Rituelle, das uns im Leben Sicherheit gibt. Wir sind auf Anspannung und Entspannung angelegt. Wir haben unsere täglichen Rituale, die uns Wurzeln geben und Sicherheit. Ich erinnere an das Kind, das krabbelnd das Zimmer verlässt und erst dann wieder beruhigt ist, wenn es umgekehrt ist und den Schrank wieder sehen kann, der noch immer am gleichen Platz steht wie vorher. Selbst dem Kind gibt es Sicherheit, dass die Welt sich nicht verändert, auch wenn es sich selbst verändert. Wir brauchen unseren täglichen Schlaf und ziehen uns abends gerne in die schützende Höhle zurück. Denken Sie an die Unsicherheit in einem Hotel, dessen Zimmer den Balkon mit einem fremden Zimmer teilt und Sie plötzlich vor dem Fenster einer fremden Höhle stehen. Wir waschen und kleiden uns nach gewissen Gewohnheiten und wir sind irritiert, wenn uns diese Möglichkeit verwehrt ist. Waschräume an Campingplätzen, in Flugzeugen und Zügen erinnern uns daran, dass alle diese Gewohnheiten haben. Die Struktur-Fähigkeit lässt uns missmutig sein, wenn diese Rituale nicht möglich sind, und können wir sie pflegen, geben sie uns Befriedigung und Wohlempfinden. Struktur-Talente brauchen diese Rituale jedoch noch viel stärker.

Wir haben erfahren, dass Struktur-Talente sehr früh lernen mussten, was gutes Benehmen ist und was nicht. Zu den wichtigen Verhaltens-Themen in der Kindererziehung gehört neben den Tischmanieren auch die Sauberkeitserziehung. Manche Bezugspersonen haben genau auf diesem Gebiet Ehrgeiz und wollen ihr Prestige erhöhen, wenn sie Kindern den Toilettengang so früh wie möglich beibringen. Zuerst können es die Kinder nicht, weil die physiologische Hirnreife nicht gegeben ist, und später ist es das Erste, was sie den machtbewussten Eltern verweigern können. Sie geben ihren Stuhl einfach nicht her. Es ist die erste Möglichkeit, sich dem Diktat der Eltern zu widersetzen. Rund um die Sauberkeit kann sich ein Machtkampf mit den Bezugspersonen entwickeln, der schon früh geübt wird und sich auf alle möglichen Bereiche ausdehnen lässt.

Das Ausüben von Macht

Das folgende Beispiel zeigt diese Machtverhältnisse zwischen strafenden und unterdrückenden Eltern und ihren Kindern auf. Eine Mutter kommt völlig verzweifelt mit ihrem zehnjährigen Sohn Markus zu mir, der es aushält, mehrere Stunden am Nachmittag zu sitzen und nur einen Satz der Hausübung zu erledigen. Ich konnte anfangs gar nicht glauben, dass die Mutter dabei zusehen konnte, wie ihr Sohn regungslos dasitzt und nichts tut. Wir haben schon gehört, dass sich bei der Entwicklung von bestraften Menschen ein Innehalten zwischen dem Impuls zur Handlung und der Handlung selbst schiebt. Es werden damit lebhafte Reaktionen unmöglich und das Gehirn ist diesbezüglich vollkommen ungeübt. Die Mutter, alleinerziehend, erschien mir in den Sitzungen angenehm und umfangreich gebildet. Sie ist Chemikerin und eine sehr zuverlässige Frau. Als sie mir in einer Sitzung erzählte, dass Markus am Morgen bis zu 40 Minuten auf der Toilette verbringt, wurde ich hellhörig. Auf meine Frage hin erklärte sie, dass sie ihrem Sohn beigebracht hat, morgens Stuhlgang zu haben, damit er tagsüber davon nicht gestört wird. Dies zeigt einen Teil der beherrschenden Macht der Mutter über Markus. Es ist nun meine Aufgabe, mit ihr die Sicherheit zu erarbeiten, dass sie getrost ihr Kind ziehen lassen kann, da es schon von Natur aus entsprechen wird. Es ist auch wichtig, ihr zu zeigen, dass sie gut genug ist, um sich ein bisschen zurücknehmen zu können und das Leben einfach ein wenig laufen zu lassen und nicht alles steuern zu müssen. Markus lernt in der Zwischenzeit, mit seinem Therapeuten im Zimmer mit Schlamm zu spielen.

Ist die Strukturfähigkeit sehr stark ausgeprägt oder hat sich ein Struktur-Talent entwickelt, sind das Menschen, die gerne Tradition und Kultur bewahren. Wenn sie allerdings das Bedürfnis nach Fortdauer des Bestehenden zu einseitig pflegen, dann können Machtgier und Entwicklungshemmung die Folge sein. Am liebsten würden sie den Lauf der Zeit festhalten. Wenn sie älter werden, wollen sie um jeden Preis ihre Position festhalten und ihren Platz nicht aufgeben. Sie sehen das Nachgeben als Schwäche an und wissen alles besser. Erfolge der jungen nachkommenden Generation werden mit Hass und Abneigung abgewertet. Das Abgeben einer Position an neue Ideen wird als Machtverlust erlebt. Sie können ihr Revier nur schwer jemand anderem überlassen.

Das zeigt auch das Beispiel von Helene – einer Umweltschützerin der ersten Stunde. Sie hatte mit sehr viel Engagement einen gemeinnützigen Verein aufgebaut, der die Aufgabe hatte, Grünland zu schützen. Die Politik wurde gewaltreich in die Pflicht genommen. Hatte jemand in der Umgebung einen Baum gefällt, so wurde das als Abschlachten der Bäume angeprangert und hohe Verfolgung und Strafen gefordert. Holzfäller wurden beleidigt und bedroht. Mit viel Macht setzte Helene im Verein genau ihre Sichtweise durch und ließ keine andere Meinung gelten. Über Jahrzehnte führte sie mit eiserner Hand die Geschicke des Vereins und bildete junge Nachfolger aus. Doch nie war einer gut genug, niemand konnte es ihr recht machen. Führten Vereinsmitglieder allein eine Aktion durch, so platzte Helene mitten hinein und begann inbrünstig zu referieren. Sie spürte nicht, dass sie gerade ihre eigenen Mitarbeiter in Grund und Boden kritisierte und alles besser wusste. Sie riss immer wieder das Wort an sich und begeisterte die Menge mit ihren Reden. Ihr treu ergeben, bemerkten die jungen Aktivisten die Abwertungen und die gewaltsame Machtposition von Helene nicht. Sie mühten sich redlich, es ihr recht zu machen, was natürlich unmöglich war. Denn Helene will ihre Macht und Position um jeden Preis weiter festhalten, obwohl sie nach außen vorgibt, sich endlich zur Ruhe setzen zu wollen. Ihre Vorstellungen sind mittlerweile zum Teil veraltet. Radikale Naturschützer, die mit völlig undemokratischen fanatischen Mitteln versuchen, das Unrecht zu stoppen, sind nicht mehr gefragt. Doch Helene konnte nicht mit der Zeit gehen und entwickelte einen Hass gegenüber allem Neuen und Jungen.

„Das Altern wird bei Struktur-Talenten als besonders schwer erlebt, weil sie auf Leistung und Wollen eingestellt sind. Manchmal erreichen diese Menschen eine matriarchalische/patriarchalische Größe und Ehrwürdigkeit und können zum Symbol ihrer Werte werden. Sie regeln ihre Angelegenheiten und machen rechtzeitig ihr Testament. Sie versuchen darin auch noch weit über ihren Tod hinaus die Macht zu behalten", schreibt Psychoanalytiker Riemann in seinem Buch „Grundformen der Angst".

Erreicht das Struktur-Talent nicht diese Reife, so kann der gesamte Lebenssinn darin gesehen werden, um jeden Preis weiterzuleben. Die extreme Todesangst breitet sich auf alle Daseinsbereiche ganz allgemein aus, und stark ausgeprägte Struktur-Talente können nichts wegwerfen und beginnen, überflüssige Dinge um sich herum zu häufen. Sie fangen an, alles zu meiden, was Vergänglichkeit spiegelt. Margret und Anton, ein Ehepaar, weit über 90 Jahre alt, haben einen leiblichen Sohn und eine Pflegetochter. Extrem sparsam, wie Struktur-Talente sind, haben sie sich ein beachtliches Vermögen angehäuft und besitzen ein wunderschönes Haus im

Grüngürtel Wiens. Anton war Beamter beim Bundesheer und hat zeitlebens das Recht, um ein geringes Entgelt in der Kaserne zu essen. Obwohl es viel lustvoller wäre, in der Pension mit seiner Frau zu Hause zu essen, pilgert er täglich in die Kaserne, um dort fast gratis zu essen. Und obwohl Margret und Anton es sich locker leisten könnten, finanzieren sie sich in ihrem hohen Alter keine private Haushaltshilfe, sondern nutzen das Angebot der Nachbarschaftshilfe. Dabei ist ihnen nichts wichtiger, als darauf zu achten, dass keines ihrer Kinder etwas von ihrem Haus oder dem ersparten Geld bekommt. Der Sohn war vor Jahren in wirtschaftlicher Bedrängnis und bat seine Eltern um Geld. Er musste dafür den Erbverzicht unterschreiben. Sie wollen auf keinen Fall, dass nach ihrem Ableben der Sohn etwas erben könnte, weil dies ja so vereinbart war. Auch die Pflegetochter ist es nicht wert, auf etwas Anspruch zu haben, weil sie zwei Kinder mit zwei verschiedenen Vätern hat und beide Beziehungen gescheitert sind. Sie entspricht daher nicht den Vorstellungen der beiden alten Herrschaften. Verzweifelt suchen sie nach Möglichkeiten, ihren Kindern nach ihrem Tod die Erbschaft vorzuenthalten, und noch lebendig, können sie nichts hergeben, weil sie die Vergänglichkeit und das Mit-sich-geschehen-Lassen nicht aushalten können. Dieses Dilemma erhält Margret und Anton wahrscheinlich noch viele Jahre am Leben.

Wohnen wie im Eis-Palast

Struktur-Talente leben gut durchdacht und gerne durchgestylt. Christian, ein junger Unternehmer mit vier Kindern, hat sich in seiner Fabrik eine eigene Wohnung gebaut, in die seine Kinder nicht kommen dürfen. Auch sein Auto dürfen sie nicht benutzen. Er hat seiner Frau eigens für den Transport der Kinder ein Auto gekauft, damit seines nicht mit den Schuhen und Kleidern der Kinder in Kontakt kommt. Seine Wohnung hat an die 1000 Quadratmeter und durchläuft endlose Raumfluchten. Alles ist in

Marmor gekleidet und schon beim Bau wurden die Anschlüsse für etwa zehn Fernsehgeräte geplant. Die beauftragten Firmen mussten zusätzliche Geräte auf Lager legen, falls Nachfolgemodelle nicht mehr in die dafür vorgesehenen Mauernischen passen würden. Alles ist sauber und ordentlich, nichts stört die Makellosigkeit seiner Wohnung. Seine Kinder bezeichnet Christian als „Zerstörer". Er war einmal bei einer Familie, deren zweijährige Tochter auf den Tisch gesetzt wurde, um ihr besser die Schuhe anziehen zu können. Kaum hatte das Kind die Schuhe an, stellte es sich vor lauter Freude auf den Tisch. Christian verspürte tiefe Ablehnung und konnte nichts mehr essen.

Struktur-Talente haben oft das „gute" Zimmer, das unbenutzt auf die besondere Gelegenheit wartet. Das oben beschriebene alte Ehepaar hat etwa einen wunderschönen Raum im Haus, der seinen Blick auf die Stadt freigibt, die dem Haus zu Füßen liegt. Edle Tischwäsche und eine einladende Sitzgarnitur sowie viele wertvolle Figuren schmücken diesen Raum. Die Besitzer sind jetzt über 90 Jahre alt und bewohnen das Haus seit 70 Jahren, doch dieser Raum wurde noch nie benutzt.

Die 16-jährige Nora leidet sehr unter ihrer Mutter. Sie schreien sich oft an und die Mutter will mit aller Macht das Mädchen brechen. Noras Mutter ist sehr attraktiv und tut alles, um ihre Schönheit zu erhalten. Nora ist ebenfalls sehr hübsch – und das ohne Zutun. Die Mutter hat einen starken Hass auf die Lässigkeit der Tochter entwickelt und versucht sie bis in ihr Zimmer hinein zu schikanieren. Eines Tages sitzt Nora allein mit ihrem Vater am Küchentisch und sie plaudern fröhlich miteinander, als die Mutter nach Hause kommt. Nora isst gerade ein Gemüselaibchen mit der Hand und bröselt auf den Tisch. Sie hat bereits sorgsam die Brösel auf ein Häufchen zusammengeschoben, als die Mutter einen Blick darauf wirft. Sie bekommt augenblicklich einen Schreianfall.

Ich habe in unserer Sitzung versucht, Nora zu beruhigen und ihr versichert, dass ihre Mutter da ein Problem hat, das wir versuchen werden, in den Griff zu bekommen. Gleich am selben

Tag hat ihre Mutter ununterbrochen im Sekretariat angerufen und wollte mich unbedingt und auf der Stelle sprechen. Völlig aufgebracht hat sie versucht, aus mir herauszupressen, dass ihre Tochter Abschaum ist, und dass sie dringend in Ordnung gebracht werden müsse. Nora hat zu Hause keinen Freiraum und darf nichts ausprobieren und experimentieren. Die Kleidung muss genau aus dem Material sein, das die Mutter bevorzugt, und die Möbel müssen in einer bestimmten Position dastehen, weil ihre Mutter weiß, dass bei Rechtshändern der Lichteinfall von links besser ist.

Das Struktur-Talent im Lieben

Die Liebe widerspricht in allem den Sicherungsmaßnahmen, die Struktur-Talente brauchen. Sie wird individuell empfunden und löst Gefühle aus, die schwer nachzuvollziehen sind. Struktur-Talente wollen verhindern, dass mit ihnen etwas „geschieht". Sie versuchen auch bei Liebesangelegenheiten ihre Gefühle zu kontrollieren und im Griff zu behalten. Sie sind mit ihren Gefühlszuwendungen sehr sparsam und empfinden Leidenschaft als Schwäche. Sie können sich und den Partner schwer den Gefühlen überlassen und meist kommt die liebevolle Annäherung zur falschen Zeit. Es fällt ihnen sehr schwer, den Partner so zu lassen, wie er ist, und sie wollen ihn für sich formen. Es kann dazu führen, dass ein ständiges Nörgeln, Entwerten und Zurechtweisen die Partnerschaft durchzieht.

Sehr häufig verlangt das Struktur-Talent viel Anpassung und Opferbereitschaft, Partner werden gerne als Besitz erlebt. Struktur-Talente sind auf der anderen Seite sehr treu und verlässlich. Die Beziehung ist belastbar und der Partner wird gut versorgt.

Durchgeplante Beziehungen

Bevor eine Beziehung eingegangen wird, gibt es lange Entscheidungsphasen und viele Für und Wider werden abgewogen. Ehen werden aus formalen und Vernunftsgründen geschlossen und Gefühle als schwache Nebensächlichkeiten abgetan. So werden gerne passende Partner gesucht, die klar vorgegebene Kriterien erfüllen müssen. Kinder werden geplant und gezeugt, wenn es gerade in den Lebensplan passt.

Silvia, eine Mutter von vier Kindern, hat einen langen und beschwerlichen Ausbildungsweg als Medizinerin beschritten und mit ihrem Mann vereinbart, erst nach Abschluss des Studiums Kinder zu bekommen. Dann wurden – ganz nach Plan – vier Kinder in recht kurzen Abständen geboren. Als der zweite Sohn geboren wurde, schloss Silvia auch die Kinderplanung ab. Jetzt gab es ja einen Nachfolger für das Familienunternehmen inklusive einem Vize, falls dem erstgeborenen Sohn etwas zustoßen sollte. Ich fragte in der Sitzung, wann Silvia ihren Beruf denn nun aufnehmen wolle, für den sie doch einen weiten Ausbildungsweg gegangen war. Sie meinte, dass die Kinder sie zu Hause noch brauchen (der Kleinste ist mittlerweile zehn Jahre alt), und dass der richtige Moment kommen werde, in dem es ihr dann möglich sein wird, ihren Beruf ausüben zu dürfen. Ich dachte schlagartig an das Zimmer für besondere Anlässe.

Beim Struktur-Talent ist die Ehe oft ein genau geregeltes Konstrukt, in dem jeder seine Rechte und Pflichten hat. Diese sind unverrückbar, wie der Schreibtisch, dessen Platz für das beste Lichtverhältnis sorgt. Der deutsche Psychotherapeut Fritz Riemann beschreibt einen Fall, in dem eine Frau in einer Krise zum Anwalt geht und einen Vertrag aufsetzen lässt, in dem die Häufigkeit des ehelichen Verkehrs und die von ihr gewünschte Zimmertemperatur festgelegt werden. Gleichzeitig regelt dieser Vertrag, dass ihr Mann in der Wohnung nicht rauchen darf. Ein Betrag für das Bußgeld wurde vorgeschlagen, falls er die Regeln nicht befolgt. Erst wenn ihr Mann den Vertrag unterschreibt, will sie die Ehe mit ihm weiterführen. Sie ist im Ernst davon überzeugt, dass ein sachlicher Vertrag ein fairer Vorschlag ist und die Weiterführung der Ehe ermöglichen kann.

In Auseinandersetzungen fällt es strukturierten Menschen sehr schwer, ihre Fehler einzusehen und nachzugeben. Sie haben auch dabei keinen natürlichen Umgang erlernt und schieben gleichsam ein Innehalten zwischen den Impuls der Einsicht und der Handlung. Das Eingestehen eines Fehlers kostet den Heranwachsenden viel Schmerz und Entwertung. Es ist daher nicht verwunderlich, dass dieses Innehalten oft lange dauert, bis der Mut gefasst ist, den Fehler zu riskieren. In der inneren Denkwelt fühlen sie sich sicherer, wenn sie den Fehler nicht eingestehen. Partner von Struktur-Talenten bekommen meist vernünftige Vorschläge anstatt Spontaneität und spürbarer Zuneigung. Partner fühlen oft Langeweile und hätten gerne mehr Abwechslung und Heiterkeit.

Eine besondere Rolle spielen bei Struktur-Talenten Zeit, Geld und Regeln. Erich, ein wohlhabender Wiener Architekt, baute ein riesiges Haus mit vielen Stockwerken. Er hatte fünf Kinder und in jedem Stockwerk hatte jedes Kind genau dieselbe Aufteilung seines Wohnbereiches. Seine Frau ist wohlbeleibt und so besaßen auch zwei Kinder die Anlage, stärker zu werden. Überzeugt von der Möglichkeit, die Körper nach eigenem Willen formen zu können, erlebten diese Kinder ein massives Trainingsdiktat und wurden ständig abgewertet. Hochintelligent mit tollen Gesichtern waren beide Kinder herausragende Personen und passten nur in ihrer Gestalt nicht dem Idealbild des Vaters. Als faul und blöd abgestempelt, fielen sie in eine depressive Lebenshaltung. Für seinen eigenen Wohnbereich hatte Erich das oberste Geschoß reserviert, in das man nur mit dem passenden Schlüssel für den dorthin führenden Aufzug gelangen konnte. In der Mitte des Hauses fanden das gemeinsame Wohnzimmer und die Küche Platz. Der Vater tyrannisierte seine Frau mit dem Abendessen, solange die Kinder – heute 20 und 21 Jahre alt (und man beachte:

ich schreibe hier von „Kindern“) sich zurückerinnern können. Diese jedoch schaffte es einfach nicht, pünktlich nach Hause zu kommen. Und pünktlich bedeutete pünktlich. Sie ist Unternehmerin und kann nicht auf die Minute ihr Büro schließen, und so quälte sie sich Abend für Abend, annähernd in der Zeit nach Hause zu kommen. Erich bereitete immer ein herrliches Mahl und saß völlig vergrämt bei seinem Essen, weil seine Frau es wieder nicht schaffte, sich an seinen Zeitplan zu halten. Schlussendlich ließ er eine Glastüre zur Küche einbauen und versperrte sie vor seiner Frau und den Kindern. Er glaubte ernsthaft, die Kinder und die Frau auf diese Art und Weise schlank zu bekommen.

Die Sexualität – nach Plan und fantasielos

Häufig wird auch die Sexualität als Leistungsherausforderung gesehen. „Es ist am wichtigsten, dass der Partner ‚funktioniert‘. Pünktlich, genau, zuverlässig und reibungslos, wie eine gut geölte Maschine, ohne eigene Wünsche oder gar Gefühlsansprüche“, beschreibt es Psychotherapeut Fritz Riemann. Sexualität soll genau nach einem festgelegten Fahrplan funktionieren und verträgt kein Experimentieren oder Ausloten verschiedener Empfindungsqualitäten. Wenig Gefühlseinsatz und wenig Annäherung sind zu erwarten, und wenn Partner sich einfühlsam nähern, wirken sie unersättlich und gierig. Sexualität gehört also genauso eingeplant wie alles andere auch. In der Früh schon küsst das Struktur-Talent seiner Frau das Ohr und sagt ihr, sie solle heute noch etwas einplanen. Man kann sich vorstellen, dass diese Haltung sehr ernüchternd wirkt und wenig Platz für sexuelle Empfindung lässt. Das mangelnde Fühlen und die Fantasielosigkeit der Struktur-Talente lassen die Empfindungswelt erstarren und das kann schon mal zu Schwierigkeiten im sexuellen Funktionieren führen. Häufig werden professionelle Personen engagiert, um die Sexualität „zu erledigen“, weil der Partner nicht funktioniert. Hier kann die Vermischung von

Sexualität und Machtwillen per Definition gelebt werden. Die Sexualität wird damit zum Schauplatz der Überprüfung der eigenen Potenz und der Partner zum Subjekt des Kontrollverfahrens.

Bei Struktur-Talenten muss alles genau stimmen. Es muss der richtige Platz sein, Geräuschkulisse und Lichtverhältnisse müssen entsprechen. Die Potenz darf nur in genau dem besonderen Moment ausgegeben werden, wie auch die aufgesparten Zimmer nur für besondere Anlässe betreten werden. Struktur-Talente sind allgemein keine leidenschaftlichen Liebhaber. Dafür sind sie aber verlässlich und stabil in ihrer Zuneigung. Sie geben gleichmäßige Vertrautheit und sind sehr zuverlässige Partner. Sie bieten eine ausgesprochen tragfähige Beziehung und beschützen und verteidigen ihre Familie.

Verändern der inneren Bilderwelt

Die Ausführungen zeigen uns, dass Struktur-Talente ihre inneren Bilder zur Spontaneität und zu lebhaften Reaktionen zum Schweigen gebracht haben. Sollten Sie sich in der Beschreibung häufig wiederfinden oder Ihre Werte auf das Struktur-Talent hindeuten, dann tut es Ihnen gut, die Kommandozentrale Ihrer Gedanken und Gefühle wieder ins Gleichgewicht zu bringen.

> Wir alle kommen mit einer Sehnsucht nach spontanem Kooperieren auf die Welt. Menschen brauchen einander und sind von Natur aus auf ein fließendes Miteinander eingestellt.

Sie durften nur genau kontrollierte Reaktionen trainieren und in Ihrer inneren Bilderwelt aufbauen. Das Gehirn findet das normal, was es oft geübt hat. So fühlt sich auch das Training von ungewohnten Empfindungen schrecklich unpassend an. Aber wie wir gelernt haben, kann man seine innere Bilderlandschaft verändern. Ihre Bedürfnisse zu experimentieren sind einfach „stecken ge-

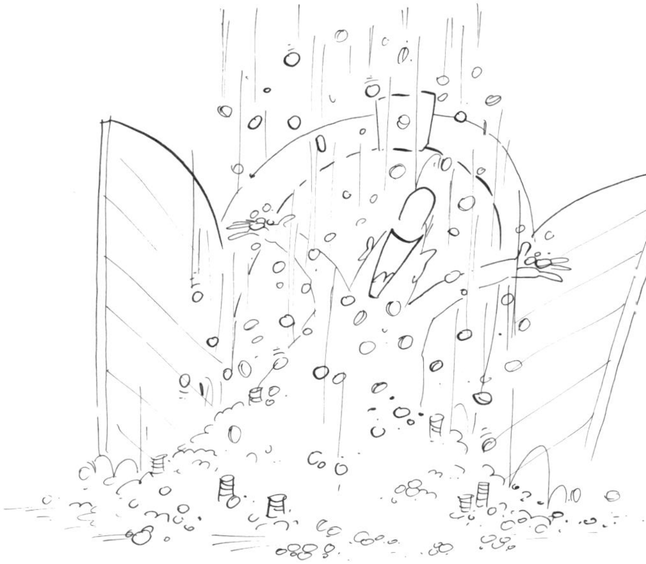

blieben" und sollen nun von Ihnen wieder aufgeweckt werden. Wir können am besten dort die Bilder des Experimentierens zu speichern beginnen, wo sie in unserem Kulturkreis am ehesten verhindert wurden – beim Essen. Versuchen Sie also zum Beispiel, gleich heute einmal mit den Fingern zu essen. Sie können, wenn Sie wollen …

PDM-Fähigkeiten-Balance für Struktur-Talente

Trainieren Sie die fünf Wochen, wie sie im anschließenden PDM-Trainingsplan vorgesehen sind. Wählen Sie daran anschließend die vierte Woche als Ihr persönliches PDM-Training, um Ihre seelischen Fähigkeiten wieder ins Gleichgewicht zu bringen. Ihr Gehirn braucht Eindrücke und neue innere Bilder. Das Experimentieren und Ausprobieren hinterlassen solche neuen Spuren. Mit dem Essen geht das am einfachsten.

Backen Sie einen Schokokuchen und machen Sie gleich ein Viertel mehr von dem Teig. Sind vier Eier vorgeschrieben, verwenden Sie fünf. Verfahren Sie mit allen Zutaten in der gleichen Weise. Rühren Sie den Teig so lange, bis die Masse fertig ist, und geben Sie den Teig – bis auf das zusätzliche Viertel – in die Form und backen Sie den Kuchen. Während der Kuchen im Ofen ist, verteilen Sie den Rest der Masse auf der Arbeitsplatte. Verschmieren Sie mit Ihren Händen den Teig auf der Arbeitsfläche und schlecken Sie Ihre Hände immer wieder dazwischen ab. Achten Sie darauf, dass auch Ihre Hemdsärmel oder Blusenärmel damit bekleckert werden. Wischen Sie sich den verschmierten Mund mit dem Ärmel ab und wühlen Sie ausgiebig in der Masse. Ersuchen Sie eventuell eine andere Person aufzuräumen. Üben Sie sich in diesem Gefühl. Aus diesem Kleinkinderverhalten heraus können Sie Ihre inneren Verbote neu formen. Im schlimmsten Fall ist vielleicht ein Fleck auf der Sitzgarnitur. Das ist immer noch billiger, als in einem Burnout hängen zu bleiben und Ihr Lebtag nicht wirklich glücklich zu werden. Brechen Sie die Mauer auf, die sich zwischen Ihre lebhaften Impulse und Ihre Reaktionen geschoben hat. Ist die Küche kein geeigneter Ort, beginnen Sie im Badezimmer die Masse zu verschmieren und sich selbst zu beschmutzen. Kinder fangen genau so an, ihre Fähigkeiten zum Experimentieren auszugestalten. Sie pusten und verteilen ihren Brei auf allen Flächen, die sie erreichen können, um vor lauter Vergnügen zu sehen, welche Muster und Formen daraus entstehen.

Ersuchen Sie eine Person, die Sie auch nackt berühren darf, dass diese Sie komplett einölt. Ihren gesamten Körper mit einem schmierigen Öl, das nicht in den Körper einzieht. Auch den gesamten Kopfbereich mit einölen, inklusive der Haare. Verwenden Sie den Duft von Jasmin, um romantische Gefühle zu verstärken. Überhaupt sollten Sie sich im Geruch blumiger Parfums üben, auch wenn Sie sie bisher möglicherweise abgelehnt haben. Verwenden Sie für die Massage ein knallorange Badetuch und wickeln Sie sich darin ein. Sie wissen ja, alles, was das Gehirn nicht kennt, ist unnatürlich. Mit ein bisschen Übung wird es für Ihre innere Kommandozentrale aber bald normal und Sie balancieren sich automatisch aus. Haben Sie einmal mit dem Bau spontaner Bilder begonnen, fügen sich im Alltag eine Reihe von lebhaften Bildern dazu. Sie werden bald eine bunte, lebhafte und erotische innere Bilderwelt in Ihrer Kommandozentrale aufgebaut haben. Sie werden sehen, schnell zeigen sich frappierende Fortschritte. Anfangs verspüren Sie wahrscheinlich noch starke Widerstände gegen das orangerot leuchtende Badetuch und gegen die öligen Massagen, aber bei den Selbsterfahrungsübungen mit Lehm und Erde erleben Sie bald unbändige Lust und neue innere Bilder finden im Gehirn rasch Platz.

Tier- und Pflanzen-Training

Pflanzen bieten ein fantastisches Feld, um den vertrauten Umgang mit der Erde wieder zu trainieren. Patzen Sie herum beim Umtopfen, feuchten Sie die Erde an und quetschen Sie sie zwischen Ihren Fingern wieder heraus. Haben Sie richtig Spaß, spüren Sie die Erde, wie sie sich unter Ihren Fingernägeln verteilt, und matschen Sie mit der Erde herum. Es wird sich bald ein lustvolles Gefühl einstellen. Vergleichen Sie das PDM-Training mit einem Muskelaufbautraining nach einer Schonhaltung, die eine Verletzung forderte. Der Wiederaufbau der fehlenden Muskeln ist anstrengend und schwierig. Die Bewegungen der natürlichen Haltung sind fremd, weil das Gehirn durch die Verletzung die natürlichen Bewegungen vergessen hat. Es braucht seine Zeit, bis die inneren Bilder wieder im Gleichgewicht sind und balanciert in der Kommandozentrale funktionieren. Haben Sie einen Hund, so lassen Sie ihn in die Wohnung und in Ihren persönlichen Bereich.

Ähnlich wie Jack Nicholson im Film „Besser geht's nicht" es machte. Plötzlich hatte er den Hund im Bett und es tat ihm gut. Er konnte bald anfangen, spontaner zu reagieren.

Wohnraum-Gestaltung

Bringen Sie Romantik in die Wohnung. Gewöhnen Sie sich an die Farben Orange, Rot und Gelb in Form von Kerzen und eventuell Polstern. Statten Sie die Badezimmeraccessoires in diesen Farben aus, während Sie Ihre Experimentierbilder aufbauen. Räumen Sie einmal nicht auf und füllen Sie sichtbare Regale im Vorzimmer mit Hauben, Handschuhen und Tüchern. Man kann diese Utensilien nicht so gut ordnen. Gewöhnen Sie Ihre Augen an ein wenig Unordnung. Schlüpfen Sie hin und wieder einfach aus Ihren Schuhen heraus und lassen Sie sie einfach liegen. Machen Sie Ihr Bett nicht und legen sich so, wie Sie aus dem Bett gestiegen sind, wieder hinein. Das sind kleine Helferchen im Aufbau Ihrer lebhaften spontanen Reaktionen, bis sich das Gehirn ausbalanciert hat und die Struktur zu einer Fähigkeit geworden ist.

Bewegungs-Training

Um Ihr kreatives und fließendes Miteinander zu schulen, ersuchen Sie einen Tanzlehrer, ganz spontane Tanzwechsel mit Ihnen zu tanzen, sodass Sie auf seine Körpersignale spontan reagieren müssen. Ein rasches Hintereinander, das ständig Ihre spontanen Reaktionen provoziert. Gut eignet sich dafür auch der Salsa.

Trainingsleitsätze

Diese Sätze sollten Sie in den nächsten sechs Monaten einen nach dem anderen leben:

- Ab jetzt übe ich, das Risiko und die unvorhersehbaren Konsequenzen eines Abenteuers zu genießen.
- Ich bemühe mich, den Anteil von Gesetzen, Ordnungen und Grenzen zu erkennen, die meinen persönlichen Freiraum einschränken.
- Ab jetzt liebe ich Abenteuer und unvorhergesehene Ergebnisse.
- Ich übe die Vermeidung von Verträgen und Vereinbarungen, die mich auf längere Zeit binden.
- Ab jetzt lebe ich gerne im Hier und Jetzt und lebe am liebsten voll in der Gegenwart.
- Ich denke nicht mehr über meine Vergangenheit nach.
- Vergangene Ereignisse beschäftigen nicht mein Denken.
- Ich übe, die Zukunft mit Freude zu erwarten.
- Ich übe, unangenehme Ereignisse, die mich betreffen, möglichst schnell aus meinem Denken zu verlieren.
- Ab jetzt empfinde ich eine plötzliche Veränderung als angenehm und erfrischend.
- Ich übe mich in Fantasiewelten und mag Tagträume.
- Ich bemühe mich darum, dass andere mich als sehr aktive Person beurteilen.
- Ich übe, mich von anderen bewundern zu lassen.
- Ich übe meine Begeisterungsfähigkeit.
- Ab jetzt erlebe ich Kritik an meiner Person als bereichernd und beflügelnd.
- Ab jetzt fasziniere ich andere Menschen mit Leichtigkeit.
- Ab jetzt fällt es mir leicht, mich an verschiedene Situationen anzupassen.
- Ab jetzt genieße ich es, mich selbst in Frage zu stellen.

- Ich bemühe mich, meine Minderwertigkeiten als Anlass zu sehen, mir Hilfe von anderen zu holen.
- Ich übe mich darin, ungeschicktes Verhalten von anderen mir gegenüber eher zu verstehen oder zu übersehen.
- Ich übe, mich möglichst oft zu verlieben.
- Ab jetzt spüre ich meinen Lebenshunger intensiv.
- Ab jetzt genieße ich es, im Mittelpunkt zu stehen.
- Ab jetzt ist mir das Herstellen erotischer Situationen wichtig.
- Ab jetzt genieße ich es, wenn meine Möglichkeiten erschöpft sind.
- Ab jetzt hasse ich Kleinarbeit und Alltagskram.

Das Kommunikations-Talent entsteht

Aus früher Bedeutungslosigkeit wachsen Kommunikations-Talente heran. Erleben Kinder früh ständige Veränderungen, wie einen Umzug oder eine Scheidung, ohne ihre Erlebnisweisen zu berücksichtigen, üben sie schon früh verschiedene Rollen, die ihnen vielleicht ein bisschen Bedeutung versprechen. Dabei bringen sie es wahrlich zu oscarreifen Leistungen. Im Gegenzug erwarten sie sich Lob und Anerkennung – und übersieht man sie, sind sie ernsthaft gekränkt.

Von Hippokrates als Phlegmatiker und in der traditionellen chinesischen Medizin dem Element Wasser zugeordnet, werden Kommunikations-Talente mit der Farbe Gelb und mit folgenden Eigenschaften assoziiert: sonnig, jubelnd, heiter, sportlich, frech, fröhlich, lebenslustig, funkelnd, lebhaft, wild, quirlig, extravagant. Aber auch ruhelos, verschwenderisch, atemlos, hemmungslos und aufreizend.

Jetzt beschreibe ich die Kommunikations-Talente in ihrem Leben, Lieben und Leisten.

Wurde ein Kind oft mit Entscheidungen seiner Bezugspersonen konfrontiert, die ihm nicht gutgetan haben, werden sie als

Heranwachsende Probleme einfach aussitzen und warten, bis sie vergehen. Sie wissen, dass sie keine Chance haben, irgendetwas aufzuhalten oder gar zu beeinflussen. Sie haben trainiert, „gute Miene zum bösen Spiel zu machen“ und sind ausgezeichnete Talente in der Handhabung verschiedener Rollen geworden. Wenn sie besonders reizend sind, ist es ihnen gelungen, die Aufmerksamkeit auf sich zu ziehen. Deshalb haben sie Liebreiz in all seinen Varianten trainiert.

Der Kampf um die „Bedeutung“

Wir haben schon gesehen, dass Menschen einen bestimmten Grad an Aufmerksamkeit brauchen, um ein gewisses Maß an eigener Zufriedenheit erlernen zu können. Es bedeutet Selbstwert, wenn man als Heranwachsender seinen eigenen Sinn für die Gemeinschaft erproben kann.

Jetzt wenden wir uns der Bedeutung zu, die ein Heranwachsender erleben muss, um seinen ganz eigenen und persönlichen Kern vertreten zu können. Kinder müssen sich für die Identifikation mit einem der zwei Geschlechter entscheiden und haben den Lebensauftrag, die damit verbundenen Rollen gut zu beherrschen. Sie lernen und erfahren diese Fähigkeiten in ihrer Erfahrung der beiden Geschlechter. Kinder im zweiten Lebensjahr erfassen intuitiv, wer eine Frau ist und wer ein Mann. Sie benennen alle älteren Damen als Oma und alle älteren Herren als Opa. Sie differenzieren in diesem frühen Alter schon recht genau zwischen Mann und Frau. Im Lauf der Reifung spielen sie ihre Vater-Mutter-Kind-Spiele und trainieren die verschiedenen Rollen des Lebens.

Manuela, Angestellte in einer Bäckerei, hatte eine Beziehung mit ihrem Chef, der um 30 Jahre älter war als die damals 22-Jährige. Er schlug und missbrauchte sie. Teils schwer verletzt, schleppte sie sich zur Arbeit, war aber abhängig von seiner Zuneigung. Endlich kündigte sie und begann bei einem anderen

Bäcker zu arbeiten, mit dem sie ebenfalls eine sexuelle Affäre einging. Eines Tages bemerkte Manuela ihre Schwangerschaft – Vater war der erste Bäcker – und das erst zwei Monate vor der Geburt ihres Kindes. Bei der Mitteilung der Schwangerschaft kam es zu einem weiteren Ausbruch von Gewalt, den die werdende Mutter schließlich zur Anzeige brachte. Die Richterin glaubte ihr nicht, zu gut waren die Leumundszeugen des Bäckers.

Kurz darauf wurde die kleine Jacqueline geboren. Manuela legte alle ihre eigenen Mädchenträume in das kleine Mädchen. Kaufte ihm schöne Kleidung, präsentierte es allen Menschen und war richtig glücklich, wenn diese das kleine Töchterchen entzückend fanden. Sie arbeitete immer noch bei dem zweiten Bäcker, mit dem sie ein sexuelles Verhältnis pflegte, der aber auch Frau und Kinder hatte. Die kleine Jacqueline ließ sie abends allein, weil „diese ohnehin schläft und mich nicht braucht". Der Bruder des Chefs und seine Frau wohnten im Stock unter ihrer eigenen Wohnung, die ihr der Chef zur Verfügung stellte. Diese betreuten die Kleine auch, wenn Manuela Spätdienst hatte. Wenn sie in den frühen Morgenstunden nach Hause kam, fand sie ihre Tochter meistens schlafend vor.

Als Jacqueline drei ist, erzählt sie ihrer Mutter, dass der Bruder des Chefs ihr „immer auf den Bauch Lulu mache", und dass sie das nicht wolle. Entsetzt brachte Manuela den sexuellen Missbrauch an ihrer Tochter zur Anzeige. Doch das Gericht fand für den vermeintlichen Missbrauch keinerlei Beweise und sprach den Angeklagten von jeder Schuld frei. Manuela, die schon als Kind gelernt hatte, Autoritäten niemals anzuzweifeln, zeigte sich von der Meinung der Richterin beruhigt und überlässt ihr Kind weiterhin der Familie.

Jetzt – zwei Jahre später – kam Manuela zu mir in die Praxis, weil sie begonnen hat, an Schlafstörungen und Panikattacken zu leiden. Sie kann sich Bestellungen nicht mehr merken und hat plötzlich „zwei linke Hände im Service". Es ist offensichtlich, dass sich bei der mittlerweile 28-jährigen jungen Frau ein Burnout entwickelt. Jacqueline ist zurzeit im Kindergarten, verhält sich aber auffällig und kann nicht mit anderen spielen. Schließlich erzählt mir Manuela, dass sie Jacqueline häufig schlage. Sie selbst hat weiterhin eine Affäre mit ihrem immer noch verheirateten Chef, die sie einfach nicht beenden kann. Lohn zahlt er ihr auch nur unregelmäßig, lässt sie aber in einem Zinshaus, das ihm gehört, günstig wohnen. Und Manuela ist auch noch dankbar für dieses „bisschen Bedeutung, die er mir schenkt". Nachts arbeitet sie viel und gut in der Bäckerei und tagsüber schmust sie mit ihrer Tochter und holt sich so ihre „Streicheleinheiten". Diese wiederum trainiert gerade unter großem Druck, gefällig zu sein, damit sie ihre Mutter nicht enttäuscht.

Was ich hier schildere, ist ein Beispiel dafür, wie wenig das kleine Kind an Bedeutung von seiner Mutter bekommen kann. Es ist ihr zwar wichtig, aber kann keine richtige Bedeutung im Erleben der Mutter erreichen. Nichts wird diese dem Kinde zuliebe ändern. Früh schon trainiert Jacqueline, die Mutter nicht zu belasten und allen anderen gegenüber gefällig zu sein. Würde sie größere Schwierigkeiten machen, wären das Heim und die Existenz der Mutter extrem gefährdet und sie müsste den Rest an Geborgenheit bei ihrer Mutter möglicherweise aufgeben. Das kleine Mädchen lernt erfinderisch neue Wege auszuprobieren und experimentiert mit verschiedenen Rollen, bis es endlich in seinem Mädchen-Sein in seinem echten inneren Kern wahrgenommen wird. Auch die Mutter, Manuela, gefällt sich in der Rolle der Geliebten und sticht so die Ehefrau des Chefs aus. Sie bekommt aber nicht die Bedeutung, die sie braucht. Es ist zu vermuten, dass auch schon Manuela als Kind kein Nest hatte, in dem sie beschützend aufwachsen konnte und eine liebende verstehende Mutter als weibliches Vorbild hatte.

Das „liebe“ Kind und seine Rollen

Ähnlich ergeht es Gerhard, der wegen einer Erschöpfungsdepression mit Verdauungsstörungen, hohem Blutdruck und extrem hoher Frustrationstoleranz zu mir kommt. Er schafft es nicht mehr, konkret zu werden und die Aufträge, die er sich selbst als Unternehmer erarbeitet, auch umzusetzen. Er vergisst Dinge und seiner Familie ist aufgefallen, dass er sich immer wieder von jeder Kleinigkeit ablenken lässt. Ist er in Gesellschaft, spricht er unentwegt und unterhält alle. Er weiß genau, ändert er nichts, verliert er seine Firma und seine Gesundheit.

Gerhard kam als einziger Bub einer beinahe 40-jährigen Frau auf die Welt. Der Vater hatte bereits einige Kinder und seine Mutter war „nur die Geliebte“. „Ich war eine Schande für die Familie und meine Mutter wurde von ihren sehr konservativen Eltern verstoßen“, erzählt er mir. Gerhard kam bald zu einer Pflegefamilie, die zu ihren leiblichen Kindern auch noch Pflegekinder aufnahm, und blieb dort, bis er drei Jahre alt war. Dann kam sein jüngerer Bruder auf die Welt, der Vater zog in der Zwischenzeit mit der Mutter zusammen und Gerhard wurde von der Pflegefamilie weg zu seinen Eltern geholt. Zweimal musste Gerhard also als kleines Kind Abschied von seiner Familie nehmen – wurde quasi zweimal aus dem Nest geworfen. Deshalb übte er schon als Bub, „Everybodies Darling“ zu sein und ja nirgendwo anzuecken. Als er ein Teenager war, erlitt sein Vater zwei Herzinfarkte. Gerhard wusste, dass er seinen Vater so schnell wie möglich beruflich entlasten muss.

So herangewachsen, hatte er schon früh gelernt, sich auszudrücken und sich mitzuteilen. Er musste Kontaktfähigkeit beweisen und seine Gefühle zeigen, sonst wäre er völlig im Hintergrund verloren gegangen. Er war sehr auf die Sympathie und Bestätigung der Mitmenschen angewiesen und brauchte eine starke Lebendigkeit und Aufgeschlossenheit, um sich im Verband zu halten. Trotzdem musste er zweimal erleben, dass er aus seinem Umfeld einfach herausgenommen wurde. Er trainierte dadurch eine hohe Anpassungs- und Wandlungsfähigkeit. Er erarbeitete sich Charme und Attraktivität und lernte, wie man leicht lieb gehabt wird. Bei seinen Eltern angekommen, lernte er schnell, sich möglichst „lieb und gut zu verhalten", um sie ja nicht wieder zu verlieren. Er kam bald in ein Entwicklungsalter, in dem er gefordert war, allmählich in die Erwachsenenwelt hineinzuwachsen und die Spielregeln als Mann zu erlernen.

Das Training der Geschlechterrollen

Dafür braucht es aber überzeugende Vorbilder, damit es möglich ist, einen sicheren Weg darin zu finden. Man muss sich in die Frauen- oder Männerwelt einfinden und die reale Welt langsam erfahren. Das Kind will in seiner Gesamtperson vor allem erleben, dass es den Eltern etwas bedeutet. Bezugspersonen, die in der Lage sind, ihre Kinder jemand anderem zu überlassen, haben aber naturgegeben nicht Eigenschaften, die für den Erwerb der seelischen Fähigkeit, „als Gesamtperson Bedeutung zu haben", notwendig sind. Sie haben nicht die Selbstverständlichkeit als Frau und als Mann in ihren Rollen und in ihrem eigenen Leben. In der Abgabe des Kindes beweisen sie höchstens Anpassungs- und Wandlungsfähigkeit und muten ihrem Kind damit Ähnliches zu. Wir haben schon gehört, wie wichtig die Sicherheit einer Heimat für die Entwicklung weiterer Fähigkeiten ist. Nur aus einer gesicherten Position heraus kann man sich auf den Weg neuer Errungenschaften machen. Fehlt die Sicherheit, sucht und trainiert man eher Formen der Wandlungsfähigkeit, anstatt neue Schritte in das eigene Ich zu integrieren.

Um Verantwortung, Notwendigkeiten und neue Aufgaben auf sich zu nehmen und diese auch zu erledigen, muss der Heranwachsende Ordnungen in der ihn umgebenden Welt vorfinden, die ihm sinnvoll erscheinen. Ist nun ein Milieu vorhanden, das

das Kind in seiner geschlechtsspezifischen Entwicklung nicht ernst nimmt oder wird das Kind und seine Fragen nicht respektiert, kann es keine klaren Sinnzusammenhänge erkennen. Dem Heranwachsenden fehlt dadurch jede Orientierung und Halt. Für das Einfinden in die entsprechende Geschlechtsrolle ist es von großer Bedeutung, dass die Kinder und Jugendlichen die Kooperation beider Geschlechter sehen und erleben können. Eine gelungene geschlechtliche Identifikation ist nur mit einer ausreichend gut funktionierenden Kooperation zwischen Vater und Mutter möglich. Geschiedene Eltern, die ihre Kinder an Besuchswochenenden an der Tür abgeben, können keine funktionierenden Vorbilder sein.

Innere Bilder der Weiblichkeit und Männlichkeit

Susi unterrichtet an einer Fachhochschule. Sie gibt in ihren Vorlesungen alles und verstärkt ihren Vortrag noch mit selbst illustrierten Folien, um sich ja gut verständlich zu machen. Sie nimmt viele Umwege zum Wohle ihrer Studierenden in Kauf und verausgabt sich völlig. Sie ist bei ihren Studierenden sehr beliebt und unterstützt sie bei ihren Arbeiten weit über das Maß ihrer Lehrtätigkeit hinaus. Vor einem Jahr hielt die 35-Jährige wieder einmal ein gering bezahltes Seminar in einer 300 Kilometer weit entfernten Stadt und machte sich völlig erschöpft auf den Heimweg. Kurz vor ihrem Ziel stieß sie auf eine Umleitung und hätte einen etwas längeren Weg fahren müssen. Aber genau diese paar Kilometer schaffte sie nicht mehr und musste sich von der Rettung ins Spital bringen lassen. In den Sitzungen bei mir berichtete sie von ihrem Elternhaus. „Meine Mutter lag ständig erschöpft am Sofa und keiner durfte sie ansprechen.“ Tief in ihren Depressionen versunken, entwertete sie alles Weibliche und erlebte die Kinder als Höllenlast. Susi hat sich deshalb entschieden, keine Kinder zu haben und ihr Leben freier zu leben. Als Preis für ihre Abhängigkeit von der Sympathie anderer bezahlt sie mit ihrem Überengagement in ihrer Lehrtätigkeit. Monatlich litt sie an nicht auszuhaltenden Schmerzen während ihrer Menstruation und konnte diese Tage nur mit Schmerzmitteln durchstehen.

Ihre innere Kommandozentrale ist bloß auf Gefällig- und Sympathischsein ausgerichtet. Sie hat keine inneren Bilder zur lebhaften und lustvollen Weiblichkeit, muss sich ständig hübsch machen und funktionieren. Entsprechend ist sie es gewohnt, alle zu unterhalten und jede Gesellschaft zu schmücken. Sie ist allseits beliebt und niemand kümmert sich darum, was sie braucht. Erst der Weg ins Burnout machte ihr klar, dass ihr etwas fehlt.

Problematisch ist es auch, wenn Kinder als Partnerersatz verwendet werden und so früh aus der unbeschwerten Kindheit herausfallen. Die Rolle überfordert das Kind und macht es schon in vielen Belangen frühreif, ohne die entsprechenden Entwicklungsschritte vollziehen zu können. So habe ich etwa zwei Patientinnen, Schwestern, die beide an massiven Essstörungen leiden. Ihr Vater musste berufsbedingt pendeln und war nur an den Wochenenden zu Hause. Die allein gelassene Mutter badete jeden Abend gemeinsam mit ihren Töchtern, auch noch, als diese bereits Teenager und 14 Jahre alt waren.

Um das achte bis zehnte Lebensjahr herum entwickelt sich aber bei Kindern eine Inzestschranke und sie wollen ihre Eltern dann einfach nicht mehr im Badezimmer haben. Diese Schranke entwickelte sich evolutionär, um eben Inzest zu verhindern. Kinder, deren Schranken nicht ernst genommen und die in ihrer Entwicklung so übergangen werden, haben große Schwierigkeiten, sich selbst in ihrer eigenen Bedeutung klar wahrzunehmen. Auch können Kinder so ihre Scham nicht ausleben, im Fall meiner beiden Patientinnen haben sie ihre Scham einfach vergessen und brauchten das Bad mit der Mutter. Das war der Platz, an dem die Mutter ihre bedeutungslose Weiblichkeit (sie hatte nie Sex) wenigstens zeigen kann.

Der „Sonnenschein“ der Eltern sein zu müssen, um von diesen ein gutes Feedback zu bekommen, bringt Heranwachsende dazu, immer fröhlich zu sein, immer zu strahlen und guter Dinge zu sein. Sie müssen ihre Bezugspersonen erfreuen und eine Fassade leben, die sie nur schwer zu ihrer eigenen Identität als Mann oder Frau heranreifen lässt. Das kann dazu führen, dass die Fassade zu einer weiteren Natur wird, die sie völlig an sich vorbei leben lässt. Entweder finden die Heranwachsenden nicht aus der Identifikation mit den Vorbildern ihrer Jugend heraus, was bei den beiden Mädchen der Fall ist, oder sie bleiben in der Rebellion gegen sie stecken und können sich selbst nicht entwickeln. Eine weitere Möglichkeit ist, dass sie andere – ihnen aufgedrängte Rollen – übernehmen oder solche, die sich gerade anbieten. Es lange in einer Rolle auszuhalten, langweilt sie, weil sie hohe Wandlungsfähigkeit und Anpassung trainiert haben. Diese Menschen weichen gerne vor der Realität zurück und halten sich ungern an Spielregeln. Sie verwerfen Ordnungen und Gesetze und haben wenig Mut zur Echtheit und Selbst-Einsicht. Sie halten wenig von notwendigem Verzicht und wollen gerne sofort alles umsetzen. Sie haben großen Mut zum Risiko und stellen alles Festgelegte in Frage.

Die „elastische“ Welt der Kommunikations-Talente

Kommunikations-Talente leben häufig eine Pseudorealität. Tauchen Probleme auf, möchten sie am liebsten zaubern können, damit sich ihre Probleme im Handumdrehen lösen. Schwierigkeiten sitzen sie ganz einfach aus und reagieren nicht. Sie lassen sie wie ein Gewitter vorüberziehen und gehen Scheinlösungen ein, weil sie an eine echte authentische Problemlösung ohnehin nicht glauben. Ihre Wahrnehmung beschreibt der Psychotherapeut Fritz Riemann folgendermaßen: „Man lebt wie in einer Gummiwelt, die scheinbar beliebig nachgiebig und willkürlich dehnbar ist, deren Ordnungen man letztlich nicht ernst zu nehmen braucht, weil ja auch sie sich immer wieder verändern. In solch einer Welt findet man immer ein Hintertürchen, um sich etwaigen Konsequenzen zu entziehen. Das Gesetz der Kausalität zum Beispiel, der Zusammenhang von Ursache und Wirkung, mag im Bereich der physikalischen Natur zutreffen – ich bin nicht bereit ihn für mich anzuerkennen, und wer weiß vielleicht gilt er gerade hier und heute nicht."

Diese Kinder haben erlebt, dass sie für die Zwecke ihrer Bezugspersonen missbraucht wurden, dass sie beliebig weggegeben und wieder geholt wurden, dass ihre Vertrauten ständig wechselten und die Meinungen und Werte der Umwelt scheinbar beliebig dehnbar waren. Kein Wunder, dass sie die Welt als etwas sehr Elastisches und Unverlässliches sehen. Heranwachsende werden so zu funktionierenden Objekten, ohne ihre Gesamtheit im Blick zu haben. Sie suchen gerne die Verantwortung bei anderen und greifen einen Kritiker sofort mit einer Gegenkritik an, ohne wahrzunehmen, was dieser eigentlich wollte. Es kann ja nie ihre Person treffen, sondern gerade einen flüchtigen Teil ihrer Persönlichkeit, der sich ohnehin schon wieder verändert hat. Kommunikationstalente gehen sehr großzügig mit Zeit und Pünktlichkeit um. Sie nehmen Vereinbarungen genauso wenig ernst wie sich selbst. Sie halten Pünktlichkeit für kleinlich, aber meist auf Kosten der anderen.

Auch Reifungsprozesse werden nicht ernst genommen, man möchte möglichst lang jugendlich bleiben. Sie wirken unberechenbar und sind schwer zu fassen. Es besteht wenig Ich-Kontinuität, sie scheinen sehr wandlungsfähig. Kommunikations-Talente mussten ja früh gefällig sein, um nicht in der Bedeutungslosigkeit zu verschwinden. Und so zeigen sie wenig klare Kontur und charakterliche Prägungen. Sie reden gerne und viel, finden mit allen und jedem schnell Kontakt, sind unterhaltsam und leichtlebig.

Wir haben schon gesehen, es ist als Heranwachsender erst sehr spät möglich, seine Eltern kritisch zu betrachten. Als Kinder brauchen wir ihr Vorbild und müssen sie als passend erleben. Was wären wir, müssten wir alles aus uns heraus erlernen. Wir könnten wohl schwer die Sprache erfinden und uns nicht so leicht artikulieren, würden wir die Kommunikation nicht vorgelebt bekommen. So sind viele unserer Fähigkeiten Selbstverständlichkeit, weil wir sie von Vorbildern gelernt haben.

Viele Kommunikations-Talente könnten aufgrund ihrer Wandlungsfähigkeit und ihres Rollen-Reichtums als Schauspieler die tollste Karriere machen, aber dabei nie die Bedeutung erlangen, nach der sie sich ganz natürlich sehnen. Sie müssen immer wandelbar bleiben und dürfen sich nie in ihrer Authentizität erleben. Sie werden womöglich den Applaus der Welt bekommen und innerlich bedeutungslos bleiben, weil ihre innere Bilderwelt nur einseitig trainiert wurde. Sie werden – im Extremfall – als authentischer Kern eines Tages völlig verschwinden, wie Klaus Kinsky, der sagte: „Ich spiele nicht, ich bin das. Verstehen Sie – daher bin ich nichts."

Immer wenn wir am falschen Platz unsere seelischen Erfolge suchen, können wir in ein Burnout geraten. Kommunikations-Talente können nur ihre authentische Person bergen und niemandem mehr gefallen wollen, um zu ihrem erlösenden Erfolg der Bedeutung zu kommen. Unsere schon früh trainierten Fähigkeiten vernachlässigen den Gegenpol für unser Gleichgewicht. Denn wir machen leider immer das besonders gerne, was wir auch gut können und fallen daher immer weiter ins Leere.

Das Kommunikations-Talent im Leisten

Kommunikations-Talente sind geniale Vertriebsmenschen. Sie sind Spitzen-Verkäufer, Handelsreisende und Key Accounter. Sie haben eine starke Suggestivkraft und können begeistern und mitreißen. Graue Büros, in denen sie im Stillen für sich allein arbeiten, sind vollkommen ungeeignet. Sie gehören unter die

Leute. Sie können sich selbst schwer motivieren und brauchen Dinge, die sie darstellen und anpreisen können. So eingesetzt, leben sie auf den Brettern der Welt und sind ständig unter Menschen. Sie interessieren sich für alles und jedes und sind daher ausgezeichnete, charmante Plauderer, die immer für gute Stimmung sorgen. Eben noch geplant, haben sie schon die ersten Schritte unternommen. Als Politiker sind sie charismatisch und glänzende Redner, die schwer zu einem Ende kommen. Sie sind gute Führungskräfte, die Dinge in Gang bringen und neue Wege aufzeigen und die Durchführung und die Kleinarbeit eher anderen überlassen.

Charismatische Netzwerker

Sie finden gerne Neues mit besseren Möglichkeiten und streben die sorglose Freiheit an. Sie sind gut zu motivieren, wenn es darum geht, ein Unternehmen von den Sorgen zu befreien. Sie sind wie Stehaufmännchen, die immer wieder auf die Beine fallen. Sie sind überall dort am Platz, wo Charme, Schönheit oder gutes Aussehen, Improvisationen und Überrumpelungssiege gefragt sind. Fotomodelle, Geschäftsführer, Schauspieler, Politiker, Verkäufer – überhaupt der Vertrieb – sind adäquate Plätze für Kommunikations-Talente. Sie experimentieren gerne und sorgen für gute Atmosphäre. Sie haben ein ausgeprägtes Bedürfnis nach Kontakt und stellen Beziehungen her, pflegen Vernetzungen und Kontakte. Sie sind kreativ im Vorgehen, beteiligen sich gerne an Unternehmungen und lieben das Risiko. Sie sind Meister der Präsentation und moderieren und koordinieren sehr gerne. Kommunikations-Talente überraschen immer wieder mit bedeutenden Aufträgen, sind aber leicht abzulenken und auf andere Wege zu verführen. Während Motivations-Talente andere benötigen, um ein Team zu sein und andere zufriedenzustellen, brauchen Kommunikations-Talente andere, um ihnen etwas zu zeigen und darzustellen.

Stärken und Schwächen als Führungsperson

Sie können ein angenehmes Arbeitsklima schaffen und das gegenseitige Kennenlernen fördern. Kommunikations-Talente suchen leidenschaftlich gerne neue Wege, um die Dinge besser zu erledigen und zu koordinieren. Sie finden kreativ neue Geschäftsmöglichkeiten. Sie bauen Kontakte nach außen auf und pflegen diese. Kommunikations-Talenten gelingt es immer wieder, alle ins Boot zu holen und ein kooperatives Arbeitsklima zu schaffen. Sie fördern Teamaktivitäten auch außerhalb des Unternehmens und forcieren den Teamgeist. Sie sind flexibel und hilfsbereit und achten auf einzelne Personen.

Geht es um Konflikte am Arbeitsplatz, haben Kommunikations-Talente ein gutes Gespür für Probleme und Verständnis für die unterschiedlichen Positionen. Sie lösen Aggressionen mit Humor auf und können gut vermitteln. Sie unterstützen die Einzelnen und kümmern sich um sie. Prinzipiell fördern sie die Verständigung und geben Kriterien für Kommunikationsstrukturen im Unternehmen vor.

Probleme haben solche Chefs damit, Prioritäten zu setzen und Zielorientierungen einzuhalten. Sie achten wenig auf Strukturen und stellen vielleicht das Wohlbefinden über die Sache. Das Ziel aus den Augen zu verlieren und alles laufen zu lassen, ist typisch. Sie verlieren sich manches Mal in Nebenaktivitäten, was zum Produktivitätsverlust führen kann.

Bei Konflikten haben sie ein Problem damit, ihre Harmonie aufzugeben. Sie kehren eher die Probleme unter den Teppich und legen Wert darauf, das Gesicht zu wahren. Mobbing, Krankheit und Arbeitsausfall können Folgen davon sein.

Will man als Mitarbeiter etwas von Kommunikations-Talenten, sollte man neue Ideen haben und Aufbruch signalisieren. Lieber spontan und innovativ rüberkommen als penibel, indem Sie etwa Tabellen und Zahlen vorstellen.

Das Kommunikations-Talent im Leben

Kommunikations-Talente bringen ein waches Interesse für die verschiedensten Belange mit. Sie sind voll unstillbarer Neugier und Leidenschaft für Veränderungen. Kommunikations-Talente denken sich mit Freude in verschiedene Bereiche ein und bringen viel Zeit mit, wenn sie sich auf eine Unterhaltung einlassen. Geld ist ihnen meist nicht so wichtig und so passiert es laufend, dass sie Freunde und Bekannte mit guten Ideen beliefern, ohne jemals etwas dafür zu verlangen oder zu bekommen. Selbst in ihrem Job ist es ihnen peinlich, dafür ein Honorar zu verlangen.

Unerschütterlich hoffnungsvoll

So auch Ewald. Der heute 49-Jährige beriet einen Freund immer wieder in seinen geschäftlichen und unternehmerischen Angelegenheiten. Als dieser den Verdacht hatte, dass in seiner Firma Geld hinterzogen wird, „besorgte" ihm Ewald – der Mann mit den immer guten Kontakten – eine Wirtschaftsprüferin, die auf solche Probleme spezialisiert war. Tatsächlich deckte sie die Korruption auf, wurde aber durch Mobbing aus dem Betrieb befördert. Von ihren Ergebnissen musste deshalb Ewald seinen Freund informieren. Logisch, dass ihm die Aufgabe zufiel, so Ewald, schließlich war er ja auch das Verbindungsglied zwischen den beiden. Logisch, zumindest für Ewald, war auch, dass er das Essen, bei dem er die Informationen weitergab, bezahlte. Schließlich war das ja eine unangenehme Botschaft, die er zu verkünden hatte.

Dank Ewald konnte sein Freund also gröbere weitere Korruption verhindern. Und obwohl dessen Firma mittlerweile mehrere tausend Mitarbeitende hatte, kam niemand auf die Idee, Ewald für all seinen Einsatz und seine Mühe zu honorieren. Dabei hat Ewald selbst ständig Geldprobleme. Dennoch: Die unerschütterliche Hoffnung auf ein ehrliches Miteinander lässt Kommunikations-Talente wie Ewald an ihrem Lebensstil festhalten.

Kommunikations-Talente sind risikofreudig und immer bereit, sich Neuem zuzuwenden. Sie sind ausgezeichnete Gesellschafter und bei ihnen ist immer etwas los. Sie neigen aber auch dazu, sich immer an ihre eigenen Grenzen zu bringen. Mit viel Charme und hoher suggestiver Kraft bringen sie allerlei in Gang und vergessen darauf, die Dinge zu Ende zu führen und auch die Lorbeeren zu ernten.

Sie lieben Feste und Feierlichkeiten und machen aus allem ein Event. Es fällt ihnen sehr schwer, bei einer Einladung oder Veranstaltung nicht dabei zu sein. Sie sind zu Tode gekränkt, wenn sie jemand übersieht oder nicht erkennt. Für gewöhnlich erscheinen sie und werden von allen Seiten geküsst und begrüßt.

Sie neigen aber auch dazu, Regeln und Gesetze als „biegsam“ zu betrachten und scheuen letztendlich vor Verantwortung. Wie etwa ein Fall der heimischen Justiz zeigt. Ein Frisör war auch gleichzeitig im Vorstand einer gemeinnützigen Interessenvertretung tätig und hatte dort das Geld der Vereinskasse „entliehen“ und für sich verwendet. Er dachte, dass er das Geld zurückgeben könne, bevor es jemand merkt. Das passierte allerdings nicht. Als andere im Verein das Geld-Leck bemerkten, trickste er noch eine Zeit lang und hoffte auf ein Wunder. Dass er schlussendlich in Untersuchungshaft genommen wurde und die Behörde seine Entnahmen überprüfte, fand er „ungerecht und empörend“. Er schob die Verantwortung auf alle möglichen Ereignisse und erkannte sich selbst und sein eigenes Verhalten nie als die Ursache an. Er bewohnte ein Haus, das in etwa 2,5 Millionen Euro wert war. Er wurde rechtskräftig verurteilt und an einem Montag erfuhr er, dass er am Donnerstag seine Haftstrafe antreten müsse. In der Zeitung konnte man lesen, dass er davon ausging, dass er in der einen Woche sicher sein Haus verkaufen könne. Diese unerschütterliche Kraft, die Ursache-Wirkung-Zusammenhänge nicht wahrzunehmen und auf ein Wunder zu hoffen, haben diese Menschen von klein auf gelernt. Die Realitätsverweigerung war ihre einzige Chance, die Bedeutungslosigkeit, die sie als Gesamtperson hatten, auszuhalten.

Religiös leben und erotisch wohnen

Häufig ergänzen Kommunikations-Talente ihr Leben, indem sie es ausdehnen in überirdische Fantasien und Religionen. Alles, was ihnen die Begrenztheit der Realität auflöst, ist ihnen willkommen. So werden Rituale verschiedener Religionen geübt und man findet durchaus einander widersprechende Glaubensbekenntnisse in ihrem Leben wieder. Das macht sie anfällig für Sekten. Sie begeistern sich für asiatische Techniken und viele Wege der Wunderheilung fesseln ihr Interesse. Es sind die Patienten, die nach Hypnose fragen, wenn sie Hilfe für sich suchen. Alles soll einfach so passieren, im Vorbeigehen wie mit Zauberhand.

In puncto Einrichtungs-Stil lieben Kommunikations-Talente alles Aufwendige. Die Wohnung wird bei allen nur möglichen Anlässen geschmückt und dekoriert. Alles, was aufputzt, glänzt und glitzert, ist schön. Die Sexualisierung ist ihnen wichtig. Aktbilder, erotische Darstellungen, geschlechtliche Hinweise wie ein erotisch tradierter Schuh, ein blumiger und erotischer Duft oder sinnliche Dekorationen sind ihnen ein Anliegen. Immer wieder ertappt man sich in der Gegenwart von Kommunikations-Talenten bei erotischen Gedanken. Alles ist großzügig und verschwenderisch verteilt. Bilder von persönlichen Ereignissen, von Kindern, Freunden und Festen sind überall sichtbar. Fetische von Künstlern, Prominenten und Idolen schmücken den Wohnbereich. Namen bedeutender Menschen lachen von den Wänden. Auch die Wohnsituation dient mit allen ihren Möglichkeiten der Bühne der bestmöglichen Darstellung unseres Talentes.

Das Kommunikations-Talent im Lieben

Dieses Talent liebt das Gefühl der Liebe. Es faszinieren die innere Bewegung, die Schmetterlinge im Bauch, es müssen auch immer besonders schöne Menschen sein, die es interessieren. Außer das Kommunikations-Talent ist selbst sehr attraktiv – in diesem Fall darf der Partner unscheinbar und grau sein, weil der eigene Glanz damit besser zur Geltung kommt. Die Liebe wird gerne öffentlich präsentiert.

Beziehung zur Aufwertung

Wie unbefriedigend die Liebe zu einem Kommunikations-Talent sein kann, hat Martina, eine Juristin, erlebt. Seit ihrem 18. Lebensjahr war sie mit ihrem Jugendfreund zusammen. Nach zehn Jahren wird geheiratet, Familie gegründet und vor sich hin gelebt. „Anfangs habe ich es aus lauter Stress kaum gemerkt, dass wir immer weniger Sex hatten – bis er nach dem zweiten Kind ganz eingestellt wurde“, erzählt Martina. Dazu kommen Probleme mit der allgegenwärtigen Schwiegermutter, die „mir alles am liebsten abgenommen hätte, die Kinder und auch die Betreuung meines Mannes.“

Martina suchte immer wieder das Gespräch über die fehlende Sexualität. „Ich vermisste die Vertrautheit der intimen Stunden. Meinem Ehemann fehlten sie offensichtlich nicht, er holte sich Zärtlichkeit bei seiner Mutter. Wenn sie bei uns war oder wir bei ihr zu Hause, legte er sich zu ihr zum Sofa und wollte von ihr am Kopf gekrault werden oder bei den Füßen massiert werden. Ein befremdlicher Anblick für mich, aber die beiden fanden alles normal.“

Moritz weigert sich, an der Beziehung zu arbeiten, lässt Martina „am ausgestreckten Arm verhungern“. Als diese einen anderen, liebevolleren Mann kennenlernt, verlässt sie Moritz schließlich.

Dieses Beispiel zeigt, dass Kommunikations-Talente oft in der Identifikation mit den Eltern hängen bleiben und Beziehungen eher als eine Bühne der Aufwertung ihres labilen Selbstwertgefühles brauchen. Diese Menschen benötigen den Partner als Spiegel, in dem sie sich liebenswert gespiegelt sehen wollen. Nie kommen sie auf die Idee, dass es vielleicht nicht so sein könnte.

Die Sexualität – ein selbstverliebter Rausch

Kommunikations-Talente lieben den Rausch, die betörende Leidenschaft und das Überschreiten von Grenzen. Sie lieben diese Gefühle oft mehr als den Partner. Sie brauchen es, die Schönsten, die Besten und die Einzigartigsten zu sein. Empfinden ihre Sexpartner das nicht so, dann fallen Kommunikations-Talente in die tiefen Löcher ihrer einsamen Bedeutungslosigkeit ihrer frühen inneren Bilderwelt. Sie müssen Sonnenscheine sein, sonst ist das Leben zu grausam zu ihnen. Kommunikations-Talente nehmen es nicht so genau mit der Treue. Sie verlieben sich immer wieder und haben ständig süße Geheimnisse. Aber wehe, der Partner erlaubt sich, das Gleiche zu tun. Dann gibt es durchaus mal temperamentvolle, wenn nicht sogar aggressive Auseinandersetzungen.

Verändern der inneren Bilderwelt

Kommunikations-Talente haben Bilder der Sehnsucht nach Bedeutung ihrer Gesamtperson zum Schweigen gebracht. Sie haben schon sehr früh trainiert, in ihrer Geschlechterrolle zu glänzen und zu glitzern. Als Mausis und Schatzis ihrer frühen Bezugspersonen lernten sie gefällig zu sein und möglichst wenig an Beständigkeit und Verlässlichkeit zu fordern. Sie haben gelernt, wie man sich bequem verhält, um niemanden zu überfordern. Die Forderung nach verlässlicher Zuwendung und konkreten Hand-

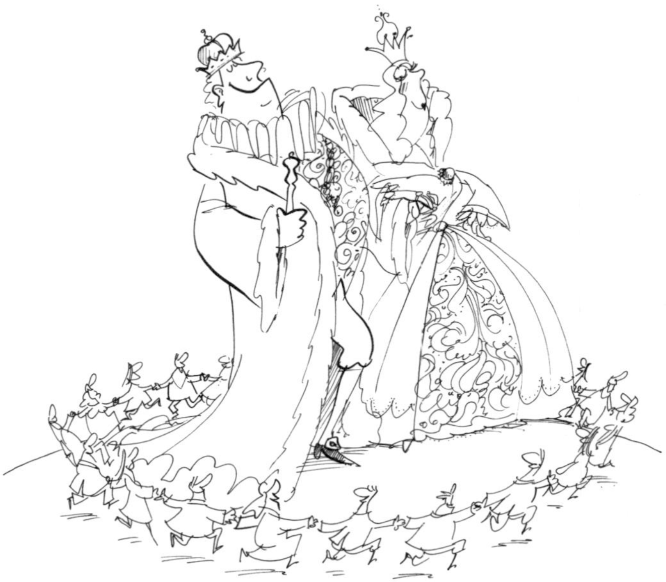

lungen zu ihrem Wohle konnten sie nicht üben. Sie haben gelernt, immer wieder mit nur kurzfristig in Gang gesetzten provisorischen Lebenssituationen umzugehen und haben so höchste Flexibilität und Wandlungsfähigkeit trainiert.

PDM-Fähigkeiten-Balance für Kommunikations-Talente

Erkennen Sie sich ein bisschen in dieser Beschreibung, haben Sie erhöhte Werte in der Kommunikationsfähigkeit oder erreichen Sie sogar die Werte des Talentes, dann trainieren Sie die fünf Wochen, wie im anschließenden PDM-Trainingsplan vorgesehen. Wählen Sie daran anschließend die erste Trainingswoche der „Entschlossenheit" als Ihr persönliches Training.

Als Kinder sind wir hirnphysiologisch nicht in der Lage, unsere Eltern zu kritisieren, aber als Erwachsene darf man die Realität schon wahrnehmen, und Kommunikations-Talente können ihre eigene Bedeutung besser beleuchten – im Positiven wie im Negativen. Kommunikations-Talente sind also gefordert, ihre Bedeutung zu erkennen. Mit dieser Erkenntnis kann schon das Vergehen früherer Bezugspersonen sichtbar werden. Es hat aber wenig Sinn, diese Vergehen der Vergangenheit den Eltern deutlich machen zu wollen. Sie werden nicht verstehen, worum es geht. Wichtig ist das Training der Gegenkraft, um die seelischen Fähigkeiten wieder auszubalancieren und erneut ins Gleichgewicht zu kommen.

Wie auch schon bei den anderen Talenten erwähnt, neigen wir dazu, unsere Probleme auf die Art zu lösen, die wir am besten können. Dadurch wollen Kommunikations-Talente sich weiter in ihren raffinierten Rollen üben und nie die Sehnsucht nach Bedeutung als gesamte Person erfüllen. Kehren Sie um und üben Sie die Bilder, die Ihnen weniger vertraut sind, um wieder ins Gleichgewicht zu kommen.

Es geht darum, dass Sie erkennen sollen, dass Sie keine zweite Chance für Entscheidungen haben – zumindest nicht in diesem Leben. Morgen ist ein ganz anderer Tag mit einer ganz anderen Chance und auch diese ist wieder nur einmalig. Der deutsche Schriftsteller Jean Paul schrieb zu diesem Thema: „Das Leben gleicht einem Buche. Toren durchblättern es flüchtig, der Weise liest es mit Bedacht, weil er weiß, dass er es nur einmal lesen kann."

Verbringen Sie Ihren Alltag in den Gefühlen der Entschlossenheit. Wenn sich auf einem unbekannten Gebiet der Weg gabelt, können Sie nur einen Weg gehen. Ob es der richtige ist, ist immer ungewiss. Es wird sich bei Ihnen bald das Gefühl der Verantwortung für sich und für Ihre gesamte Umwelt im Gehirn abbilden. Sie werden erkennen, dass Sie die einzige Person in Ihrem Leben sind, die absolute Bedeutung für Sie hat. Ihr Umfeld wird sich sicher bald an Ihre neue Klarheit gewöhnen, und Sie selbst werden sich abgewöhnen, ein Spielball im Feld zu sein. Bald sind Sie ein klarer Spieler im Team, der seine Verantwortung für sich und andere entschlossen wahrnimmt.

Schminken Sie sich ab, im wörtlichen Sinne, und verwenden Sie nur mehr geruchsneutrale Deos und neutrale Hautpflege. Verzichten Sie auf Parfums.

Tragen Sie vermehrt die Farben Dunkelblau und Schwarz.

Mitmenschen-Training

Sie haben unglaubliche Sensoren dafür, wie Sie auf andere wirken. Sie strengen sich sehr an, Ihren geliebten Personen zu gefallen und für sie da zu sein. Sie fühlen die innere Verpflichtung, andere zu unterhalten und wohl zu stimmen.

Probieren Sie es in den nächsten Wochen aus, wie es ist, sich ruhig und im Hintergrund zu halten. Unterhalten Sie die Menschen bewusst nicht, und suchen Sie das Gefühl der Beobachterrolle. Bleiben Sie passiv, und reagieren Sie nicht auf Komplimente. Üben Sie sich darin zu erkennen, wie häufig Sie Ihre Fähigkeiten anderen zur Verfügung stellen und sie nicht verrechnen. Machen Sie eine klare Rechnung. Auch der Volksmund weiß: „Strenge Rechnung, gute Freunde!" Es ist eine Selbstverständlichkeit, dass Ihre Taten und Beratungen große Bedeutung haben. Das kostet etwas! Geben Sie die unerschütterliche Hoffnung auf, es gäbe ein aufrichtiges Miteinander. Üben Sie sich im Misstrauen jedem gegenüber, und kümmern Sie sich in erster Linie um sich selbst! Sichern Sie sich bei allen Kontakten ab, lernen Sie Protokolle zu schreiben und diese auch gegenzeichnen zu lassen. Gehen Sie keine Beziehung oder kein Geschäft ein, bevor Sie nicht klare schriftliche Verträge abgeschlossen haben.

Grundsätzlich geht es darum, dass Sie so wenig wie möglich von anderen erspüren. Achten Sie auf Ihr eigenes Territorium und auf das der anderen. Behalten Sie eine räumliche Distanz von zirka einem halben bis einem Meter. Alles darunter üben Sie als eine intime Tabuzone. Es ist etwa die Distanz, wie sie ein förmlicher Handschlag verlangt. Bei politischen Treffen ist es üblich geworden, sich zu küssen. Diese Form der Begrüßung hat auch in der Gesellschaft Eingang gefunden. Es ist eine gute Möglichkeit zu üben, dass man Sie nicht küsst, obwohl Sie freundlich begrüßen. Diese Übung macht Spaß, und Sie werden erfahren, wie unterschiedliche Signale Sie senden müssen, um Distanz wahren zu können. Versuchen Sie bewusst, andere nicht sofort zu verstehen, sondern üben Sie, erst beim zweiten Mal entgegenzukommen.

Tragen Sie weiße Blusen und Hemden. Ergebnis-Talente finden Sie häufig bei Politikern, bei Anwälten, im Management und alle tragen Businesskleidung. Weiße Hemden und weiße Blusen sind dabei üblich. Lassen Sie nie den Hals offen und legen Sie nie die Kehle frei. Tragen Sie Krawatten und als Dame Perlen oder dicke Ketten an der Kehle.

Üben Sie Ihre Intimität als ganz privaten Platz. Kopfschmerzen, schlechter Schlaf oder sonstige persönliche Anmerkungen behalten Sie für sich, und bleiben Sie in aufrechter Haltung. Bei der Wahrnehmung des ersten Eindrucks spielt der Inhalt des Gesprochenen mit nur etwa sieben Prozent die geringste Rolle. Beobachten Sie verstärkt, wie Sie auf andere wirken, und vernachlässigen Sie etwas mehr die Gefühle der anderen. Schärfen Sie Ihren Blick auf der Beobachterebene. Stärken Sie sich in Ihrem äußeren Eindruck auf andere, und bleiben Sie mit Ihren Empfindungen bei sich.

Wohnraum-Gestaltung

Räumen Sie auf. Trainieren Sie, wirklich einen Platz für Ihre Geldtasche, für Ihren Schlüssel und für Ihre Kleidung zu haben. Ordnen Sie Ihren Schrank. Hängen Sie Blusen zu Blusen oder Hemden zu Hemden. Finden Sie ein Regalfach, in dem all Ihre Pullover liegen. Versuchen Sie immer wieder innerlich abzurufen, wo Ihre Sachen zu Hause sind. Befreien Sie Ihre Wohnung von buntem „Schnickschnack“, und wählen Sie als neue Accessoirefarbe Blau – und das möglichst gedeckt.

Geben Sie auch Ihren Haustieren und Ihren Pflanzen geordneten Platz. Es tut auch dem Hund gut, wenn er weiß, wo sein Futter zu finden ist oder die Wasserstelle.

Ordnen Sie alles in Ihrer Umgebung, und stellen Sie dann nichts mehr um. Legen Sie sich also fest. Lassen Sie das Gefühl der Festigkeit in sich ganz groß werden, und behalten Sie Bestand. Lernen Sie, dass Veränderungen anstrengend sind und immer wieder neue Orientierung brauchen.

Haben Sie eine Vertrauensperson, die Sie zärtlich einölen kann, dann ersuchen Sie diese Person, Sie regelmäßig mit einem Babyöl einzucremen. Duften Sie den Raum mit Orangenduft mit einem Hauch Zimt ein, während Sie massiert werden, und legen Sie sich während der Massage auf ein indigoblaues Badetuch.

Bewegungs-Training

Wenn Sie gehen, bleiben Sie eher im Hintergrund und ganz unscheinbar. Trainieren Sie, wie in einem militärischen Marsch, den absoluten Gleichschritt. Kaufen Sie sich Schuhe, mit denen Sie laufen können und fest marschieren. Wenn Sie tanzen, üben Sie sich darin, bei Standardtänzen nur im Grundschritt zu tanzen. Halten Sie die Gleichförmigkeit aus – es werden sich bald innere Ordnung und Klarheit in Ihrer inneren Bilderwelt einfinden. Vielleicht haben Sie jemanden, den Sie bitten können, dass er völlig verrückte Bewegungen vor Ihnen macht. Beobachten Sie die Person genau und behalten Sie immer Ihren gleichen Schritt. Lassen Sie sich auf keinen Fall ablenken, Sie festigen so Ihren Rhythmus.

Trainingsleitsätze

Diese Sätze sollten Sie in den nächsten sechs Monaten einen nach dem anderen leben:

- Mir sind Traditionen und althergebrachte Werte wichtig.
- Ich übe, möglichst lang alles „beim Alten“ zu lassen.
- Ich übe Prinzipien, halte mich daran und bleibe ihnen treu.
- Ab jetzt pflege ich das Bedürfnis nach Sicherheit in meinem Leben.
- Wenn ich einmal ein Urteil getroffen habe, so halte ich daran fest.
- Ich übe Vorbehalt bei Veränderungen und Neuem und lasse mich nur langsam überzeugen.
- Ab jetzt bin ich bei allem, was ich tue, sehr konsequent und handle nicht sprunghaft.
- Gewohnheiten sind mir sehr wichtig.
- Ich übe mich darin, Regeln, Gesetze und Vorschriften genau zu studieren und mich daran zu halten.
- Ich bemühe mich, dass andere mich als beständig und eher starr als beweglich erleben.
- Ich übe mich darin, mich rechtzeitig vor Unvorhergesehenem abzusichern.
- Ich übe mich darin, anderen Menschen meine Prinzipien und meine Lebenshaltung zu vermitteln.
- Ab jetzt bemühe ich mich um Sparsamkeit.
- Ich bemühe mich, den ärgerlichen Aspekt schlampigen Verhaltens und bei Unordnung zu sehen.
- Ich bemühe mich um Pünktlichkeit.
- Ich übe mich darin, für andere Menschen als verlässlich gesehen zu werden und verändere Vereinbartes möglichst wenig.
- Ich bemühe mich um Ausführlichkeit und Genauigkeit bei meinen Erzählungen.
- Ab jetzt übe ich meine Liebe zum Detail.

- Ich bemühe mich, Treue als leicht und belebend zu erleben.
- Ich übe mich in der Freude an der Pflicht.
- Ich übe, den Vorteil von sozialen Ordnungen zu erkennen und zu respektieren.
- Ich bemühe mich darum, von anderen als korrekt und vollkommen berechenbar erlebt zu werden.
- Ich bemühe mich um Absehbarkeit und Kalkulierbarkeit von Experimenten.
- Ich übe, in meinen Stimmungen für andere stabil zu sein und sie nicht mit meinem Wankelmut zu „unterhalten“.
- Ich übe mich im Vertreten meiner Prinzipien.
- Ich bemühe mich darum, von anderen Menschen als besonnen und überlegt erlebt zu werden.

Das PDM-Training

Auf den nächsten Seiten erfahren Sie nun detailliert, wie Sie wieder ins Gleichgewicht kommen und wieder gesund werden. Vorher wiederhole ich zur Erinnerung noch einmal die wichtigsten Erkenntnisse der vorhergehenden Kapitel:

Durch die Überaktivierung der Stresszentren reagiert die Natur mit einem Dopaflash und bringt damit die dauerhafte endogene Narkotisierung. Unser Hormonhaushalt gerät aus dem Gleichgewicht. Kommt es zum Beenden von Stress, folgt eine Entlastungsdepression oder Erschöpfungsdepression. Natürliche Glücklichmacher, wie beziehungsreicher Sex und gemeinsames Essen, Anerkennung, Zugehörigkeit und Sicherheit, können nicht mehr wirken, weil der natürliche Wert für Dopamin verstellt ist.

> „Moderne" Menschen pflastern ihre Entlastungsdepression mit einer dauerhaften Stressaktivierung zu und betäuben sich mit dem Dopaflash einer endogenen Dauernarkotisierung. Bis es schließlich zum völligen physiologischen und psychologischen Zusammenbruch kommt.

Die Aktivierung der Stresszentren

Ausgelöst wird der Dopaflash durch die andauernde Überaktivierung der einzelnen Stresszentren wie Furcht, Trauer, Scham und Ekel.

So wird unser Furchtzentrum durch folgende Tätigkeiten überreizt:

Ununterbrochene Arbeit ohne erlösende seelische Erfolge. Oder Dauerüberlastung durch die Anhäufung von Tätigkeiten, um mit einem hohen Blutdruck physiologischen Stress auszulösen. Verstärkt wird das durch Perfektionismus, emotionale Belastungen, Genauigkeit und Pedanterie sowie Gefallsucht. Überaktiviert wird das Furchtzentrum auch durch Spiel- und Computersucht, Konsumsucht, Sportsucht, Sexsucht, sadomasochistischen Sex, Selbstverletzungen oder Sportarten mit hohem Risiko und hohem „Kick"-Potenzial, wie etwa Bungeejumping oder Rennenfahren.

Unser Trauerzentrum wird durch Pflege- und Fürsorgesituationen ohne erlösende seelische Erfolge, Grübelsucht, Streit- und Leidsucht überaktiviert.

Die Überaktivierung des Schamzentrums passiert durch Voyeurismus, durch Exhibitionismus und im Extremfall durch sexuellen Missbrauch.

Das Ekelzentrum wird durch Dauervergiftung durch Alkohol und Nikotin, Cannabis und Drogen jeder Art, aber auch durch Dauervergiftung durch Glutamat, Aromastoffe und Zucker überreizt.

Regulation des Dopaminwertes

Beenden wir die Dauernarkotisierung durch die Stressaktivitäten, so fallen wir in einen verstellten Wert für Dopamin. In dieser chemischen Situation gefällt uns das ganz normale Leben, Lieben und Leisten einfach nicht mehr.

Normalisieren kann man den Dopaminwert auf zwei Arten – pharmakologisch und durch das PDM-Training. Bei der ersten Variante wird durch die Behandlung mit Antidepressiva versucht, die Dopamin-Achse (hier befinden sich alle antreibenden Hormone und Neurotransmitter) oder die Opioid-Achse über Serotonin oder andere endogene Opioide zu aktivieren. Oder das Abpumpen und Zurückbringen in die Speicherplätze zu verhindern.

Die zweite Variante, das Psychodynamische Modelltraining, setzt die Achsen des Glückszentrums wieder in Gang, um den Hormonhaushalt damit erneut ins Gleichgewicht zu bringen. So werden Betroffene angeleitet, die Überaktivierung der Stresszentren aufzugeben und mit dem wöchentlichen PDM-Training ihren Hormonhaushalt aus der Entlastungsdepression zu führen.

Die Wirksamkeit des Psychodynamischen Modelltrainings wurde im Rahmen der Raucherentwöhnung wissenschaftlich untersucht und erreichte als einzige nicht medikamentöse Behandlung die höchste Empfehlung der Weltgesundheitsorganisation WHO. Das PDM-Training ist sechsmal erfolgreicher als alle anderen bisherigen nicht medikamentösen Raucherentwöhnungsprogramme weltweit, und es ist doppelt so erfolgreich wie das bisher weltweit wirksamste Medikament.

Freuen Sie sich mit PDM auf ein äußerst wirksames, lustvolles Training, mit dem Sie wieder die Fähigkeit erlangen werden, mit Freude zu leben, mit Lust zu lieben und mit Kraft zu leisten.

Sie finden auf den folgenden Seiten psychodynamische Trainingserlebnisse für die nächsten fünf Wochen, die Ihren Hormonhaushalt ins Gleichgewicht bringen werden. Mit Farben, Düften und Massagen unterstützen wir die rasche Wirkung. Sie haben bereits in der ersten Woche das violette Badetuch vor sich ausgebreitet und sich in der Herzkohärenz geübt. Sie haben sich dabei beobachtet, wie Sie mit jedem Atemzug dem Herzen milde, sanfte Luft zufächeln – jeden Tag 20 Minuten lang. Sie haben auch die violetten Gästehandtücher oder den violetten Pashmina mit zu Ihrer Arbeit genommen und Ihre Augen tagsüber immer wieder mit der Farbe Violett konfrontiert. Sie haben damit Ihr Emotionshirn schon gut auf das PDM-Training vorbereitet.

So funktioniert das Modell-Training

Wir bieten Ihnen nun das PDM-Training für die nächsten fünf Wochen an. Wie schon beschrieben, hat das Gehirn die Fähigkeit, alles, was es wahrnimmt, auszuprobieren. Ich erzähle Ihnen zum Beispiel, dass ich gestern eine Geburtstagstorte mit einem scharfen Messer angeschnitten und das Messer danach abgeschleckt habe. Dabei habe ich mir mit der scharfen Schneide die Mundwinkel aufgeschnitten. Während Sie das lesen, werden Sie den Schmerz spüren können. Ihr Gehirn will damit verhindern, dass Ihnen dasselbe passiert.

Unser Gehirn reagiert auch auf Symbole. Kein Europäer wird beim Anblick des Bildes auf der nächsten Seite sagen, „es ist ein alter Mann in prunkvoller Kleidung". Sie alle wissen, es ist der Papst. So arbeitet auch das Psychodynamische Modelltraining. Sie lesen einfach die Geschichten und Ihr Gehirn erhält die Reize, die es braucht, um das Empfindungssystem so zu aktivieren, dass der natürliche Dopamin-Haushalt sich wieder ausbalanciert. Es finden sich in den PDM-Trainingserlebnissen ausschließlich archaische Erlebnisse, die seelische Erfolge in ihrer ursprünglichen Form nacherlebbar machen. Es werden in allen PDM-Trainingserlebnissen Aufmerksamkeit, Zufriedenheit im Sinne von Sättigung, ursprüngliche Empfindungen der Sinnhaftigkeit und der Bedeutung trainiert. Lesen Sie die einzelnen PDM-Trainingserlebnisse in den vorgegebenen Reihenfolgen und Wochen und wecken Sie damit wieder Ihr Emotionshirn auf. Versuchen Sie wie Schauspieler die einzelnen Wochen in den Rollen zu verbringen, mit denen Sie sich gerade beschäftigen. Mit dem Herzkohärenztraining der ersten Woche und mit dem Herztraining der sechsten Woche trainieren Sie den dynamischen Einfluss auf Ihre Organe und Bewegung. In der zweiten bis fünften Woche werden Sie psychodynamische Modelle trainieren, die ursprüngliche seelische Fähigkeiten stärken. Bedenken Sie dabei, es ist gleichgültig, ob Sie glauben, dass Sie das Gelesene erleben oder nicht. Ihr Gehirn

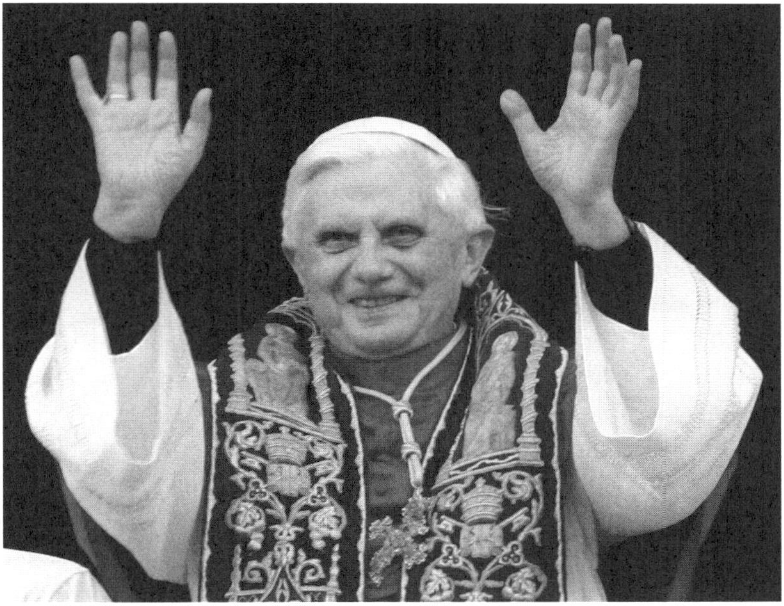

muss es ausprobieren, allein schon, wenn Sie es nur lesen. Sie brauchen gar nichts anderes zu tun, als sinnerfassend und aufmerksam zu lesen. Damit haben Sie alle Voraussetzungen für das Gelingen mitgebracht.

Haben Sie die Trainingswochen abgeschlossen, können Sie sich mit Ihrer Kommandozentrale der inneren Bilder auseinandersetzen. Konnten Sie sich bei den einzelnen Fähigkeiten, die in diesem Buch beschrieben sind, entdecken oder hat der PDM-Fragebogen Ihnen gezeigt, dass Sie nicht ausreichend balanciert sind und sich sogar einzelne Talente ausgeprägt haben, dann können Sie Ihre innere Bilderwelt bearbeiten. Das wird Ihnen dabei helfen, nie wieder in eine Überlastungsproblematik zu kommen. Haben Sie Ihre Kommandozentrale ausbalanciert, werden Sie sich nur mehr dort bemühen, wo Sie auch seelische Erfolge zu erwarten haben. Bedenken Sie, wenn Sie ein Talent ausgeprägt haben, laufen Sie fast sicher in eine emotionale Sackgasse.

Ergebnis-Talente werden versuchen, in Krisen noch mehr auf sich zu schauen, anstatt Gefühle anderer mit Respekt und Einfühlsamkeit zu erforschen.

Motivations-Talente werden noch mehr versuchen, andere zufriedenzustellen und den großen Wurf planen, anstatt sich um die eigene alltägliche Fähigkeit zur Zufriedenheit zu kümmern.

Struktur-Talente werden noch mehr Regeln und Normen aufstellen, anstatt den lebhaften kooperativen Fluss und spontane Reaktionen zu üben.

Und das Kommunikations-Talent wird noch mehr die Unterstützung in seinem Netzwerk suchen, anstatt seine eigene Bedeutung als Gesamtperson zu pflegen.

Ich habe schon an anderen Stellen des Buches mehrmals auf die Gefahr hingewiesen, dass wir auch körperlich dazu neigen, genau die Dinge gerne zu machen, die wir gut geübt haben. Das Training der Muskeln, die schon lange nicht mehr verwendet wurden, ist eben schwieriger. Betrifft das zum Beispiel den Fußball, den man nie bewegt hat, dann hat man anfangs wahrscheinlich das Gefühl, dass er gar nicht bewegbar ist. Man muss einige Male die Bewegung bei anderen sehen und immer wieder versuchen nachzumachen, um im Gehirn diese neuen Spuren zu ziehen. Beim PDM-Training ist das ähnlich. Manche Gefühlsempfindungen werden Ihnen ungewohnt vorkommen und Sie müssen für die Erlebnisqualitäten erst wieder Spuren in der Kommandozentrale ziehen und die Bilderwelt damit bereichern, damit sich die einzelnen Modelle „normal“ anfühlen, wenn Sie in den fixierten Rollen trainieren.

Unterstützen Sie während der nächsten fünf Wochen weiterhin Ihren Körper mit viel frischem süßen Obst und vielen pflanzlichen Fetten.

Der Ablauf im Detail

Trainieren Sie bitte die ersten sechs Wochen wie im allgemeinen Plan vorgesehen, und erst danach widmen Sie sich Ihren einzelnen Fähigkeiten. Bitte trainieren Sie dann die Trainingserlebnisse, die für Ihre Fragebogenwerte empfohlen wurden, auch wenn Sie vielleicht glauben, andere sind für Sie lustiger. Bringen Sie sich zuerst dauerhaft ins Gleichgewicht, und dann können Sie mit den einzelnen Empfindungen der PDM-Trainingserlebnisse spielen. Sehr oft werde ich gefragt, ob das Kindern auch guttut. Selbstverständlich können Sie Ihre Kinder und geliebten Personen an den ersten sechs Wochen teilnehmen lassen. Wenn Sie beginnen, Ihr Talent zur Fähigkeit umzuwandeln, dann machen Sie es bitte für sich allein. Ihre Bezugspersonen sollen wie Sie nach den ersten sechs Wochen die PDM-Trainingserlebnisse trainieren, die ihren jeweiligen seelischen Fähigkeiten entsprechen.

Hier im Überblick, welches Erlebnis das jeweilige Talent trainieren soll und mit welchen Farben und Düften es Unterstützung findet:

- Kommunikations-Talent: Training „Entschlossenheit“, Farbe: Indigoblau, Orangenduft mit einem Hauch von Zimt sowie geruchlose Deos und keine Parfums.
- Motivations-Talent: Training „Geborgenheit“, Farbe: Weiß, Lemongras und klare herbe Parfums.
- Struktur-Talent: Training „Wert“, Farbe: leuchtendes Orange, Jasmin und blumige Parfums.
- Ergebnis-Talent: Training „Freiheit“, Farbe: Wiesengrün, Sandelholz und schwere intensive Parfums.

Lesen Sie eine Woche lang täglich immer wieder die PDM-Trainingserlebnisse, oder wenn Sie die PDM-Trainingserlebnisse als Hörspiel anhören wollen, bestellen Sie sich die PDM-Selbstbild-CD unter www.pdmaustria.com. Sie erleben dabei in Ihrem Emotionsgehirn jene Empfindungen, die es wieder ins Gleichgewicht bringen.

Die 2. Trainingswoche – „Entschlossenheit“

In der zweiten Woche trainieren Sie bitte die Entschlossenheit. Lesen Sie immer wieder einen Teil der Geschichte, schließen Sie die Augen und versuchen Sie innerlich nachzuvollziehen, was Sie gelesen haben. Denken Sie einfach die Erlebnisse durch. Es heißt: „Ich schließe meine Augen oder blicke in die Ferne, ich bin ganz ruhig. Ich beobachte meinen Atem und spüre, wie mein Atem kommt und geht. Die Luft durchströmt meine Lungen, alles fließt – ich atme ein und aus.“

Schließen Sie jetzt Ihre Augen oder blicken Sie in die Ferne und denken Sie sich dieses Atmen durch. Gut ist es, wenn Sie am indigoblauen Badetuch sitzen und auf die Farbe blicken, während Sie die Sequenzen durchdenken. Daran anschließend lesen Sie: „Mein Kopf ist frei und weit, frei und weit. Mein Kopf ist ganz frei und weit. Es ist alles gut. Jetzt ist alles gut.“

Blicken Sie wieder auf das indigoblaue Badetuch und duften Sie den Raum mit Orangenduft mit einem Hauch von Zimt ein. Behalten Sie das Fläschchen die ganze Woche bei sich, damit Sie auch tagsüber immer wieder daran riechen können. Nehmen Sie sich ein kleines Tuch mit der Farbe Indigoblau mit in Ihrer Jackentasche oder in der Handtasche. Schauen Sie auch tagsüber immer wieder auf das blaue Tuch.

Wenn Sie ein Kommunikationstalent sind und in den nächsten sechs Monaten dieses Training machen, können Sie dieses auch mit dem PDM-Trainingserlebnis „Herztraining“ der sechsten Woche abwechseln. Beachten Sie die Trainingsleitsätze für das Verändern innerer Bilder beim Kommunikationstalent.

Entschlossenheit

Ich mache es mir bequem, bequem und behaglich.
Mein Körper und meine Gedanken kommen zur Ruhe.
Alles ist ruhig, ich bin ganz ruhig.
Ich schließe meine Augen oder blicke in die Ferne,
ich bin ganz ruhig.
Ich beobachte meinen Atem
und spüre, wie mein Atem kommt und geht.
Die Luft durchströmt meine Lungen,
alles fließt – ich atme ein und aus.
Mein Kopf ist frei und weit,
frei und weit.
Mein Kopf ist ganz frei und weit.

Es ist alles gut. Jetzt ist alles gut.

Ich sehe eine weite Ebene vor mir. Schön und friedlich.
Sanfte Hügel, Wiesen, Felder und dazwischen Wälder,
ich sehe Siedlungen, Ortschaften, Städte. Ich
sehe dieses schöne Land und weiß: Es ist mein Land.
Hier regiere ich.
Ich betrachte mich. Ich stehe in prachtvollen
Kleidern da und sehe mich wachsen. Ich bin drei Meter groß.
Ich wachse weiter und bin jetzt beinahe vier Meter groß.
Ich breite meine Arme aus, ein herrliches Gefühl, stehe da
und weiß: Das ist mein Reich. In meinem Leben regiere ich.
Ich bin König, ich bin Königin in
diesem Land, in meinem Land. Gelassenheit und Sicherheit
durchströmen mich. Und Freude, nichts als Freude.
Mein Gewand ist prachtvoll, kostbar, golddurchwirkt und reich
bestickt mit Edelsteinen und Perlen.
Ich spüre die Wirkung dieses Gewandes in mir.

Nun stelle ich mir Menschen vor, mit denen ich im Leben zu tun habe und früher hatte. Menschen, die ich kenne. Ich stelle sie vor meinem geistigen Auge nacheinander um mich auf.
Ich bin groß, vier Meter groß, sie hingegen sind so groß, wie sie in Wirklichkeit sind.
Nacheinander stelle ich sie alle um mich auf. Personen aus meinem privaten Leben,
Personen aus dem beruflichen Leben, Menschen aus meiner Kindheit und der
Gegenwart, immer mehr und mehr.
Ich betrachte alle meine Bezugspersonen sorgfältig,
ich nehme mir Zeit.
Ich bin groß, und ich bin mitten unter ihnen.
Als König oder Königin.
Ich sehe sie mir an und genieße diese Sichtweise.
Jeder hat seinen Platz.
Ich trage die Verantwortung für mich, für
die Menschen, die Tiere, für die Natur.

Mein Kopf ist frei und weit, frei und weit.
Die Gedanken fließen klar und ruhig.
Ich bin frei und weit und überblicke mein gesamtes Leben. In meiner wundervollen Größe lasse ich einen Baum entstehen. Einen majestätischen Baum mit starkem Stamm, kraftvollen Ästen und Wurzeln, die ihn fest am Boden halten, schon seit Hunderten von Jahren. Seine Blätter glänzen und funkeln und nehmen jeden Strahl der Sonne auf. Sie rauschen und flüstern im Wind. Groß und mächtig stehe ich vor diesem Baum, noch viel größer und mächtiger steht der Baum vor mir. Ich blicke zu seiner Krone auf, nehme das Licht, das in den Blättern glitzert, in mir auf. Ich spüre meine tiefe Liebe zu diesem Baum.

Ich lege meine Arme um den Stamm und die Wange auf die Rinde. Ein wärmendes Gefühl durchströmt mich. Ich rieche Holz und Gras und Erde, nehme alle Kraft des Baums in mir auf. Ich bin stark wie er. Ich spüre die Kraft der Äste, den Halt der Wurzeln, die Leichtigkeit der sonnendurchdrungenen Blätter. Ich spüre Kraft, Gelassenheit und Ruhe, und ich spüre Liebe. Ich genieße das Gefühl und weiß: Ich kann es immer spüren, wenn ich will. Die Blätter wenden sich der Sonne zu, jedes einzelne Blatt nimmt das helle, weiße Licht der Sonne auf. Dieses helle, weiße Licht fließt jetzt in mich. Dieses Licht erfüllt jede Zelle meines Körpers, ich strahle in hellem, weißem Licht.

Ich regiere in meinem Leben, kraftvoll wie der Baum. Ich habe Überblick in meinem Leben, ich bin groß und meine Meinung gilt. Ich gehe nun als König und als Königin in dieser erhabenen Größe durch mein ganzes Leben.

Ich spüre nun wieder meinen Atem. Ich atme ein und aus und ein und aus. Wann immer ich möchte, öffne ich die Augen und bin wieder da, im Hier und Jetzt. Ich strecke mich und nehme alles um mich herum wieder wahr.

Ich bin wieder ganz da, im Hier und Jetzt.

Die 3. Trainingswoche – „Geborgenheit“

In der dritten Woche trainieren Sie bitte die Geborgenheit. Lesen Sie immer wieder einen Teil der Geschichte, schließen Sie die Augen und versuchen Sie das innerlich nachzuvollziehen, was Sie gelesen haben. Denken Sie einfach die Erlebnisse durch. Es heißt: „Ich schließe meine Augen oder blicke in die Ferne, ich bin ganz ruhig. Ich beobachte meinen Atem und spüre, wie mein Atem kommt und geht. Die Luft durchströmt meine Lungen, alles fließt – ich atme ein und aus.“

Schließen Sie jetzt die Augen oder blicken Sie in die Ferne und denken Sie sich dieses Atmen durch. Gut ist es, wenn Sie am weißen Badetuch sitzen und auf diese Farbe blicken, während Sie die Sequenzen durchdenken. Daran anschließend lesen Sie: „Mein Kopf ist frei und weit, frei und weit. Mein Kopf ist ganz frei und weit. Es ist alles gut. Jetzt ist alles gut.“

Blicken Sie wieder auf das weiße Badetuch und duften Sie den Raum mit Lemongras ein. Behalten Sie das Fläschchen die ganze Woche bei sich, damit Sie auch tagsüber immer wieder daran riechen können. Nehmen Sie sich ein kleines Handtuch in der Farbe Weiß mit in Ihrer Jackentasche oder in der Handtasche. Schauen Sie auch tagsüber immer wieder auf das weiße Tuch.

Wenn Sie ein Motivationstalent sind und in den nächsten sechs Monaten dieses PDM-Training machen, können Sie auch mit dem PDM-Trainingserlebnis „Herztraining“ abwechseln. Beachten Sie bitte speziell das Kapitel über das Motivationstalent.

Geborgenheit

Ich mache es mir bequem, bequem und behaglich.
Mein Körper und meine Gedanken kommen zur Ruhe.
Alles ist ruhig, ich bin ganz ruhig.
Ich schließe meine Augen oder blicke in die Ferne,

ich bin ganz ruhig.
Ich beobachte meinen Atem
und spüre, wie mein Atem kommt und geht.
Die Luft durchströmt meine Lungen
und fließt durch meinen ganzen Körper,
alles fließt – ich atme ein und aus.

Es ist alles gut. Jetzt ist alles gut.

Ich sehe mich als Baby. Ich sehe mich jetzt als Baby vor mir.
Ich nehme dieses Baby in den Arm.
Ich halte mich als Baby
und spüre die Wange des Babys
auf meiner Wange, ich streichle den Kopf des Babys
und spüre eine tiefe Verbundenheit zu diesem Baby.
Ich halte es im Arm und spüre diese tiefe innige Liebe.

Ich gebe dem Baby zu essen.
Ich habe eine Flasche mit warmem, süßem Brei.
Der Sauger an der Flasche hat viele kleine Öffnungen.
Lustvoll saugt das Baby an dem Sauger
und je mehr das Baby saugt,
umso mehr wird in der Flasche von diesem süßen Brei.
Das Baby saugt und saugt.
Die Nahrung fließt in jede Zelle des Körpers.
Ich sehe, wie die Nahrung überallhin fließt.
Ich sehe mir dabei zu, wie ich als Baby wachse.
Ich bin kerngesund und lache vor Vergnügen.

Nun sehe ich mich im Alter von eineinhalb Jahren.
Ich beobachte mich dabei, wie ich die ersten Schritte mache.
Ich richte mich auf und gehe meine ersten Schritte.
Ich quietsche und kreische vor lauter Freude an meiner Bewegung.
Ich kann gehen!

Ich nehme jetzt das kleine Kind in den Arm,
spüre die freudig erhitzte Wange auf meiner Wange und spüre
meine tiefe Liebe zu diesem kleinen Kind.
Ich spüre diese tiefe Liebe zu mir.

Ich sehe mich nun im Alter von 3 Jahren.
Ich habe mich als Kind im Arm.
Ich halte mich als Kind und spüre die Wange des Kindes
auf meiner Wange.
Ich höre mir beim Sprechen zu.
Ich streichle den Kopf des Kindes
und spüre meine tiefe Liebe zu diesem Kind.
Ich halte es im Arm und spüre diese tiefe Liebe zu mir.

Ich sehe mich jetzt als Kind von ungefähr 7 Jahren.
Wie mich kleine Aufgaben anfeuern,
wie ich mit Begeisterung Probleme löse!
Dieser Stolz in den strahlenden Augen!
Ich spüre die Wange an meiner Wange,
streichle den Kopf und spüre die tiefe Liebe zu diesem Kind.
Ich spüre diese tiefe Liebe zu mir.

Das Kind ist nun 14 Jahre alt.
Ich sehe es in seinen Widersprüchen.
Wo findet es seinen Platz in dieser Welt?
Ich habe dieses Kind im Arm.
Ich halte dieses große Kind
und spüre die Wange auf meiner Wange,
ich streichle den Kopf dieses 14-jährigen Kindes
und spüre eine tiefe Liebe.
Ich halte es im Arm und spüre diese tiefe Liebe zu mir.

Ich halte dieses Kind und jetzt ist es erwachsen.
Ich halte mich im Arm.

Ich spüre meinen Rücken in meinen Handflächen.
Ich spüre meinen Körper in meinen Armen.
Ich spüre meine Wange auf meiner Wange und streichle sanft meinen Kopf.
Ich spüre meine tiefe Liebe zu mir.

Nun sehe ich mich im Alter von 100 Jahren.
Viele Falten durchziehen mein Gesicht.
Strahlende Augen erzählen von einem erfüllten Leben.
Meine Worte spiegeln manches Mal meine Kindlichkeit, manches Mal meine Weisheit und Geborgenheit wider.

Ich halte mich im Arm.
Ich spüre meine feinen Glieder.
Ich spüre meinen alten Körper in meinen Armen.
Ich spüre meine Wange auf meiner Wange
und ich streichle sanft meinen Kopf.
Ich spüre meine tiefe Liebe zu mir.

Ich genieße diese Gefühle und ich weiß,
ich halte mich immer im Arm, ich bin immer bei mir.
Was immer ich mache, ich halte mich an der Hand,
ich habe mich im Arm.
Ich bin immer bei mir.
Ich gebe Acht auf mich.
Ich passe immer gut auf mich auf.
Eine tiefe innere Ruhe breitet sich in mir aus.
Ich bin ganz ruhig.
Auf mich kann ich mich immer verlassen.

Ich spüre diese tiefe innere Liebe zu mir und bin dankbar, dass es mich gibt.

Ich spüre nun wieder meinen Atem.

Ich atme ein und aus,
und ein und aus.
Wann immer ich möchte, öffne ich die Augen und bin wieder da,
im Hier und Jetzt.
Ich strecke mich und nehme alles um mich herum wieder wahr.

Ich bin wieder ganz da, im Hier und Jetzt.

Die 4. Trainingswoche – „Wert"

In der vierten Woche trainieren Sie bitte den „Wert". Lesen Sie immer wieder einen Teil der Geschichte, schließen Sie die Augen und versuchen Sie das innerlich nachzuvollziehen, was Sie gelesen haben. Denken Sie einfach die Erlebnisse durch. Es heißt: „Ich schließe meine Augen oder blicke in die Ferne, ich bin ganz ruhig. Ich beobachte meinen Atem und spüre, wie mein Atem kommt und geht. Die Luft durchströmt meine Lungen, alles fließt – ich atme ein und aus."

Schließen Sie jetzt die Augen oder blicken Sie in die Ferne und denken Sie sich dieses Atmen durch. Gut ist es, wenn Sie am leuchtend orangen Badetuch sitzen und auf diese Farbe blicken, während Sie die Sequenzen durchdenken. Daran anschließend lesen Sie: „Mein Kopf ist frei und weit, frei und weit. Mein Kopf ist ganz frei und weit. Es ist alles gut. Jetzt ist alles gut."

Blicken Sie wieder auf das leuchtend orange Badetuch und duften Sie den Raum mit dem Jasminduft ein. Behalten Sie das Fläschchen die ganze Woche bei sich, damit Sie auch tagsüber immer wieder daran riechen können. Nehmen Sie sich ein kleines Handtuch mit der Farbe leuchtendes Orange mit in Ihrer Jackentasche oder in der Handtasche. Schauen Sie auch tagsüber immer wieder auf das leuchtend orange Tuch.

Wenn Sie ein Strukturtalent sind und in den nächsten sechs Monaten dieses PDM-Training machen, können Sie auch mit dem PDM-Trainingserlebnis „Herztraining" der sechsten Woche abwechseln. Beachten Sie bitte das Kapitel Strukturtalent bei Ihrem Training.

Wert

Ich mache es mir bequem, bequem und behaglich.
Mein Körper und meine Gedanken kommen zur Ruhe.
Alles ist ruhig, ich bin ganz ruhig.
Ich schließe meine Augen oder blicke in die Ferne,
ich bin ganz ruhig.
Ich beobachte meinen Atem
und spüre, wie mein Atem kommt und geht.
Die Luft durchströmt meine Lungen
und fließt durch meinen ganzen Körper,
alles fließt – ich atme ein und aus.

Es ist alles gut. Jetzt ist alles gut.

Vor meinem inneren Auge sehe ich mich jetzt auf
einem feuchten, erdigen Boden.
Ich stehe in der weichen, lehmigen Erde. Es ist warm.
Ich ziehe mich aus und lege mich nieder.
Ich spüre die weiche Erde in meinen Haaren.
Sie umschmiegt meinen Nacken, sie passt sich meinem Rücken an.
Ich liege ausgestreckt auf dem feuchten, warmen Boden. Ich setze mich auf.
Mein Becken und meine Beine tauchen ganz ein.
Ich drehe mich um und lege meine Wange in die Erde.
Ein würziger Duft strömt durch mich durch.
Die Erde umschmiegt meine Wange, meine Brust, mein Becken, meine Beine – meine Zehen tauchen ganz ein in diese warme, feuchte Erde.

Ich höre meinem Herzen zu, wie es lebt, pocht, spielt und lacht.
Der Atem und der Geist lösen sich, die Haut ist weich und
verströmt einen herrlichen Duft.
Ich bin ganz eingehüllt, ganz warm, ganz weich.

Ich setze mich auf und spiele mit der Erde.
Die Lust, Krüge und Gefäße zu gestalten, überwältigt mich.
Ich nehme einen Klumpen Ton und beginne
an einer Drehscheibe zu formen und zu gestalten.
Die Werkzeuge und Gefäße, Skulpturen und Töpfe
nehmen herrliche Formen an.
Stunde um Stunde entstehen neue Figuren und Formen.
Ich habe schwarze Erde, rote Erde, gelbe Erde, weiße Erde
und bemale damit meine Werke.

Völlig erschöpft und freudig erregt betrachte ich meine Werke.

Ich genieße das Spiel mit der nassen Erde
und wälze mich mit Lust und Wonne in diesem Schlamm.

Ich schaue mich dabei um und entdecke ein
strahlend weißes Haus.
Ich stehe auf – und gehe hin zu diesem Haus.
Auf meinem Weg dorthin überfällt mich
eine tiefe Freude und Lust darauf, das Haus zu erforschen.
Ich öffne die Türe und gehe hinein.
Alles ist leer,
vollkommen leer.

Und während ich so dastehe, entdecke ich Fußspuren –
meine Fußspuren.
Die nasse Erde fließt von meinem Körper.
Wilde Muster und Formen nehmen Gestalt an.
Staunend erkenne ich, wie diese Muster und Formen

in verschiedenen Farben erstrahlen.
Immer deutlicher erkenne ich jetzt,
wie das Haus auf die fließende Erde reagiert.
Voller Freude hole ich immer mehr von diesem Schlamm.
Ich klatsche die Wände damit voll.
Alles tropft und fließt.
Herrlich, bei jeder Berührung des Schlammes
geschieht eine wunderbare Verwandlung.

Das Haus wird immer lebendiger und angenehmer.
Ich genieße dieses Haus, ich erkenne, es ist mein Haus.

Die bunten Wände geben mir Schutz,
die Fenster lassen das Licht im Raum spielen.
Das Licht wandert mit der Sonne an verschiedene Plätze im Raum.

Ich sehe das Leben, ich sehe die Zeit.
Ich wandere durch das ganze Haus, gehe von Raum zu Raum
und erfreue mich an den Spuren, die ich hinterlasse.
Durch eine weite Türe erreiche ich wieder den Eingang.

Ich verlasse mein Haus.
Ein wunderschöner Brunnen
mit malerischen Gestalten und Märchenfiguren
ziert den Platz davor.
Aus vielen Öffnungen sprudelt Wasser
und lädt mich ein zu baden.
Ich steige in das Wasser und breite meine Arme weit aus.
Das Wasser umschmiegt mich.
Ich trinke und trinke von diesem Wasser und bade.
Ich stehe in diesem prunkvollen Brunnen
und genieße die gelassenen Gesichter der verschiedenen Figuren.

Es kommen viele Menschen auf mich zu
und betrachten meine Werke.

Meine Werke entzücken die Menschen
und bereiten ihnen ein zartes Wohlgefühl.

Ich verteile meine Werke unter den Menschen und sie
geben mir dafür Gold.
Viele kleine Goldmünzen werfen sie in den Brunnen vor
lauter Freude und Glück über die beeindruckenden Werke.
Es wird immer mehr Gold daraus.
Aus allen Gestalten des Brunnens fallen plötzlich
feine Goldmünzen auf mich nieder.
Sie sind warm und angenehm.
Das Gold prickelt auf meiner Haut.
Ich bade und tanze in dem Gold.
Ich fühle das Gold.
An mich kommt nur Gold heran.

Erfüllt von dieser Erkenntnis steige ich aus dem Brunnen.
Ich blicke in den Himmel
und es fällt ein feiner, zarter Goldregen aus lauter kleinen,
federleichten Goldmünzen auf mich herab.
Der ganze Himmel ist golden und glitzert und funkelt in der Sonne.
Ich laufe und tanze im Regen aus feinen Goldmünzen.

Das Gold sammelt sich auf der Erde,
ich kann schon mit den Zehen darin spielen.
Das Gold streichelt meine Haut.
Es reicht jetzt schon bis zu den Knien.
Ich fasse mit beiden Händen tief in das Gold
und werfe die Münzen in die Luft.
Der Goldregen prasselt auf mich nieder.
Voller Freude tanze und spiele ich in diesem Goldregen.

Ich betrachte noch einmal ganz genau dieses Glitzern und
Flimmern in der Luft

– die feinen Goldmünzen –
und ich lasse den Goldregen langsam enden.
Ich spüre das Kribbeln auf meiner Haut
und die Sonne meinen Körper wärmen.
Ich fühle meinen Wert.
Ab jetzt lasse ich nur mehr Gold an mich heran.

Ich genieße all diese Gefühle und weiß,
wann immer ich möchte, kann ich den Goldregen auf mich niederprasseln lassen
und in meinem Brunnen in Goldmünzen spielen.
Jederzeit kann ich wählen, ob ich gerade Wasser will oder Gold.
Ganz wie es mir gefällt.

Es ist herrlich, ich fühle mich durchwärmt und golden.
Wann immer ich will, wird das, was ich mache, zu Gold.
Ein Glanz und ein strahlendes Gefühl durchströmen mich.

Ich spüre nun wieder meinen Atem, ich atme ein und aus,
und ein und aus.
Wann immer ich möchte, öffne ich die Augen und bin wieder da,
im Hier und Jetzt.
Ich strecke mich und nehme alles um mich herum wieder wahr.

Ich bin wieder ganz da, im Hier und Jetzt!

Die 5. Trainingswoche – „Freiheit"

Lesen Sie das Psychodynamische Modelltraining der „Freiheit" und verbringen Sie, wie ein Schauspieler, eine Woche im Körperkontakt und im wachsamen „den anderen spüren". Stellen Sie sich vor, wie Sie jemanden massieren und vollkommen eincremen. Stellen Sie sich auch vor, wie der andere Ihre Berührungen spürt.

Legen Sie sich zu diesem Zweck auf ein wiesengrünes großes Badetuch und wickeln Sie sich anschließend darin ein. Vielleicht haben Sie wiesengrüne Bettwäsche, in der Sie eine Woche lang schlafen. Setzen Sie sich vor die Farbe Wiesengrün, wenn Sie die PDM-Freiheit lesen. Das Wiesengrün können Sie mit der Farbe Gelb unterstützen. Der Reiz der Zäpfchen im Sehnerv bringt durch elektrische und chemische Reaktionen in Ihrer inneren Bilderlandschaft Erinnerungen von Geborgenheit und Ruhe zum Schwingen. Sie haben innere Bilder zum Blick ins Grüne. Es ist von Natur aus niemals anstrengend. Vielleicht haben Sie kleine gelbe Kissen, die Sie zur wiesengrünen Bettwäsche verwenden können. Grün mit kleinen Teilen von Gelb reizt die Zapfen der Sehnerven so, dass sie innere Bilder der Aufmerksamkeit zum Schwingen bringen. Der Sandelholzduft hat ein derart süßes, warmes und holziges Aroma, dass sinnliche innere Bilder der Romantik entstehen. Die elektrischen und chemischen Reize führen zur Ausschüttung der Glückshormone, die diese Empfindungen in Ihrem Inneren speichern. Alte Bilder der Unabhängigkeit und des Alleinseins werden dadurch verändert.

Ersuchen Sie eine Bezugsperson oder beauftragen Sie eine/n Masseur/in, Sie vollkommen mit einem nach zarter Vanille duftenden Körperöl einzuölen. Auch die Haare und das Gesicht sollen eingehüllt sein in das schmierige Öl.

Duften Sie den Raum mit dem Duftöl von Sandelholz ein, während Sie massiert werden, und tragen Sie ein Fläschchen mit dem Sandelholz immer bei sich und riechen Sie immer wieder daran.

Freiheit

Ich mache es mir bequem, bequem und behaglich.
Mein Körper und meine Gedanken kommen zur Ruhe.
Alles ist ruhig, ich bin ganz ruhig.
Ich schließe meine Augen oder blicke in die Ferne,
ich bin ganz ruhig.

Ich beobachte meinen Atem
und spüre, wie mein Atem kommt und geht.
Die Luft durchströmt meine Lungen
und fließt durch meinen ganzen Körper,
alles fließt – ich atme ein und aus.

Es ist alles gut. Jetzt ist alles gut.

Vor meinem inneren Auge sehe ich einen wunderschönen Strand.
Ich liege im warmen Sand, spüre, wie die Wellen sanft
meinen Körper umspülen.
Ich fühle die Wärme der Sonne auf meiner Haut.

Ich bemerke, wie mich jemand zärtlich berührt
und meine Wangen streichelt.
Ich blicke in ein freundlich lächelndes Gesicht.
Ich kenne die Person nicht, und doch ist mir der Klang
ihrer Stimme so vertraut.
Die Haut glänzt im Sonnenlicht.
Die Augen spiegeln die Tiefe des Meeres
und im warmen Blick spüre ich Geborgenheit.
Die zärtlichen Hände fordern mich auf mitzukommen.

Nun richte ich mich auf.
Erst jetzt entdecke ich eine herrliche Insellandschaft
um mich herum.
Eine Bucht mit strahlend weißem Sand und
türkisblauem Wasser.
Saftiges Grün von tropischen Pflanzen und Sträuchern und
üppige Kokospalmen und Bananenbäume umgeben mich.

Wir machen uns auf den Weg.
Wir betreten das Dickicht.
Eine feuchte Schwüle strömt mir entgegen.

Ich tauche ganz ein in die Geräusche und Düfte des Waldes.
Überall ein Flattern und Knistern, ein Surren, ein Summen.

In der Ferne höre ich Trommelklänge.
Mit jedem Schritt werden sie lauter und lauter.
Immer deutlicher mischen sich dazu auch Stimmen und rhythmischer Gesang.
Mehr und mehr Licht dringt durch den dichten Wald
und wir erreichen eine Lichtung.

Vor uns liegt ein Dorf.
Die Abendsonne taucht die Hütten in ein warmes Rot.
Ein Duft von süßen Speisen dringt zu uns herüber.
Die Bewohner feiern gerade ein Fest.
Plötzlich spüre ich, dass ich Hunger habe
und im selben Moment nimmt meine Begleitung meine Hand
und führt mich in das Dorf.
Männer und Frauen sitzen um ein Feuer herum.
Ihre strahlenden Gesichter und ihre liebevollen Blicke
laden mich ein,
in ihrem Kreis Platz zu nehmen.

Schalen werden herumgereicht und ein feiner
Duft dringt in meine Nase.
Ich koste von diesem herrlichen Mahl.
Der süße Geschmack zerfließt auf meiner Zunge
und verführt mich, immer mehr zu nehmen, immer mehr zu essen.
Mit all meinen Sinnen genieße ich dieses Festmahl.
Mit all meinen Sinnen kaue und sauge ich – ich schmatze und schlürfe und
nehme alles lustvoll in mich auf.

Je mehr ich esse, umso mehr geben sie mir.
Ich sauge und schlürfe, ich schlucke und genieße,

ich esse und esse und bin schließlich vollkommen satt.
Ich spüre das angenehme Gefühl der Fülle.
Ich reiche die Schale weiter.

Trommeln und rhythmischer Gesang fangen meine Aufmerksamkeit wieder ein. Immer mehr Menschen machen sich mit tanzenden Bewegungen auf den Weg zum Strand. Ich bekomme eine Fackel und ich schließe mich der ziehenden Gruppe an.

Am Strand leuchten bereits viele Fackeln
und der Vollmond taucht die Bucht in ein mystisches Licht.
Das Rauschen des Meeres, die Laute des Waldes,
der Rhythmus der Trommeln, die singenden
und tanzenden Menschen – all das verschmilzt zu einem gewaltigen Naturgesang.

Eine laue Meeresbrise weht uns entgegen, als wir uns den Feiernden nähern. Männer und Frauen drehen sich wie Kreisel.
Ich tanze mit. Ich drehe mich und kreise
und mein Tanz wird so regelmäßig und langsam,
dass sich der Himmel in eine Scheibe verwandelt,
in eine dunkle tiefblaue Scheibe, die mich im Gleichgewicht hält.

Ich konzentriere mich auf den Mond. Sein Hof ist ganz hell.
Er taucht den Strand in ein silbernes Licht.
Die Bäume, der Himmel – alles verschwindet um mich,
geht ineinander über und wird eins.

Eine Mischung verschiedenster Düfte liegt in der Luft.

Die tanzende Gruppe bewegt sich jetzt auf den lehmigen Schlamm des Strandes zu.

Schritt für Schritt sinken unsere Füße in den weichen Boden.
Wir legen uns ganz hinein in den warmen, feuchten Schlamm.
Männer und Frauen beginnen, langsam sich
gegenseitig damit zu massieren.
Ich genieße die Wärme der feuchten Erde auf meiner Haut.
Ich stehe jetzt da, mein Körper, meine Haare, mein Gesicht,
alles ist eingehüllt mit diesem weichen, schmierigen Lehm.
Ich spüre, wie sich die massierenden Hände langsam
über meinen Rücken auf und ab bewegen.
Der Druck der Hände bewegt sich von meinem Nacken
ausgehend die Wirbelsäule entlang.
Ich spüre, wie alle Wirbel sich nacheinander lockern,
Wirbel um Wirbel.
Meine ganze Wirbelsäule ist weit ausgedehnt und geschmeidig
wie ein biegsamer Halm.
Ich sehe den Mond, ich höre die Musik.
Ich genieße die gleitenden Hände auf meiner Haut.
Schritt für Schritt dehnt sich ein Vibrieren über mein Becken,
meinen Nabel, und strahlt von dort in alle Richtungen aus.
Ich tanze wie ein Halm im Wind.
Immer fordernder werden meine Bewegungen,
immer stärker wird mein Verlangen.
Die massierenden Hände bewegen sich meinen Körper entlang.
Ich gebe mich vollständig hin.
Ich lasse mich treiben.
Im gemeinsamen Rhythmus steigern sich die Gefühle
zu einer wundervollen, lustvollen Ekstase.
Wie einen langen, tiefen Ton spüre ich das Vibrieren
in meinem ganzen Körper.

Pause

Jetzt spüre ich meine ganze Kraft.
Sie strömt durch mich hindurch, in jede Zelle meines Körpers.

Ich bin vollständig gelöst – ich bin vollständig frei.
Ich bin frei.

Pause

Im hellen Mondschein gehen wir zum Meer.
Eine laue Brise weht uns entgegen und der volle Duft des Meeres entfaltet sich.
Ein herrliches Gefühl.
Nun tauche ich ganz ein und spüre das warme Wasser meine Haut streicheln.
Ich gleite durch die Wogen, lasse mich von ihnen tragen und treiben.
Ich schwimme mal über Wasser, mal unter Wasser.
Ich genieße diese Leichtigkeit.

Ich bin frei!

Ich erreiche wieder das Ufer und lege mich in den weichen, warmen Sand.
Herrlich!
Ich atme tief ein und aus, ein und aus –
ich bin frei!
jetzt erkenne ich, was mir guttut. –
Ich bin glücklich, dankbar für alles, was ich soeben erlebte und jeden Augenblick erlebe.
Ich bin dankbar für mein einzigartiges Leben.

Ich spüre nun wieder meinen Atem, ich atme ein und aus, und ein und aus.
Wann immer ich möchte, öffne ich die Augen und bin wieder da, im Hier und Jetzt.
Ich strecke mich und nehme alles um mich herum wieder wahr.

Ich bin wieder ganz da, im Hier und Jetzt!

Die 6. Trainingswoche – das Herztraining

In der sechsten Woche trainieren Sie bitte das Herztraining. Es sorgt für die Speicherung der Trainingserlebnisse und für Entspannung. Lesen Sie immer wieder einen Teil der Geschichte, schließen Sie die Augen und versuchen Sie das innerlich nachzuvollziehen, was Sie gelesen haben. Denken Sie einfach die Erlebnisse durch. Es heißt: „Ich schließe meine Augen oder blicke in die Ferne, ich bin ganz ruhig. Ich beobachte meinen Atem und spüre, wie mein Atem kommt und geht. Die Luft durchströmt meine Lungen, alles fließt – ich atme ein und aus."

Schließen Sie jetzt die Augen oder blicken Sie in die Ferne und denken Sie sich dieses Atmen durch. Gut ist es, wenn Sie am magentafarbigen Badetuch sitzen und auf diese Farbe blicken, während Sie die Sequenzen durchdenken. Daran anschließend lesen Sie: „Mein Kopf ist frei und weit, frei und weit. Mein Kopf ist ganz frei und weit. Es ist alles gut. Jetzt ist alles gut."

Blicken Sie wieder auf das magentafarbige Badetuch und duften Sie den Raum mit Rose ein. Behalten Sie das Fläschchen die ganze Woche bei sich, damit Sie auch tagsüber immer wieder daran riechen können. Nehmen Sie sich ein kleines Gästetuch in der Farbe Magenta mit in Ihrer Jackentasche oder in der Handtasche. Schauen Sie auch tagsüber immer wieder auf das magentafarbene Tuch.

Herztraining

Ich mache es mir bequem, bequem und behaglich.
Mein Körper und meine Gedanken kommen zur Ruhe.
Alles ist ruhig, ich bin ganz ruhig.
Ich schließe meine Augen oder blicke in die Ferne,
ich bin ganz ruhig.
Ich beobachte meinen Atem
und spüre, wie mein Atem kommt und geht.

Die Luft durchströmt meine Lungen,
alles fließt – ich atme ein und aus.
Mein Kopf ist frei und weit,
frei und weit.
Mein Kopf ist ganz frei und weit.

Es ist alles gut. Jetzt ist alles gut.

Ich richte meine Aufmerksamkeit auf meinen Körper.
Ich sitze auf einem weichen warmen Boden.
Eine tiefblaue Decke trennt mein Becken vom weichen, saftigen Gras.
Meine Haut ist benetzt mit duftenden Ölen.
Ich streiche über meine Beine.
Das sanfte Öl lässt meine Hände über meine weiche Haut gleiten.
In allen Poren glänzt das Öl und feine Adern zeichnen zauberhafte Wege auf meiner Haut.
Sanft streicht der Wind meinen Körper entlang.
Licht strahlt in meinen Augen und meine Beine sind weit geöffnet.
Goldene Strahlen vereinen sich von meinem Becken
ausgehend mit dem tiefen Blau des Himmels.
Bunte Blumen strecken ihre Blüten in den Himmel
und verströmen einen betörenden Duft.
Ich genieße das Licht der verschiedenen Farben in meinen Augen.
Alles glitzert und funkelt, das Öl bricht das Licht auf meiner Haut.
Bunt wie durch Kristalle spiegelt sich die Sonne auf meiner Haut.
Ich spüre meinen Atem.
Sanft fließt die Luft in meinen Körper.
Sie fließt durch meine Lunge hinunter bis in den Bauch.
Der Atem strömt in meine Brust und schmeichelt mit sanfter Luft mein Herz.

Milde, feine Luft umfächelt mein Herz.
Mein Herz pocht und badet in der Luft voll Sauerstoff.
Ich lockere meine Brust und forme einen sanften Laut.
Fffffff, strömt aus meinen Lippen.
Ich atme vollständig aus und lasse den Bauch ganz los.
Wieder holt mein Atemzug frische, klare Luft in meine Lunge.
Die Luft fließt hinunter in meinen Bauch.
Meine Brust füllt sich mit sanfter, milder Luft und umstreicht mein Herz.
Mein Herz pumpt fröhlich vor sich hin und badet in der reinen, klaren Luft.
Jeder Atemzug fächelt meinem Herzen frische, klare Luft zu.
Mein Herz badet in der reinen, sanften Luft.
Ich atme ein und aus, ein und aus.
Ich lasse den Atem fließen, mein Bauch wölbt sich und hebt die Brust.
Jeder Atemzug streichelt mein Herz mit milder, sanfter Luft.
Mein Herz badet lustvoll und vergnügt in dieser klaren, frischen Luft.

Ich atme wieder aus, und ffffff geht durch meine Lippen.
Mein Mund ist locker und gelöst.
Mein Kinn ist locker und gelöst.
Alles ist locker und gelöst.
Ich atme ein und aus.
Mein Kopf ist frei und weit.
Ganz frei und weit.
Mein Kopf ist frei und weit.
Ganz frei und weit.

Ich höre in mich hinein.
Ich höre meinen Atem, höre, wie mein Atem kommt und geht.
Da pocht mein Herzschlag und ich fühle meinen Puls.
Fühle, wie mein Herz schlägt.

Mein Herz klingt leicht und frei.
Ich sehe meinem Herzen zu.
Ich beginne zu lächeln.
Ich habe das Gefühl, mein Herz lächelt mir zu.

Es pumpt und pumpt und lächelt mir zu.

Es bewegt sich frei und leicht,
tänzelnd wie ein Kind.

Vor meinem inneren Auge sehe ich jetzt, wie ich mich aufrichte.
Ich spüre den weichen Weg unter meinen Füßen.
Leicht tragen mich meine Füße über die weiche Erde.

Ich bewege mich so leicht und frei wie mein Herz.
Die weiche Erde nimmt meine Bewegung auf,
die Beine schwingen tänzelnd und hüpfend und tragen meinen Körper.

Meine flinken Bewegungen erfreuen mein Herz.
Es pumpt und schlägt und feuert mich an.
Es ruft mir zu und lacht vor Vergnügen.
Ich atme schnell und es badet in der sanften Luft,
mein Herz hüpft und springt und tollt fröhlich vor sich hin.

Leicht und tänzelnd laufe ich auf der weichen Erde.
Ich hüpfe und springe und tolle und lache.
Ich rieche frisch gemähtes Gras und rieche die feuchte Erde.
Die sonnendurchflutete Luft ist warm und rein
und lässt mich gleiten und schweben.

Der Klang meiner Schritte ist fest und klar.
Mein Atem ist schnell.
Glücklich schnaufe und puste ich dahin.

Ich laufe und tänzle, ich springe und hüpfe.
Mein Herz pumpt schnell, leicht und frei
und badet und planscht mit Wonne in der reinen Luft.

Meine Schritte pendeln sich ein,
langsam werden sie regelmäßig,
ich bewege mich leicht und frei.
Erst langsam und dann wieder rasch im fröhlichen Lauf.
Mein Herz pumpt frei und weit.
Es pumpt tänzelnd und beschwingt dahin.
Ganz wie mein Lauf.
Meine Wirbelsäule streckt sich dem Himmel entgegen.
Ganz weit streckt sie sich dem Himmel entgegen.

Ich laufe und springe und bin schließlich völlig erschöpft.
Ich lasse mich nieder und breite meine Arme weit aus.

Mein Herz pumpt, es hüpft bis zu meinem Hals.
Das Blut rauscht kräftig durch meinen Körper.
Mein Herz springt vor Freude, alles in meinem ganzen Körper prickelt und fließt,
die Luft strömt und das Herz badet.

Ich liege ausgestreckt auf der warmen, weichen Erde.

Langsam wird mein Atem ruhiger,
langsam beruhigt sich mein Herz.

Rund um mich sehe ich bunte Blumen und Gräser.
Die Sonne strahlt und der leichte Wind trocknet meine erhitzte Haut.

Herrlich, ich bin wie neugeboren.
Ich sauge die frische Luft in meine rosa Lunge.

Ich spüre wieder meinen Atem,
spüre, wie mein Atem kommt und geht.
Ich spüre die Bewegung in meinen Muskeln.
Frisch gebadet und wohlig angenehm fühle ich mein Herz.

Ich spüre nun wieder meinen Atem. Ich atme ein und aus,
und ein und aus.
Wann immer ich möchte, öffne ich die Augen und bin wieder da,
im Hier und Jetzt.
Ich strecke mich und nehme alles um mich herum wieder wahr.

Ich bin wieder ganz da, im Hier und Jetzt.

*

Wenn Sie noch Fragen haben, dann schicken Sie mir bitte eine E-Mail: office@pdmaustria.com
Mehr Informationen finden Sie auf der Homepage www.pdmaustria.com.

Dr. Ursula Grohs

PDM-Kompetenzbalance-Fragebogen

Sie finden hier eine Reihe von Fragen, die Sie in einer Skala von 1 bis 6 beantworten sollen. Skala 1 bedeutet, dass die Aussage überhaupt nicht auf Sie zutrifft, Skala 6 hingegen, dass die Aussage Sie sehr gut beschreibt. Die Vorgabe 1 bis 6 zwingt Sie zu einer Entscheidung und lässt es nicht zu, dass Ihre Antwort neutral bleibt. Die Aussagen betreffen unser Leben, Lieben und Leisten. Sie werden sehen, Sie werden von allen Aussagen wissen, was sie für Sie bedeuten.

Auswertung:

Am Ende des PDM-Fragebogens befindet sich ein eigener Auswertungsbogen. Dort finden Sie die Nummern der Aussagen, in die Sie Ihre Antwort, entsprechend der Skala 1 bis 6, eintragen sollen. Beispiel: Für das Feld 67 tragen Sie bitte den Wert von 1 bis 6 ein, den Sie bei Aussage 67 im PDM-Fragebogen angekreuzt haben. Haben Sie alle Werte eingetragen, bilden Sie am Ende der Reihe die Summe der einzelnen Spalten.

Im PDM-Kompetenzbalance-Fragebogen finden Sie 180 Aussagen. Beschrieben werden die seelischen Fähigkeiten der Ergebnisorientierung, der Motivationsorientierung, der Strukturorientierung und der Kommunikationsorientierung. Befinden sich Ihre Werte (Summe der einzelnen Spalten) im Bereich von 135 bis 180 Punkten, dann sind Sie gut balanciert und können Ihre seelischen Fähigkeiten je nach Anlass spielerisch und elastisch einsetzen.

Befindet sich Ihr Wert über 180, haben Sie die betreffende Fähigkeit zu einem Talent entwickelt. Der höchste Wert, den Sie erzielen können, ist 270. Von 180 bis 270 gilt, je höher der Wert, desto stärker ist Ihr Talent und desto fremder ist anfangs das für Sie passende PDM-Training. Bedenken Sie aber, unser Gehirn macht die Dinge am leichtesten, die es kennt. Haben Sie Talente ausgeprägt, dann legen Sie neue innere Bilder in Ihrer Kommandozentrale an. Und Sie werden sehen, wie Sie seelisch elastischer werden. Das Gleichgewicht Ihrer Fähigkeiten ist für Ihre Gesundheit wichtig.

Ergebnisorientierung

180–270:
Sie sind ein Ergebnis-Talent. Trainieren Sie das PDM-Trainingserlebnis Freiheit und freunden Sie sich mit den Empfehlungen der PDM-Fähigkeitenbalance für Ergebnis-Talente an.

45–180:
Entwickeln Sie Ihre Fähigkeit zur Ergebnisorientierung mit der PDM-Fähigkeitenbalance für Motivations-Talente und Kommunikations-Talente.

Motivationsorientierung

180–270:
Sie sind ein Motivations-Talent. Trainieren Sie das PDM-Trainingserlebnis Geborgenheit und freunden Sie sich mit den Empfehlungen der PDM-Fähigkeitenbalance für Motivations-Talente an.

45–180:
Entwickeln Sie Ihre Fähigkeit zur Motivationsorientierung mit der PDM-Fähigkeitenbalance für Ergebnis-Talente.

Strukturorientierung

180–270:
Sie sind ein Struktur-Talent. Trainieren Sie das PDM-Trainingserlebnis Wert und freunden Sie sich mit den Empfehlungen der PDM-Fähigkeitenbalance für Struktur-Talente an.

45–180:
Entwickeln Sie Ihre Fähigkeit zur Strukturorientierung mit der PDM-Fähigkeitenbalance für Kommunikations-Talente.

Kommunikationsorientierung

180–270:
Sie sind ein Kommunikations-Talent. Trainieren Sie das PDM-Trainingserlebnis Entschlossenheit und freunden Sie sich mit den Empfehlungen der PDM-Fähigkeitenbalance für Kommunikations-Talente an.

45–180:
Entwickeln Sie Ihre Fähigkeit zur Kommunikationsorientierung mit der PDM-Fähigkeitenbalance für Struktur-Talente.

Wenn das Zentrum fehlt:

Die Strukturorientierung liegt auf der Anerkennungsebene der Kommunikationsorientierung gegenüber. Haben Sie in der Strukturorientierung und der Kommunikationsorientierung einen Wert über 180, fehlt Ihnen das Zentrum auf der Anerkennungsebene. Stellen Sie sich die Beziehungsebene wie den Äquator und die Anerkennungsebene wie den Längengrad vor. Die Ergebnisorientierung liegt auf der Beziehungsebene der Motivationsorientierung gegenüber.

Haben Sie in der Ergebnisorientierung und der Motivationsorientierung einen Wert über 180, fehlt Ihnen das Zentrum auf der Beziehungsebene. Liegen Ihre Werte bei 270, so ist das vergleichbar mit dem Äquator, wo sich die beiden Orte am weitesten entfernt voneinander befinden. Sie kennen sicherlich das Sprichwort: „Himmelhoch jauchzend, zu Tode betrübt". Dies tritt ein, wenn das Zentrum fehlt.

Die Herausforderungen, denen Sie begegnen, bergen die Gefahr blockierender Resignation in sich. Die Einfühlsamkeit gegenüber anderen wechselt ständig, starke Verwurzelung und extremes Fernweh reichen sich die Hand. Unerklärliche Entscheidungen und impulsive Aggressionsausbrüche zeichnen das fehlende Zentrum aus. Großzügigkeit kann in extremen Geiz oder Verschwendung umschlagen. Allein das Wissen um die Phänomene, die auftauchen, wenn die Mitte fehlt, hilft bereits, das Spiel der Extreme zu verstehen. Trainieren Sie immer das Gegenteil von dem, was bei Ihnen gerade auftaucht, und tasten Sie sich so näher zum Zentrum hin. Bemerken Sie gerade, dass Sie sich wieder zynisch und kalt anderen gegenüber verhalten, trainieren Sie die Einfühlsamkeit und das PDM-Trainingserlebnis Freiheit. Sind Sie gerade in einer Phase, in der man alles von Ihnen haben kann, trainieren Sie den scharfen Spürsinn für Ihre eigenen Interessen mit dem PDM-Trainingserlebnis Geborgenheit. Tasten Sie sich ins Zentrum vor.

Dasselbe gilt für Schwankungen auf der Anerkennungsebene: Bemerken Sie, wie Sie gerade flüchtig Ihre Positionen wechseln, schulen Sie Ihre Ordnung, setzen Sie Verträge auf und trainieren Sie das PDM-Trainingserlebnis Entschlossenheit. Wechselt diese Phase hin zum Stillstand, weil Sie immer mehr Fakten suchen, immer besser sein wollen und immer perfektionistischer werden, beschäftigen Sie sich mit nasser Erde und holen Sie gleichsam den „Hund ins Bett". Das PDM-Trainingserlebnis Wert ist in dieser Phase wichtig für Sie. Achten Sie darauf, dass Sie sich ins Zentrum vortasten und nicht noch weiter „auseinander"-fallen.

Wie schon zuvor erwähnt, haben Sie auch die Möglichkeit, unter www.pdmaustria.com den PDM-Kompetenzbalance-Fragebogen auszufüllen und umgehend Ihre Ergebnisse mit einer entsprechenden Trainingsempfehlung zum Ausdruck zu erhalten.

Kompetenzbalance

1. Mir liegt Autonomie und ich bin gut, wenn ich allein bin.
   stimmt gar nicht 1❑ 2❑ 3❑ 4❑ 5❑ 6❑ stimmt völlig
2. Korrekte Kleidung im Beruf ist mir wichtig und ich achte auf meine Erscheinung.
   stimmt gar nicht 1❑ 2❑ 3❑ 4❑ 5❑ 6❑ stimmt völlig
3. Risiko und Experimente mit unbekanntem Ausgang finde ich spannend.
   stimmt gar nicht 1❑ 2❑ 3❑ 4❑ 5❑ 6❑ stimmt völlig
4. Die Machbarkeit überprüfe ich gern und beachte alle Für und Wider.
   stimmt gar nicht 1❑ 2❑ 3❑ 4❑ 5❑ 6❑ stimmt völlig
5. Ich habe einen Blick für Zeit und Einteilung.
   stimmt gar nicht 1❑ 2❑ 3❑ 4❑ 5❑ 6❑ stimmt völlig
6. Manchmal brauche ich länger als andere, um mich zu entscheiden, da ich so viel wie möglich Informationen sammle.
   stimmt gar nicht 1❑ 2❑ 3❑ 4❑ 5❑ 6❑ stimmt völlig
7. Ich weiche Menschen aus, die keine Meinung vertreten können.
   stimmt gar nicht 1❑ 2❑ 3❑ 4❑ 5❑ 6❑ stimmt völlig
8. Ich arbeite sehr systematisch.
   stimmt gar nicht 1❑ 2❑ 3❑ 4❑ 5❑ 6❑ stimmt völlig

9. Bei Produkten ist die Technik wichtiger als Form und Farbe.
stimmt gar nicht 1❑ 2❑ 3❑ 4❑ 5❑ 6❑ stimmt völlig

10. Es fällt mir leicht, wenn ich ein Wort höre, mir das dazu passende Bild vorzustellen (z. B. Haus).
stimmt gar nicht 1❑ 2❑ 3❑ 4❑ 5❑ 6❑ stimmt völlig

11. Es ist mir unangenehm, wenn ich nicht recht habe.
stimmt gar nicht 1❑ 2❑ 3❑ 4❑ 5❑ 6❑ stimmt völlig

12. Ich bin auch in schwierigen Situationen stets für meine Mitarbeiter/innen oder Kolleg/innen ansprechbar und behalte ihre Interessen im Kopf.
stimmt gar nicht 1❑ 2❑ 3❑ 4❑ 5❑ 6❑ stimmt völlig

13. Wenn etwas schiefgeht, suche ich die Gründe dafür zuerst bei mir.
stimmt gar nicht 1❑ 2❑ 3❑ 4❑ 5❑ 6❑ stimmt völlig

14. Ich denke gerne darüber nach, wie etwas verändert werden könnte.
stimmt gar nicht 1❑ 2❑ 3❑ 4❑ 5❑ 6❑ stimmt völlig

15. Es ist mir wichtig, meinem Partner/meiner Partnerin gefühlsmäßig so nahe wie möglich zu sein.
stimmt gar nicht 1❑ 2❑ 3❑ 4❑ 5❑ 6❑ stimmt völlig

16. Ich lebe ein geregeltes Leben und bin ein korrekter Mensch.
stimmt gar nicht 1❑ 2❑ 3❑ 4❑ 5❑ 6❑ stimmt völlig

17. Vorschriften müssen immer eingehalten werden.
stimmt gar nicht 1❑ 2❑ 3❑ 4❑ 5❑ 6❑ stimmt völlig

18. Auf Meetings bereite ich mich sehr detailliert vor.
stimmt gar nicht 1❑ 2❑ 3❑ 4❑ 5❑ 6❑ stimmt völlig

19. Mich interessiert Technik mehr als Kunst.
stimmt gar nicht 1❑ 2❑ 3❑ 4❑ 5❑ 6❑ stimmt völlig

20. Ich erledige Aufgaben eher sachlich und arbeite zielorientiert.
stimmt gar nicht 1❑ 2❑ 3❑ 4❑ 5❑ 6❑ stimmt völlig

21. Wenn jemand erfolgreich ist, kann ich Neid verstehen, auch wenn man am Erfolg beteiligt ist.
stimmt gar nicht 1❑ 2❑ 3❑ 4❑ 5❑ 6❑ stimmt völlig

22. Ich lasse mich gern von anderen beeinflussen.
stimmt gar nicht 1❑ 2❑ 3❑ 4❑ 5❑ 6❑ stimmt völlig

23. Für ein Abenteuer muss man auch ein Risiko eingehen.
stimmt gar nicht 1❑ 2❑ 3❑ 4❑ 5❑ 6❑ stimmt völlig

24. Unter Druck sind meine Gefühle für mich entscheidender als mein Verstand.
stimmt gar nicht 1❑ 2❑ 3❑ 4❑ 5❑ 6❑ stimmt völlig

25. Liebe zum Detail beschreibt meine Arbeitshaltung.
stimmt gar nicht 1❑ 2❑ 3❑ 4❑ 5❑ 6❑ stimmt völlig

26. Respekt von anderen ist mir nicht so wichtig.
stimmt gar nicht 1❑ 2❑ 3❑ 4❑ 5❑ 6❑ stimmt völlig

27. Ich bin jemand, der durch gute Arbeit regelrecht angezündet werden kann.
stimmt gar nicht 1❑ 2❑ 3❑ 4❑ 5❑ 6❑ stimmt völlig

28. Ich erachte Privatgespräche zur Kontaktpflege bei der Arbeit als sehr wichtig.
stimmt gar nicht 1❑ 2❑ 3❑ 4❑ 5❑ 6❑ stimmt völlig

29. Ich lasse mich sicher durch meine Gefühle manipulieren.
stimmt gar nicht 1❑ 2❑ 3❑ 4❑ 5❑ 6❑ stimmt völlig

30. Wenn ich an eine neue Sache herangehe, dann versuche ich logisch vorzugehen.
stimmt gar nicht 1❑ 2❑ 3❑ 4❑ 5❑ 6❑ stimmt völlig

31. Meine Fähigkeit, rationell und logisch zu denken und zu handeln, ist gut ausgeprägt.
stimmt gar nicht 1❑ 2❑ 3❑ 4❑ 5❑ 6❑ stimmt völlig

32. Andere sehen in mir eine/n scharfe/n Kritiker/in.
stimmt gar nicht 1❑ 2❑ 3❑ 4❑ 5❑ 6❑ stimmt völlig

33. Ein persönliches Ziel von mir ist es, die Rahmenbedingungen meiner Arbeit unter Kontrolle zu halten.
stimmt gar nicht 1❑ 2❑ 3❑ 4❑ 5❑ 6❑ stimmt völlig

34. Ich mag keine Menschen, die meine Prinzipien und meine Lebenshaltung nicht respektieren und diese ändern wollen.
stimmt gar nicht 1❑ 2❑ 3❑ 4❑ 5❑ 6❑ stimmt völlig

35. Ich gehe die Dinge lieber mit gesundem Menschenverstand an.
stimmt gar nicht 1❑ 2❑ 3❑ 4❑ 5❑ 6❑ stimmt völlig

36. Ich lehne unklare Anweisungen ab.
stimmt gar nicht 1❑ 2❑ 3❑ 4❑ 5❑ 6❑ stimmt völlig

37. Ich ziehe immer wieder andere Menschen an mich.
stimmt gar nicht 1❑ 2❑ 3❑ 4❑ 5❑ 6❑ stimmt völlig

38. Verbessern macht mir Freude.
stimmt gar nicht 1❑ 2❑ 3❑ 4❑ 5❑ 6❑ stimmt völlig

39. Immer wieder stelle ich ein gutes Arbeitsklima her.
stimmt gar nicht 1❑ 2❑ 3❑ 4❑ 5❑ 6❑ stimmt völlig

40. Die Planung einer Arbeit ist das Um und Auf, um Unvorhergesehenes so gut wie möglich zu vermeiden.
stimmt gar nicht 1❑ 2❑ 3❑ 4❑ 5❑ 6❑ stimmt völlig

41. Bewunderung von anderen Menschen tut mir gut.
stimmt gar nicht 1❑ 2❑ 3❑ 4❑ 5❑ 6❑ stimmt völlig

42. Ich schätze harmonische Verbundenheit.
stimmt gar nicht 1❑ 2❑ 3❑ 4❑ 5❑ 6❑ stimmt völlig

43. Ich arbeite gerne allein und kann das auch gut.
stimmt gar nicht 1❑ 2❑ 3❑ 4❑ 5❑ 6❑ stimmt völlig

44. Ich bringe die Dinge auf den Punkt.
stimmt gar nicht 1❑ 2❑ 3❑ 4❑ 5❑ 6❑ stimmt völlig

45. Mir liegt die Rolle des distanzierten, kritischen Beobachters.
stimmt gar nicht 1❑ 2❑ 3❑ 4❑ 5❑ 6❑ stimmt völlig

46. Prinzipien helfen mir sehr, meine Entscheidungen zu treffen.
stimmt gar nicht 1❑ 2❑ 3❑ 4❑ 5❑ 6❑ stimmt völlig

47. Auf andere wirke ich manchmal umständlich.
stimmt gar nicht 1❑ 2❑ 3❑ 4❑ 5❑ 6❑ stimmt völlig

48. Ich halte mich eher zurück, meine Meinung zu sagen, wenn sie von anderen abweicht.
stimmt gar nicht 1❑ 2❑ 3❑ 4❑ 5❑ 6❑ stimmt völlig

49. Ich mache mir Sorgen darüber, dass meinem Partner/meiner Partnerin an meiner Freundschaft nichts liegt.
stimmt gar nicht 1❑ 2❑ 3❑ 4❑ 5❑ 6❑ stimmt völlig

50. Ich verbringe nicht gern viel Zeit mit dem Analysieren und Ausloten verschiedener Konsequenzen.
stimmt gar nicht 1❑ 2❑ 3❑ 4❑ 5❑ 6❑ stimmt völlig

51. Es gibt genügend Menschen, mit denen ich zusammen sein kann, wenn ich zwischenmenschlichen Kontakt suche.
stimmt gar nicht 1❑ 2❑ 3❑ 4❑ 5❑ 6❑ stimmt völlig

52. Ich bin in der Beraterrolle besser als in der Organisation.
stimmt gar nicht 1❑ 2❑ 3❑ 4❑ 5❑ 6❑ stimmt völlig

53. Ich sichere mich gerne rechtzeitig vor Unvorhergesehenem ab.
stimmt gar nicht 1❑ 2❑ 3❑ 4❑ 5❑ 6❑ stimmt völlig

54. Die besten Ideen entwickle ich mit einem Gegenüber.
stimmt gar nicht 1❑ 2❑ 3❑ 4❑ 5❑ 6❑ stimmt völlig

55. Mein Motto ist: „Man kann nicht lange über mögliche Konsequenzen nachdenken, sonst hat das Unternehmen die Gelegenheit verpasst."
stimmt gar nicht 1❑ 2❑ 3❑ 4❑ 5❑ 6❑ stimmt völlig

56. Bei der Entscheidungsfindung hole ich gern andere Meinungen ein.
stimmt gar nicht 1❑ 2❑ 3❑ 4❑ 5❑ 6❑ stimmt völlig

57. Ich bin pünktlich, gründlich, fleißig und sparsam.
stimmt gar nicht 1❑ 2❑ 3❑ 4❑ 5❑ 6❑ stimmt völlig

58. Ich arbeite gerne und intensiv an einer Sache.
stimmt gar nicht 1❑ 2❑ 3❑ 4❑ 5❑ 6❑ stimmt völlig

59. Selbstmitleid finde ich berechtigt und ist mir vertraut.
stimmt gar nicht 1❑ 2❑ 3❑ 4❑ 5❑ 6❑ stimmt völlig

60. Fehler machen mich krank. Ich mache daher lieber Dinge, die sicheren Erfolg versprechen.
stimmt gar nicht 1❑ 2❑ 3❑ 4❑ 5❑ 6❑ stimmt völlig

61. Oft brauchte ich mehr Rechte, um wirklich gut zu sein.
stimmt gar nicht 1❑ 2❑ 3❑ 4❑ 5❑ 6❑ stimmt völlig

62. Meine Arbeit erledige ich sehr konzentriert.
stimmt gar nicht 1❑ 2❑ 3❑ 4❑ 5❑ 6❑ stimmt völlig

63. Ereignisse der Vergangenheit hängen mir lange nach.
stimmt gar nicht 1❑ 2❑ 3❑ 4❑ 5❑ 6❑ stimmt völlig

64. Das Experimentieren mit neuen Methoden macht mir Spaß.
stimmt gar nicht 1❑ 2❑ 3❑ 4❑ 5❑ 6❑ stimmt völlig

65. Die Einteilung meiner Arbeit übernehme ich lieber selbst.
stimmt gar nicht 1❑ 2❑ 3❑ 4❑ 5❑ 6❑ stimmt völlig

66. Die Details zu beachten, ist der wichtigste Teil des Arbeitsprozesses.
stimmt gar nicht 1❑ 2❑ 3❑ 4❑ 5❑ 6❑ stimmt völlig

67. Qualitätseinbußen wegen Überlastung gehen mir auf die Nerven.
stimmt gar nicht 1❑ 2❑ 3❑ 4❑ 5❑ 6❑ stimmt völlig

68. Ich mag klare Aufgabenstellungen.
stimmt gar nicht 1❑ 2❑ 3❑ 4❑ 5❑ 6❑ stimmt völlig

69. Hektisch werde ich sehr selten.
stimmt gar nicht 1❑ 2❑ 3❑ 4❑ 5❑ 6❑ stimmt völlig

70. Langatmige Besprechungen zehren an meinen Nerven.
stimmt gar nicht 1❑ 2❑ 3❑ 4❑ 5❑ 6❑ stimmt völlig

71. Ich bin jemand, der äußerst gut plant und organisiert.
stimmt gar nicht 1❑ 2❑ 3❑ 4❑ 5❑ 6❑ stimmt völlig

72. Ich will meine Meinung unbedingt einbringen.
stimmt gar nicht 1❑ 2❑ 3❑ 4❑ 5❑ 6❑ stimmt völlig

73. Gefühlsbetonte Situationen finde ich angenehm.
stimmt gar nicht 1❑ 2❑ 3❑ 4❑ 5❑ 6❑ stimmt völlig

74. Ich analysiere die Dinge eher gelassen.
stimmt gar nicht 1❑ 2❑ 3❑ 4❑ 5❑ 6❑ stimmt völlig

75. Ich lege mir immer klare und überschaubare Aufgaben vor.
stimmt gar nicht 1❑ 2❑ 3❑ 4❑ 5❑ 6❑ stimmt völlig

76. Häufige Kontakte mit unterschiedlichen Menschen mag ich.
stimmt gar nicht 1❑ 2❑ 3❑ 4❑ 5❑ 6❑ stimmt völlig

77. Ich bin großzügig, freundlich, kompromissbereit und ausgleichend.
stimmt gar nicht 1❑ 2❑ 3❑ 4❑ 5❑ 6❑ stimmt völlig

78. Der Arbeitsprozess wird bei mir hauptsächlich durch Kreativität bestimmt.
stimmt gar nicht 1❑ 2❑ 3❑ 4❑ 5❑ 6❑ stimmt völlig

79. Meine Stärke ist es, verworrene Sachverhalte kurz und prägnant zusammenzufassen.
stimmt gar nicht 1❑ 2❑ 3❑ 4❑ 5❑ 6❑ stimmt völlig

80. Struktur und Systematik liegen mir sehr.
stimmt gar nicht 1❑ 2❑ 3❑ 4❑ 5❑ 6❑ stimmt völlig

81. Klare Absprachen und Vereinbarungen erleichtern mir die Arbeit.
stimmt gar nicht 1❑ 2❑ 3❑ 4❑ 5❑ 6❑ stimmt völlig

82. Ich arbeite am liebsten an Aufgaben, die wichtig und zentral für das Unternehmen sind.
stimmt gar nicht 1❑ 2❑ 3❑ 4❑ 5❑ 6❑ stimmt völlig

83. Vorschriften, wie ich meine Arbeit zu erledigen habe, ärgern mich.
stimmt gar nicht 1❑ 2❑ 3❑ 4❑ 5❑ 6❑ stimmt völlig

84. Ich bin besorgt, für meinen Partner/meine Partnerin nicht genügend wichtig zu sein.
stimmt gar nicht 1❑ 2❑ 3❑ 4❑ 5❑ 6❑ stimmt völlig

85. Ich ärgere mich, wenn ich fremd gesteuert werde.
stimmt gar nicht 1❑ 2❑ 3❑ 4❑ 5❑ 6❑ stimmt völlig

86. Unterbrechungen oder Störungen während meiner Arbeit machen mich wütend.
stimmt gar nicht 1❑ 2❑ 3❑ 4❑ 5❑ 6❑ stimmt völlig

87. Menschen, die viel reden, machen mich ärgerlich.
stimmt gar nicht 1❑ 2❑ 3❑ 4❑ 5❑ 6❑ stimmt völlig

88. Selbstdarstellung und die Darstellung meiner Arbeit liegen mir gar nicht.
stimmt gar nicht 1❑ 2❑ 3❑ 4❑ 5❑ 6❑ stimmt völlig

89. Ich erachte es für wichtig, in meinem Beruf die richtigen Leute zu kennen und die richtigen Freunde zu gewinnen.
stimmt gar nicht 1❑ 2❑ 3❑ 4❑ 5❑ 6❑ stimmt völlig

90. Ich arbeite gerne als Troubleshooter und schätze es, meine Kompetenz in einem bestimmten Gebiet zu demonstrieren.
stimmt gar nicht 1❑ 2❑ 3❑ 4❑ 5❑ 6❑ stimmt völlig

91. Ich bin sehr ehrgeizig und gern besser als andere.
stimmt gar nicht 1❑ 2❑ 3❑ 4❑ 5❑ 6❑ stimmt völlig

92. Ich kann gut schweigen und nachgeben.
stimmt gar nicht 1❑ 2❑ 3❑ 4❑ 5❑ 6❑ stimmt völlig

93. Wenn alles so bleibt, wie es ist, kann ich gut arbeiten.
stimmt gar nicht 1❑ 2❑ 3❑ 4❑ 5❑ 6❑ stimmt völlig

94. Verlässlichkeit ist ein zentraler Punkt in meinem Leben.
stimmt gar nicht 1❑ 2❑ 3❑ 4❑ 5❑ 6❑ stimmt völlig

95. Ich überlege lieber in viele verschiedene Richtungen, auch wenn es Maßnahmen verzögert.
stimmt gar nicht 1❑ 2❑ 3❑ 4❑ 5❑ 6❑ stimmt völlig

96. Ich gehe kein Risiko ein.
stimmt gar nicht 1❑ 2❑ 3❑ 4❑ 5❑ 6❑ stimmt völlig

97. Ich brauche nicht unbedingt geplante Abläufe, um die Dinge gut hinzubekommen.
stimmt gar nicht 1❑ 2❑ 3❑ 4❑ 5❑ 6❑ stimmt völlig

98. Auf Konflikte lasse ich mich aktiv ein und stelle mich ihnen.
stimmt gar nicht 1❑ 2❑ 3❑ 4❑ 5❑ 6❑ stimmt völlig

99. Beobachten, Analysieren und Wahrnehmen sind meine Stärken.
stimmt gar nicht 1❑ 2❑ 3❑ 4❑ 5❑ 6❑ stimmt völlig

100. Rahmenbedingungen jeder Aufgabe sind mir besonders wichtig.
stimmt gar nicht 1❑ 2❑ 3❑ 4❑ 5❑ 6❑ stimmt völlig

101. Ich bin zurückhaltend und eigenständig.
stimmt gar nicht 1❑ 2❑ 3❑ 4❑ 5❑ 6❑ stimmt völlig

102. Das Einkaufen von Kleidung ist etwas Schönes.
stimmt gar nicht 1❑ 2❑ 3❑ 4❑ 5❑ 6❑ stimmt völlig

103. Gerne komme ich mit Leuten, die ich nicht kenne, ins Gespräch.
stimmt gar nicht 1❑ 2❑ 3❑ 4❑ 5❑ 6❑ stimmt völlig

104. Aggressionen jeder Art sind für den Arbeitsprozess schlecht.
stimmt gar nicht 1❑ 2❑ 3❑ 4❑ 5❑ 6❑ stimmt völlig

105. Bei erfolgreichen Gruppen ist es einfach lustig, nur dabei zu sein.
stimmt gar nicht 1❑ 2❑ 3❑ 4❑ 5❑ 6❑ stimmt völlig

106. Es gibt Zeiten, da plagen mich Schuldgefühle.
stimmt gar nicht 1❑ 2❑ 3❑ 4❑ 5❑ 6❑ stimmt völlig

107. Mein Einsatz und meine Arbeitsbereitschaft gehen über die Arbeitszeit hinaus.
stimmt gar nicht 1❑ 2❑ 3❑ 4❑ 5❑ 6❑ stimmt völlig

108. Ich bevorzuge Sachlichkeit und Klarheit und bringe die Dinge auf den Punkt.
stimmt gar nicht 1❑ 2❑ 3❑ 4❑ 5❑ 6❑ stimmt völlig

109. Ich bin kein Freund vieler Worte.
stimmt gar nicht 1❑ 2❑ 3❑ 4❑ 5❑ 6❑ stimmt völlig

110. Traditionen und althergebrachte Werte in einem Unternehmen geben mir Vertrauen.
stimmt gar nicht 1❑ 2❑ 3❑ 4❑ 5❑ 6❑ stimmt völlig

111. Ich kann leicht meine Meinung in letzter Minute ändern.
stimmt gar nicht 1❑ 2❑ 3❑ 4❑ 5❑ 6❑ stimmt völlig

112. Unterm Strich steht für mich Stabilität, ein sicherer Platz und persönlicher Nutzen.
stimmt gar nicht 1❑ 2❑ 3❑ 4❑ 5❑ 6❑ stimmt völlig

113. Menschen, die ich nicht gut kenne, spreche ich nicht gerne an.
stimmt gar nicht 1❑ 2❑ 3❑ 4❑ 5❑ 6❑ stimmt völlig

114. Sparsamkeit ist der wichtigste Erfolgsfaktor.
stimmt gar nicht 1❑ 2❑ 3❑ 4❑ 5❑ 6❑ stimmt völlig

115. Dass mein Partner/meine Partnerin mich genauso liebt, wie ich ihn/sie liebe, hat für mich große Bedeutung.
stimmt gar nicht 1❑ 2❑ 3❑ 4❑ 5❑ 6❑ stimmt völlig

116. Bei mir gibt es keine Tagträume und Fantasiewelten.
stimmt gar nicht 1❑ 2❑ 3❑ 4❑ 5❑ 6❑ stimmt völlig

117. Ich suche Lösungen, die meinen Werthaltungen entsprechen.
stimmt gar nicht 1❑ 2❑ 3❑ 4❑ 5❑ 6❑ stimmt völlig

118. Neuen Situationen begegne ich kritisch, skeptisch und distanziert.
stimmt gar nicht 1❑ 2❑ 3❑ 4❑ 5❑ 6❑ stimmt völlig

119. Durch Gesetze, Ordnungen und Grenzen fühle ich mich leicht in meiner persönlichen Freiheit eingeschränkt.
stimmt gar nicht 1❑ 2❑ 3❑ 4❑ 5❑ 6❑ stimmt völlig

120. Manchmal bin ich ein wankelmütiger Mensch.
stimmt gar nicht 1❑ 2❑ 3❑ 4❑ 5❑ 6❑ stimmt völlig

121. Ich bin rasch begeistert.
stimmt gar nicht 1❑ 2❑ 3❑ 4❑ 5❑ 6❑ stimmt völlig

122. Ich arbeite gern in einer Situation, in der ich führen kann und für das Erreichen bestimmter Ergebnisse verantwortlich bin.
stimmt gar nicht 1❑ 2❑ 3❑ 4❑ 5❑ 6❑ stimmt völlig

123. Ich liefere gerne die entscheidenden Anstöße bei einer Sache.
stimmt gar nicht 1❑ 2❑ 3❑ 4❑ 5❑ 6❑ stimmt völlig

124. Mir ist es wichtig, in einem Team zu arbeiten.
stimmt gar nicht 1❑ 2❑ 3❑ 4❑ 5❑ 6❑ stimmt völlig

125. Es ist mir wichtig, „dabei“ zu sein.
stimmt gar nicht 1❑ 2❑ 3❑ 4❑ 5❑ 6❑ stimmt völlig

126. Mit Zeit und Energien gehe ich sehr ökonomisch um.
stimmt gar nicht 1❑ 2❑ 3❑ 4❑ 5❑ 6❑ stimmt völlig

127. Ausdauer ist meine Stärke.
stimmt gar nicht 1❑ 2❑ 3❑ 4❑ 5❑ 6❑ stimmt völlig

128. Ich entwickle gern neue Fähigkeiten, um die gestellten Herausforderungen zu bewältigen.
stimmt gar nicht 1❑ 2❑ 3❑ 4❑ 5❑ 6❑ stimmt völlig

129. Ich wende gerne Energie auf, um festzustellen, was andere von mir erwarten, damit ich diese Erwartungen möglichst auch erfüllen kann.
stimmt gar nicht 1❑ 2❑ 3❑ 4❑ 5❑ 6❑ stimmt völlig

130. Halbe Vorbereitungen mag ich nicht.
stimmt gar nicht 1❑ 2❑ 3❑ 4❑ 5❑ 6❑ stimmt völlig

131. Ich entscheide mich lieber für Aufgaben, bei denen ich meine vorhandenen Fähigkeiten nutzen kann.
stimmt gar nicht 1❑ 2❑ 3❑ 4❑ 5❑ 6❑ stimmt völlig

132. Bei Aufgaben fällt es mir schwer, den richtigen Anfang zu finden, aber dann geht alles genau nach Plan.
stimmt gar nicht 1❑ 2❑ 3❑ 4❑ 5❑ 6❑ stimmt völlig

133. Ich ergreife gern die Chance auf eine bedeutende Position im Unternehmen.
stimmt gar nicht 1❑ 2❑ 3❑ 4❑ 5❑ 6❑ stimmt völlig

134. Ich bemühe mich sehr, damit mich möglichst viele akzeptieren und mögen.
stimmt gar nicht 1❑ 2❑ 3❑ 4❑ 5❑ 6❑ stimmt völlig

135. Mich trifft man leicht, denn ich bin oft mit vielen Menschen zusammen.
stimmt gar nicht 1❑ 2❑ 3❑ 4❑ 5❑ 6❑ stimmt völlig

136. Ich kann mich in Dinge vertiefen, ich kann mir Neues ausdenken (forschen, entwickeln, tüfteln).
stimmt gar nicht 1❑ 2❑ 3❑ 4❑ 5❑ 6❑ stimmt völlig

137. Wenn andere mir zu nahe kommen, fühle ich mich bedrängt.
stimmt gar nicht 1❑ 2❑ 3❑ 4❑ 5❑ 6❑ stimmt völlig

138. Ich werde manchmal zynisch.
stimmt gar nicht 1❑ 2❑ 3❑ 4❑ 5❑ 6❑ stimmt völlig

139. Ich bin ein eher bescheidener Mensch.
stimmt gar nicht 1❑ 2❑ 3❑ 4❑ 5❑ 6❑ stimmt völlig

140. Es kommt vor, dass ich mir Sorgen mache, dass mein Partner/meine Partnerin mich nicht liebt.
stimmt gar nicht 1❑ 2❑ 3❑ 4❑ 5❑ 6❑ stimmt völlig

141. Kommt mein Partner/meine Partnerin mir zu nahe, suche ich Distanz.
stimmt gar nicht 1❑ 2❑ 3❑ 4❑ 5❑ 6❑ stimmt völlig

142. Ich kann in Gruppen anonym bleiben und dabei sein, ohne aufzufallen.
stimmt gar nicht 1❑ 2❑ 3❑ 4❑ 5❑ 6❑ stimmt völlig

143. Gefühlsausbrüche anderer sind mir unangenehm.
stimmt gar nicht 1❑ 2❑ 3❑ 4❑ 5❑ 6❑ stimmt völlig

144. Klare Terminvorgaben und Absprachen sind mir wichtig.
stimmt gar nicht 1❑ 2❑ 3❑ 4❑ 5❑ 6❑ stimmt völlig

145. Ich bin sehr treu und verlange das auch von meinem Partner/meiner Partnerin.
stimmt gar nicht 1❑ 2❑ 3❑ 4❑ 5❑ 6❑ stimmt völlig

146. Ich stehe gern in der Öffentlichkeit und liebe es, gute Ergebnisse zu präsentieren.
stimmt gar nicht 1❑ 2❑ 3❑ 4❑ 5❑ 6❑ stimmt völlig

147. Es ist oft notwendig, anderen nach dem Mund zu reden.
stimmt gar nicht 1❑ 2❑ 3❑ 4❑ 5❑ 6❑ stimmt völlig

148. Gerne gehe ich neue Aufgaben an.
stimmt gar nicht 1❑ 2❑ 3❑ 4❑ 5❑ 6❑ stimmt völlig

149. Wenn mir etwas wichtig ist, kann ich mich für die Sache aufopfern.
stimmt gar nicht 1❑ 2❑ 3❑ 4❑ 5❑ 6❑ stimmt völlig

150. Mit anderen Menschen Mitgefühl zu entwickeln, fällt mir leicht.
stimmt gar nicht 1❑ 2❑ 3❑ 4❑ 5❑ 6❑ stimmt völlig

151. Mein Interesse gilt praktischen Ansätzen. Theoretische Grundlagen sind nicht so wichtig.
stimmt gar nicht 1❑ 2❑ 3❑ 4❑ 5❑ 6❑ stimmt völlig

152. Die meisten würden mich als überlegten und korrekten Menschen beschreiben.
stimmt gar nicht 1❑ 2❑ 3❑ 4❑ 5❑ 6❑ stimmt völlig

153. Probleme gehe ich auf eine praktische und systematische Art an.
stimmt gar nicht 1❑ 2❑ 3❑ 4❑ 5❑ 6❑ stimmt völlig

154. Ich bevorzuge analytische und gegenwartsorientierte Texte.
stimmt gar nicht 1❑ 2❑ 3❑ 4❑ 5❑ 6❑ stimmt völlig

155. Ich habe gern eine wichtige Rolle im Team.
stimmt gar nicht 1❑ 2❑ 3❑ 4❑ 5❑ 6❑ stimmt völlig

156. Manchmal glaube ich, nicht liebenswert genug zu sein.
stimmt gar nicht 1❑ 2❑ 3❑ 4❑ 5❑ 6❑ stimmt völlig

157. Mich interessieren Fragen, die andere nicht beantwortet haben.
stimmt gar nicht 1❑ 2❑ 3❑ 4❑ 5❑ 6❑ stimmt völlig

158. Ich werde oft als flexibel, spontan und beweglich beschrieben.
stimmt gar nicht 1❑ 2❑ 3❑ 4❑ 5❑ 6❑ stimmt völlig

159. Positive Rückmeldungen zu meiner Arbeit geben mir viel Energie.
stimmt gar nicht 1❑ 2❑ 3❑ 4❑ 5❑ 6❑ stimmt völlig

160. Mich stört es nicht, wenn Termine verschoben werden.
stimmt gar nicht 1❑ 2❑ 3❑ 4❑ 5❑ 6❑ stimmt völlig

161. Ich mag Unternehmen, die sich selbstbewusst geben.
stimmt gar nicht 1❑ 2❑ 3❑ 4❑ 5❑ 6❑ stimmt völlig

162. Schlamperei und Chaos machen mich wütend.
stimmt gar nicht 1❑ 2❑ 3❑ 4❑ 5❑ 6❑ stimmt völlig

163. Ich neige dazu, menschliche Beziehungen zu versachlichen.
stimmt gar nicht 1❑ 2❑ 3❑ 4❑ 5❑ 6❑ stimmt völlig

164. Ich lasse mich nicht gern auf fremde Abenteuer ein.
stimmt gar nicht 1❑ 2❑ 3❑ 4❑ 5❑ 6❑ stimmt völlig

165. Ich befasse mich lieber mit dem, was ist.
stimmt gar nicht 1❑ 2❑ 3❑ 4❑ 5❑ 6❑ stimmt völlig

166. Die Vermischung von Privatem mit der Arbeit lehne ich ab.
stimmt gar nicht 1❑ 2❑ 3❑ 4❑ 5❑ 6❑ stimmt völlig

167. Unternehmen mit hohen Managementfähigkeiten interessieren mich.
stimmt gar nicht 1❑ 2❑ 3❑ 4❑ 5❑ 6❑ stimmt völlig

168. Veränderungen und Neuem sehe ich voller Neugier entgegen.
stimmt gar nicht 1❑ 2❑ 3❑ 4❑ 5❑ 6❑ stimmt völlig

169. Ich finde fremde Menschen spannend und rede schnell mit ihnen.
stimmt gar nicht 1❑ 2❑ 3❑ 4❑ 5❑ 6❑ stimmt völlig

170. Unangenehme Ereignisse, die mich betreffen, vergesse ich möglichst schnell.
stimmt gar nicht 1❑ 2❑ 3❑ 4❑ 5❑ 6❑ stimmt völlig

171. Ich kann andere gut motivieren.
stimmt gar nicht 1❑ 2❑ 3❑ 4❑ 5❑ 6❑ stimmt völlig

172. Ich schätze Vergleichstabellen.
stimmt gar nicht 1❑ 2❑ 3❑ 4❑ 5❑ 6❑ stimmt völlig

173. Logische Lösungswege sind mir sympathisch.
stimmt gar nicht 1❑ 2❑ 3❑ 4❑ 5❑ 6❑ stimmt völlig

174. Bei geschäftlichen Entscheidungen frage ich mich oft, ob diese fair sind.
stimmt gar nicht 1❑ 2❑ 3❑ 4❑ 5❑ 6❑ stimmt völlig

175. Ich lasse mich gern auf Beziehungen über lange Zeiträume ein.
stimmt gar nicht 1❑ 2❑ 3❑ 4❑ 5❑ 6❑ stimmt völlig

176. Regeln helfen mir, Abläufe gut einzuhalten.
stimmt gar nicht 1❑ 2❑ 3❑ 4❑ 5❑ 6❑ stimmt völlig

177. Manchmal erleben mich andere als stur.
stimmt gar nicht 1❑ 2❑ 3❑ 4❑ 5❑ 6❑ stimmt völlig

178. Ich will etwas bewirken.
stimmt gar nicht 1❑ 2❑ 3❑ 4❑ 5❑ 6❑ stimmt völlig

179. Geduld ist nicht wirklich meine Stärke.
stimmt gar nicht 1❑ 2❑ 3❑ 4❑ 5❑ 6❑ stimmt völlig

180. Mich unterzuordnen fällt mir nur bei Vorgesetzten leicht.
stimmt gar nicht 1❑ 2❑ 3❑ 4❑ 5❑ 6❑ stimmt völlig

PDM-Auswertungsbogen

Ergebnistalent		**Motivationstalent**		**Strukturtalent**		**Kommunikationstalent**	
Frage	Punkte	Frage	Punkte	Frage	Punkte	Frage	Punkte
1		7		4		3	
2		11		5		10	
8		12		6		13	
9		15		16		14	
18		22		17		21	
19		24		25		23	
20		29		33		26	
30		35		34		27	
31		37		36		28	
32		38		40		39	
43		42		46		41	
44		49		47		48	
45		51		53		50	
58		52		57		54	
62		59		63		55	
65		60		66		56	
68		61		67		64	
69		72		71		70	
74		73		75		76	
79		82		80		77	
83		84		81		78	
85		91		93		89	
86		92		94		90	

87		98		95		97	
88		105		96		102	
99		106		100		103	
101		107		110		104	
108		115		112		111	
109		117		113		119	
118		122		114		120	
126		123		116		121	
127		124		130		128	
136		125		131		129	
137		133		132		134	
138		139		144		135	
141		140		145		146	
142		149		151		147	
143		150		152		148	
154		155		153		158	
161		156		162		159	
163		157		164		160	
167		171		165		168	
172		174		166		169	
173		175		176		170	
178		180		177		179	
SUMMEN							

Literaturverzeichnis

Bauer J.: Das Gedächtnis des Körpers. Wie Beziehungen und Lebensstile unsere Gene steuern. Eichborn, Frankfurt am Main; seit 2004: Piper, München 2002.

Bauer J.: Prinzip Menschlichkeit. Warum wir von Natur aus kooperieren. Hoffmann und Campe Verlag, Hamburg 2006.

Bauer J.: Warum ich fühle was Du fühlst. Intuitive Kommunikation und das Geheimnis der Spiegelneurone. Hoffmann und Campe Verlag, Hamburg 2006.

Bauer-Jelinek C.: Die helle und die dunkle Seite der Macht: Wie Sie Ihre Ziele durchsetzen, ohne Ihre Werte zu verraten. Ecowin Verlag, Salzburg 2009.

Cobb L./Thomas G./Dillard D./Merindino K./Bruce R.: An Evaluation of Internal-Mammary Artery Ligation by a Double Bind Technique, New England Journal of Medicine 260:1115–1118 (1959).

Damásio A. R.: Der Spinoza-Effekt. Wie Gefühle unser Leben bestimmen. Ullstein Heyne List GmbH & Co. KG., München 2003.

Fengler J.: Helfen macht müde. Zur Analyse und Bewältigung von Burnout und beruflicher Deformation. Verlag Pfeiffer, München 1996.

Förster H. P.: Corporate Wordings. Konzepte für eine unternehmerische Schreibkultur. Campus Verlag, Frankfurt am Main/New York 1994.

Freudenberger H./North G.: Burnout bei Frauen. Fischer Taschenbuch Verlag, Frankfurt am Main, [11]2005.

Fuchs-Brüninghoff E./Gröner H.: Zusammenarbeit erfolgreich gestalten. Eine Anleitung mit Praxisbeispielen. C. H. Beck Verlag, München 1999.

Gebauer K./Hüther G.: Kinder brauchen Wurzeln. Neue Perspektiven für eine gelingende Entwicklung. Walter Verlag, Düsseldorf 2001.

Grohs U.: Faule und schlimme Kinder gibt es nicht. Mögliche Störungen der Konzentration. Scentia Verlag, Graz 1992.

Grohs U.: Nebenwirkung rauchfrei. Ecowin Verlag, Salzburg 2009.

Grote V./Lackner H./Muhry F./Trapp M./Moser M.: Evaluation der Auswirkungen eines Zirbenholzumfeldes auf Kreislauf, Schlaf, Befinden und vegetative Regulation. Joanneum Research Forschungsgesellschaft mbH, Institut für Nichtinvasive Diagnostik, 2003.

Hirschhausen E.: Die Leber wächst mit ihren Aufgaben. Rowohlt Taschenbuch Verlag, Reinbek bei Hamburg 2007.

Hüther G.: Die Macht der Inneren Bilder. Wie Visionen das Gehirn, den Menschen und die Welt verändern. Vandenhoeck & Ruprecht, Göttingen 2004.

Paungger J./Poppe T.: Das Tiroler Zahlenrad. Gräfe und Unzer, München 2008.

Pranner E.: Burnout im Lehrberuf. Hilfestellung aus existenzanalytischer Sicht. Abschlussarbeit für die Fachspezifische Ausbildung in Existenzanalyse, Graz 2009.

Rauland M.: Chemie der Gefühle. S. Hirzel Verlag, Stuttgart/Leipzig 2001.

Riemann F.: Grundformen der Angst. Eine tiefenpsychologische Studie. Ernst Reinhard Verlag, München/Basel 1961.

Ruf-Bächtiger L.: Das frühkindliche Psychoorganische Syndrom. Minimale zerebrale Dysfunktion, Diagnostik und Therapie. Georg Thieme Verlag, Stuttgart/New York 1995.

Sapolsky R. M./Moor D.: Mein Leben als Pavian. RH Audio Editionen Audiobook. Audio CD 2007.

Schreiber D. S.: Die neue Medizin der Emotionen. Stress, Angst und Depression: Gesund werden ohne Medikamente. Antje Kunstmann Verlag, München 2004.

Selye H.: Stress in Health and Disease. Boston/London 1976.

Vandewalle G.: Spectral quality of light modulates emotional brain responses in humans, Proceedings of the National Academy of Sciences 107:19549–19554 (2010).

Vorlesung an der Karl Franzens Universität Graz, Papousek und Schulter 2009.

Winnicott D.: Transitional objects and transitional phenomena, International Journal of Psychoanalysis, 34:89–97 (1953).

Links:

www.aok.de/bundesweit/gesundheit
www.innovations-marketing.at
www.schoener-wohnen.de

Abbildungsnachweis:

Claudio Onorati/EPA/picturedesk.com: S. 227
Thomas Wizany: S. 144, 167, 193, 216
Wikipedia: S. 63

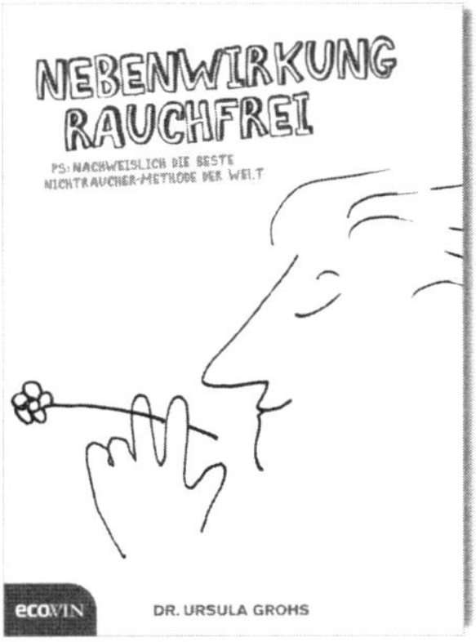

Ob Sie wollen oder nicht.

Grohs, Ursula
„NEBENWIRKUNG RAUCHFREI“
184 Seiten, EUR 19,95
ISBN: 978-3-902404-82-4

2002 entwickelt die Kindertherapeutin Ursula Grohs eine Therapie zur Verhaltensänderung. Wirkung: Man verhält sich automatisch so, dass es einem gut geht und man sich gesund fühlt. Die Persönlichkeit wird gestärkt, die Sinne werden geweckt, Gefühl und Verstand sind im Einklang. Ursula Grohs testet an sich selbst und gewöhnt sich so als „Nebenwirkung“ das Rauchen ab. Erste Tests der Steirischen Gebietskrankenkasse zeigen eine Erfolgsquote von 45 Prozent. Für die Therapeutin ist damit nur der erwartete Beweis erbracht: Ihre Methode wirkt. Für die medizinischen Experten hingegen ist es eine Sensation. Diese Quote ist die beste, die eine Raucherentwöhnung weltweit je erzielt hat, und erhält mit dem Evidenzgrad Ib die höchste Empfehlung A der WHO. Als das Ergebnis dann in einer groß angelegten Studie überprüft wird, ist der wissenschaftliche Erfolg gewiss: Auch nach einem Jahr sind 41 Prozent aller Testpersonen rauchfrei! Bei denen, die es auf eigene Faust versuchen, sind es gerade einmal 5 Prozent!
In diesem Buch erklärt Grohs erstmals ihre Methode Schritt für Schritt und gibt dem Leser einen detaillierten Trainingsplan mit auf den Weg ins neue, rauchfreie Leben.

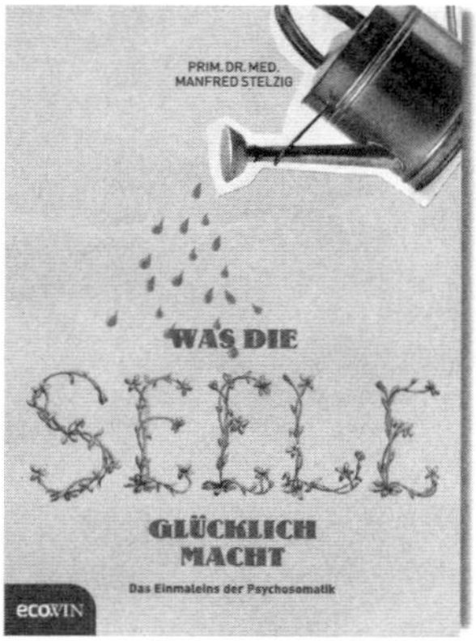

Glücklich sein als Unterrichtsfach.

Stelzig, Manfred
„WAS DIE SEELE GLÜCKLICH MACHT“
192 Seiten, EUR 19,95
ISBN: 978-3-902404-58-9

»Stelzig präsentiert Strategien, wie man im modernen Alltag seiner Seele Gutes tut.«

Salzburger Nachrichten

Lernen Sie die verblüffenden Zusammenhänge zwischen Körper und Seele und dabei auch sich selbst besser kennen. Primar Dr. Manfred Stelzig, Leiter der psychosomatischen Abteilung des Landeskrankenhauses Salzburg, gibt in diesem Buch zahlreiche anschauliche wie überraschende Beispiele aus seiner jahrelangen Praxis zu den wichtigsten Krankheiten mit oft seelischen Ursachen, wie z. B. Depressionen, Herz-Kreislauf-Erkrankungen, chronisch-entzündliche Darmerkrankungen, Hauterkrankungen, Ess- und Schlafstörungen sowie verschiedene Schmerzsymptome.
Erfahren Sie, wie Sie mithilfe spezieller vom Autor entwickelter Übungen Ihre Seele wieder ins Gleichgewicht bringen und dadurch einen Heilungsprozess des Körpers ermöglichen können.
„Was die Seele glücklich macht“ ist eine Grundanleitung im täglichen Umgang mit sich selbst, die uns helfen soll, unser Seelenhaus mit Vertrauen, Geborgenheit, Wertschätzung und nicht zuletzt einer leistungsunabhängigen Liebe neu zu errichten und zu bewohnen.

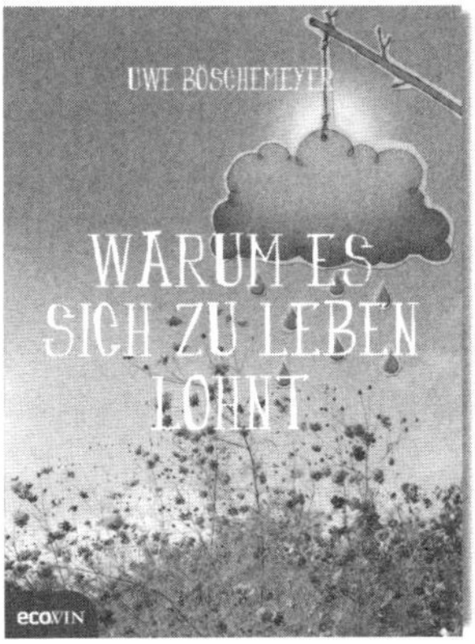

Über die Liebe und wie man sie lernen kann.

Böschemeyer, Uwe
„WARUM ES SICH ZU LEBEN LOHNT“
136 Seiten, EUR 19,95
ISBN: 978-3-902404-90-9

»In unserer Zeit, in der die Maximierung von Gewinn wichtiger zu sein scheint als der Mensch, stellt Uwe Böschemeyer seit Jahrzehnten den Menschen in den Mittelpunkt seines Denkens, Wirkens und Forschens, geradezu besessen taucht er in die Unergründlichkeit der Seele ein.«

Hamburger Abendblatt

Das Leben gleicht einer Schatzsuche: immer wertvoll, auch wenn der Sinn manchmal im Verborgenen liegt. Zahlreiche Hindernisse, die überwunden werden müssen, stehen uns bei der Suche im Weg.
Das verlangt Vertrauen, dass man selbst mehr ist als ein Problem. Sich, andere und das Leben liebt. Dass man das Wesentliche sucht und die Einfachheit lebt. Sinn durch das Leben strömen lässt, auch wenn man ihn gerade nicht sehen kann. Seinen Weg geht und auf die eigene Stimme hört. Sich für das Glück öffnet und dabei die bunten Perlen findet, die im Staub liegen. Den eigenen Lebenskünstler entdeckt. Das Kind in sich leben lässt. In der Not sucht, was das Leben trotzdem lebenswert macht. Bewusst die eigenen Grenzen akzeptiert und doch die Freiheit spürt.
Das bedeutet, den Sinn des Lebens als Herausforderung anzunehmen, die Rolle zu leben, die man immer leben wollte und die Liebe zu finden.

Spannend.